现代产科
护理学进展

李玲 主编

汕头大学出版社

图书在版编目（CIP）数据

现代产科护理学进展 / 李玲主编. －汕头：汕头
大学出版社，2019.1

ISBN 978-7-5658-3819-4

Ⅰ．①现… Ⅱ．①李… Ⅲ．①产科学－护理学 Ⅳ.
①R473.71

中国版本图书馆CIP数据核字（2019）第029472号

现代产科护理学进展
XIANDAI CHANKE HULIXUE JINZHAN

主　　编：李　玲
责任编辑：宋倩倩
责任技编：黄东生
封面设计：蒲文琪
出版发行：汕头大学出版社
　　　　　广东省汕头市大学路243号汕头大学校园内　　邮政编码：515063
电　　话：0754-82904613
印　　刷：北京市天河印刷厂
开　　本：880 mm×1230 mm　1/32
印　　张：10
字　　数：253千字
版　　次：2019年1月第1版
印　　次：2019年1月第1次印刷
定　　价：60.00元
ISBN 978-7-5658-3819-4

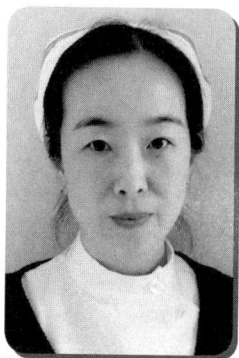

李　玲

　　女，副主任护师。生于1976年2月，毕业于山东省潍坊医学院高等护理专业，就职于青岛市中心医院，任科护士长，兼任青岛市护理学会妇产科专业委员会副主任委员，同时也是青岛市输液港护理第一人。从事临床工作二十余年，擅长妇产科疾病的护理及高危孕产妇的护理，尤其擅长输液港、PICC穿刺维护等，获得青岛市"先进个人"及"先进集体"各一项，发表国家级、省级论文多篇，参编著作两部，拥有专利两项。

前 言

产科学是临床医学的重要组成部分，同样也是妇幼保健工作的重点。因此，产科护理同时承担着临床护理和妇幼保健的双重任务，产科护士在维护母婴健康、个人家庭幸福及促进国家、社会建设等方面担任着非常重要的角色。同时，由于孕产妇及围生儿病情变化快、病情观察难度大、监护护理技术复杂，产科临床护理工作者不仅需要坚实的基本功、广博的知识来应对各种生理和病理现象，而且要具备随时处理各种紧急状况的应变能力。

本书资料翔实，表达简明扼要，重点突出，文字简练，查阅方便，实用性强。内容涉及妇女妊娠、分娩的正常过程及其护理，围生期保健和产褥期保健，以及在此过程中出现的并发症与合并症的诊断、处理及护理措施、康复指导等。在本书的编写过程中，查阅了大量的产科护理相关资料，参照产科学最新的诊疗指南和护理规范，内容贴近产科护理工作的临床实践，既有经典、规范、成熟的护理技术，又收录了最新的产科学护理技术和监护技术，体现了产科领域的护理进展。本书适合产科临床护理人员及实习、进修人员参考使用，会对产科临床护理工作起到很好的指导作用。

由于学识水平、语言组织能力有限，时间仓促，虽经逐字逐条编审修改，书中仍可能存在疏漏和错误，敬请读者批评指正。

李 玲

青岛市中心医院

2018 年 11 月

目录

第一章 妊娠生理

第一节 受精与着床

一、受精

精子和卵子的结合过程称为受精。受精发生在排卵后的 12 小时内。整个受精过程约需 24 小时。排卵后次级卵母细胞进入输卵管壶腹部与峡部交界处等待受精。精子解除顶体外膜的"去获能因子"后获得受精的能力，称为获能精子。当获能精子与卵子相遇，精子顶体外膜与精细胞膜顶端破裂形成小孔释放出顶体酶。溶解卵子外围的放射冠和透明带的过程，称为顶体反应。已获能的精子穿过次级卵母细胞透明带为受精的开始，卵原核与精原核融合为受精的完成。受精后的卵子称为受精卵或孕卵，标志着新生命的诞生。

二、受精卵的发育与输送

输卵管的蠕动和纤毛的摆动使受精卵向子宫腔移动，同时受精卵不断进行有丝分裂。受精后约 30 小时开始第一次卵裂，受精后 72 小时分裂成由 16 个细胞组成的实心细胞团，称为桑葚胚，也称早期囊胚。受精后第 4 天，桑椹胚进入子宫腔并继续分裂发育成晚期囊胚，在宫腔内游离 1～2 天。晚期囊胚外层的细胞称为滋养层，中间的腔称为囊胚腔，腔内一侧的细胞团称为内细胞团。

三、着床

晚期囊胚侵入到子宫内膜的过程，称为孕卵植入，也称着床。

受精后第6～7天，在晚期囊胚透明带消失之后开始着床，受精后11～12天结束。着床部位位于宫腔上部前、后、侧壁，通常在宫腔后壁的上部。正常植入应在子宫腔的上部，深达子宫内膜的功能层。否则，便形成异常植入如子宫外孕、前置胎盘。着床必须具备的条件有：①透明带消失；②囊胚细胞滋养细胞分化出合体滋养层细胞；③囊胚和子宫内膜同步发育并相互配合；④孕妇体内有足够数量的孕酮，子宫有一个极短的敏感期允许受精卵着床。受精24小时的受精卵产生的早孕因子，防止囊肌被排斥；环磷酸腺苷（cAMP）促子宫内膜合成DNA以利于着床。

四、蜕膜形成

受精卵着床后，子宫内膜迅速发生蜕膜变，致密层蜕膜样细胞增大变成蜕膜细胞。孕卵植入分泌期的子宫内膜后，进一步增厚子宫内膜，形成蜕膜。按蜕膜与受精卵的部位关系，将蜕膜分为底蜕膜、包蜕膜和真蜕膜三部分（图1-1）。

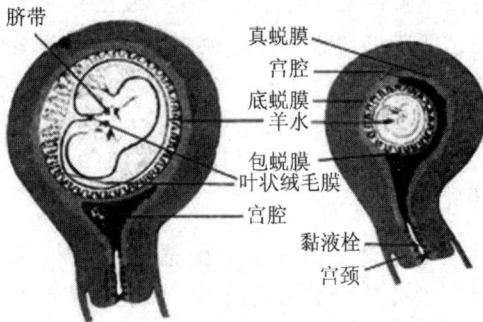

图 1-1　蜕膜模式图

（一）底蜕膜

底蜕膜是指与囊胚极滋养层接触的子信肌层之间的蜕膜，以后发育成为胎盘的母体部分。

（二）包蜕膜

包蜕膜是指覆盖在囊胚上面的蜕膜，为胎膜的一部分。约在妊娠 12 周因羊膜腔明显增大，使包蜕膜和真蜕膜相贴近，子宫腔消失。

（三）真蜕膜（壁蜕膜）

真蜕膜是指底蜕膜及包蜕膜以外覆盖子宫腔表面的蜕膜。

第二节　胎儿附属物的形成及其功能

胎儿附属物是指胎儿以外的组织，包括胎膜、胎盘、脐带和羊水。

一、胎盘

胎盘是母体与胎儿之间进行物质交换的重要器官，是胚胎与母体组织的结合体。胎盘由羊膜、叶状绒毛膜（也称丛密绒毛膜）和底蜕膜构成，结构形状为网形或椭圆，重量 150～650 g，直径 16～20 cm，厚度约 2.5 cm，有两个面：母面及子面。

（一）胎盘的形成

1. 羊膜

羊膜是构成胎盘的胎儿部分，是胎盘的最内层，附着在绒毛膜板表面。羊膜为半透叫光滑薄膜，无血管、神经及淋巴，具有一定的弹性。羊膜是羊水的保护膜，它与胚胎之间的空间称为羊膜腔。在妊娠最初的几个月，羊膜会分泌羊水，为发育中的胎儿提供安全的环境，以避免其受伤。

2. 叶状绒毛膜

叶状绒毛膜是构成胎盘的胎儿部分，是胎盘的主要部分。囊胚着床后，其外层细胞及滋养层增厚，表面形成许多毛状突起，称为绒毛。此时的滋养层称为绒毛膜。胚胎发育至 13～21 天时，胎盘的主要结构——绒毛逐渐形成。绒毛的形成经历有 3 个阶段。

（1）一级绒毛：绒毛膜周围长出不规则突起的合体滋养细胞小梁，呈放射状排列，绒毛膜深部增生活跃的细胞滋养细胞也伸入进去，形成合体滋养细胞小梁的细胞中心索，初具绒毛形态。

（2）二级绒毛：胚胎发育至第 2 周末或第 3 周初时，胚外中胚层逐渐深入绒毛干内，形成绒毛间质中心索。

（3）三级绒毛：指胚胎血管长入间质中心索（图 1-2）。约在受精后第 3 周末，绒毛内的间质分化出毛细血管，此时胎儿胎盘循环建立。叶状绒毛膜的细胞滋养细胞不断增殖、扩展，与合体滋养细胞共同形成绒毛膜干，绒毛膜干之间的间隙称为绒毛间隙。

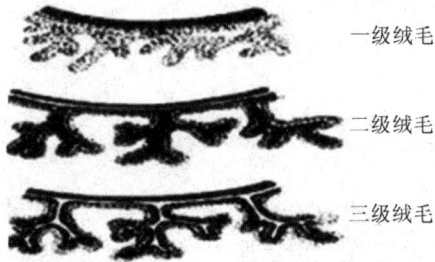

一级绒毛

二级绒毛

三级绒毛

图 1-2　绒毛发育 3 阶段的模式图

孕妇宫螺旋动脉（也称子宫胎盘动脉）穿过蜕膜板进入母体叶，胎儿、母体间的物质交换均在胎儿小叶的绒毛处进行，说明胎儿血液是经脐动脉直至绒毛毛细血管，经与绒毛间隙中的母血进行物质交换，两者并不直接相通。

3. 底蜕膜

构成胎盘的母体部分。底蜕膜的螺旋小动脉和小静脉受滋养层合体细胞的侵蚀而直接开口于绒毛间隙，借动脉压差将动脉血注入绒毛间隙，再经蜕膜小静脉开口回流母体血液循环。胎儿血自动脉流入绒毛毛细血管网，再经脐静脉流入胎儿体内。绒毛间隙中的母血与绒毛血管内的胎血不直接相通，中间隔着绒毛中的毛细血管壁、绒毛间质及绒毛上皮，主要靠渗透、扩散作用进行物质交换。

（二）胎盘的功能

胎盘是维持胎儿在子宫内营养发育的重要器官，物质交换的部位主要在合体膜。胎盘功能包括气体交换、营养物质供应、排除胎儿代谢产物、防御，以及合成激素等功能。

1. 气体交换

维持胎儿生命最重要的物质是 O_2。在母体与胎儿之间，O_2 及 CO_2 以简单扩散方式进行交换，可替代胎儿呼吸系统的功能。CO_2 通过血管合体膜的速度比 O_2 通过快 20 倍左右，故 CO_2 容易自胎儿通过绒毛间隙直接向母体迅速扩散。

2. 营养物质供应

母体通过主动转运、异化扩散将来自母体的葡萄糖、氨基酸、脂肪酸、水、电解质、水溶性维生素等物质供给胎儿，可替代胎儿消化系统的功能。

（1）葡萄糖是胎儿热能的主要来源，以易化扩散方式通过胎盘。

（2）氨基酸浓度胎血高于母血，以主动转运方式通过胎盘。

（3）电解质及维生素多数以主动转运方式通过胎盘。

（4）胎盘中含有多种酶，如氧化酶、还原酶、水解酶等，可将复杂化合物分解为简单物质，也可将简单物质合成后供给胎儿。

3. 排出胎儿代谢产物

胎儿代谢产物如尿素、尿酸、肌酐、肌酸等，经胎盘送入母血，由母体排出体外，以替代胎儿泌尿系统的功能。

4. 防御功能

母血中免疫球蛋白如 IgG 能通过胎盘，胎盘的屏障作用极有限。各种病毒（如风疹病毒、巨细胞病毒等）、病原体、血型抗体和某些对胎儿有害的相对分子质量小的药物，均可通过胎盘影响胎儿，致其畸形甚至死亡。细菌、弓形体、衣原体、螺旋体可在胎盘部位形成病灶，破坏绒毛结构，进入胎体感染胎儿。

5. 合成功能

胎盘具有活跃的合成物质的能力，主要合成激素（蛋白激素和类固醇激素）与酶，蛋白激素有绒毛膜促性腺激素、胎盘生乳素、妊娠特异性 β_1 糖蛋白、绒毛膜促甲状腺激素等，类固醇激素有雌激素、孕激素等。合成的酶有缩宫素酶、耐热性碱性磷酸酶等。

（1）绒毛膜促性腺激素（HCG）：HCG 由合体滋养细胞产生，是一种糖蛋白激素。至妊娠 8～10 周血清浓度达最高峰，持续 1～2 周后迅速下降，持续至分娩。约于产后 2 周内消失。HCG 在受精后 10 天左右即可用放射免疫测定法（RIA）自母体血清中测出，成为诊断早孕最敏感方法之一。

（2）胎盘生乳素（HPL）：HPL 由合体滋养细胞产生，于妊娠的第 8 周开始分泌，第 36 周达高峰，直至分娩。产后 HPL 迅速下降，约产后 7 小时即不能测出。HPL 的主要功能为促进乳腺腺泡发育，刺激其合成功能，为产后泌乳做准备。另外，HPL 能使胎儿获得更多的蛋白质、葡萄糖及矿物质。

（3）雌激素：主要来自胎盘及卵巢。于妊娠早期，主要由黄体产生雌二醇和雌酮。于妊娠 10 周后，胎盘接替卵巢产生更多雌激素，至妊娠末期雌三醇值为非孕妇女的 1000 倍，雌二醇及雌酮为非孕妇女的 100 倍。

（4）孕激素：妊娠期由妊娠黄体产生，自妊娠 8～10 周合体滋养细胞是产生孕激素的主要来源。随妊娠进展，母血中孕酮值逐渐增高，并与雌激素共同参与妊娠母体各系统的生理变化。

二、胎膜及脐带

（一）胎膜

胎膜由绒毛膜和羊膜组成。胎膜的外层为平滑绒毛膜，胎膜的内层为羊膜。胎膜有防止病原体进入宫腔，避免感染的作用；参与物质交换；参与羊水循环。胎膜在分娩发动上可能有一点作用。

（二）脐带

脐带一端连于胎儿腹壁脐轮，另一端附着于胎盘胎儿面。妊娠足月胎儿的脐带长 30～70 cm，平均约 50 cm，直径 1.0～2.5 cm，脐带断面中央有一条脐静脉、两条脐动脉。胎儿通过脐带血循环与母体进行营养和代谢物质的交换。脐带是母儿循环的重要通道，受压可危及胎儿的生命。

三、羊水

（一）羊水的来源

妊娠早期的羊水主要是母体血清经胎膜进入羊膜腔的透析液。妊娠中期从后，胎儿尿液成为羊水的重要来源。妊娠 11～14 周时，胎儿肾脏即有排泄功能，于妊娠 14 周发现胎儿膀胱内已有尿液，胎儿尿液排至羊膜腔中，使羊水的渗透压逐渐降低。妊娠足月胎儿通过吞咽羊水使羊水量趋于平衡，起保护胎儿和母体的作用。

（二）母体、胎儿、羊水三者间的液体平衡

羊水在羊膜腔内不断进行液体交换，以保持羊水量相对恒定。母体、胎儿的液体交换，主要通过胎盘，每小时约交换 3600 mL。母体与羊水的交换，主要通过胎膜。羊水与胎儿的交换，主要通过胎儿消化管、呼吸道、泌尿道以及角化前皮肤等。

（三）水量、性状及成分

1. 羊水量

妊娠 38 周时约 1000 mL，此后羊水量逐渐减少，妊娠足月时羊水量约 800 mL。

2. 羊水性状及成分

妊娠早期羊水为无色透明液体；妊娠足月羊水呈弱碱性，则略显混浊，不透明，可见羊水内悬有小片状物，包括胎脂、胎儿脱落上皮细胞、毳毛、毛发、少量白细胞、清蛋白和尿酸盐等。羊水中含有大量激素（包括雌三醇、孕酮、前列腺素、胎盘生乳素、绒毛膜促性腺激素等）。

（四）羊水的功能

1. 保护胎儿

胎儿在羊水中自由活动，防止胎体畸形及胎肢粘连；保持子宫腔内温度恒定；适量羊水可避免子宫肌壁或胎儿对脐带的直接压迫所致的胎儿窘迫；有利于胎儿体液平衡，如胎儿体内水分过多可以胎尿方式排至羊水中；临产宫缩时，在第一产程初期，羊水直接受宫缩压力能使压力均匀分布，避免胎儿局部受压。

2. 保护母体

减少胎动所致的不适感；临产后，前羊水囊扩张子宫颈口及阴道；破膜后羊水冲洗阴道减少感染。

第三节　胎儿的发育及生理特点

一、胎儿的发育

（一）胎儿发育分期

妊娠开始后 8 周的人胚称为胚胎，是其主要器官结构完成分化的时期。9 周起称为胎儿，是其各器官进一步发育渐趋成熟的时期。妊娠时间通常以孕妇末次月经第 1 天计算，妊娠全过程约 280 天，以 4 周（28 天）为一个妊娠月，共 10 个妊娠月。

（二）不同孕龄胎儿发育特征

前 8 周：主要器官分化发育，4 周末可辨认胚盘与体蒂。5～6 周有妊囊。

8 周末：胚胎初具人形，头占整个胎体近一半，能分辨出眼、耳、鼻、口、手指及足趾，四肢已具有雏形，B 型超声可见早期心脏形成并搏动。

12 周末：胎儿身长约 9 cm，顶臀长 6～7 cm，体重约 20 g。外生殖器已发育，部分可辨性别，胎儿四肢可以活动。

16 周末：胎儿身长约 16 cm，顶臀长 12 cm，体重约 110 g。从外生殖器可确定胎儿的性别，头皮已长毛发，胎儿已开始出现呼吸运动，皮肤菲薄呈深红色，无皮下脂肪。部分经产妇已能自觉胎动。

20 周末：胎儿身长约 25 cm，体重约 320 g。皮肤暗红，出现胎脂，全身覆盖毳毛，并可见一些头发，开始出现吞咽、排尿功能。体检孕妇时可听到胎心音。自 20～28 周前娩出的胎儿称为有生机儿。

24 周末：胎儿身长 30 cm，体重约 630 g。各脏器均已发育，皮下组织开始沉积，因量不多，皮肤仍呈皱缩状，出现眉毛。

28 周末：胎儿身长 35 cm，体重约 1000 g。皮下脂肪不多，皮肤粉红，眼睛半张开，出现眼睫毛，可有呼吸运动，但肺泡Ⅱ型细胞中表面活性物质含量低。此时出生者易患特发性呼吸窘迫综合征，若加强护理，可以存活。

32 周末：胎儿身长 40 cm 体重约 1700 g。皮肤深红，面部毳毛已经脱落，出现脚趾甲，睾丸下降，生活力尚可。此时出生后注意护理，可以存活。

36 周末：胎儿身常约 45 cm，体重约 2500 g。皮下脂肪较多。毳毛明显减少，面部皱褶消失，指（趾）甲已经超出指（跖）端，出生后能啼哭及吮吸，生活能力良好。此时出生基本可以存活。

40 周末：胎儿身长约 50 cm，体重约 3 400 g。发育成熟，胎头双顶径值＞9.0 cm。皮肤粉红色，皮下脂肪多，头发粗，长度＞2 cm。外观体型丰满，肩、背部有时尚有毳毛，足底皮肤有纹理，指甲超过指端。出生后哭声响亮，吮吸能力强，四肢活动好，生活能力强，能很好地存活，称为足月新生儿（图 1-3）。

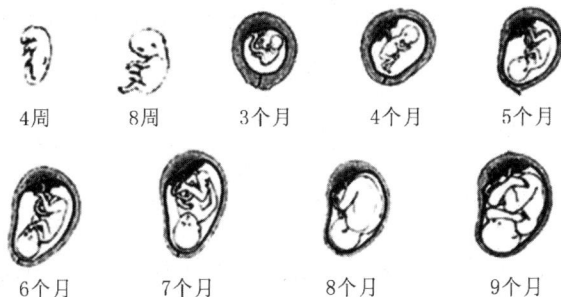

| 4周 | 8周 | 3个月 | 4个月 | 5个月 |

| 6个月 | 7个月 | 8个月 | 9个月 |

图 1-3　不同孕龄胎儿发育特征

临床常用新生儿身长作为判断胎儿月份的依据。妊娠前 20 周（即前 5 个妊娠月）的胎儿身长＝妊娠月数的平方。如：妊娠 4 个月时胎儿身长＝4×4＝16 cm。妊娠后 20 周（即后 5 个妊娠月）胎儿身长（cm）＝妊娠月数×5。如：妊娠 7 个月＝7×5＝35 cm。

二、胎儿生理特点

（一）循环系统

胎儿的营养供给和代谢产物排出，均需经胎盘脐血管由母体完成。

1. 血循环特点

胎儿体内无纯动脉血，而是动静脉混合血。进入肝、心、头部及上肢的血液，含氧量较高和营养较丰富，以适应需要。注入肺及身体下半部的血液，含氧量及营养较少。

2. 红细胞生成

孕 3 周末，红细胞来自卵黄囊。孕 10 周时，肝脏是红细胞生成的主要器官。妊娠 32 周以后的早产儿及妊娠足月儿的红细胞数均增多，约为 6.0×10^{12}/L。红细胞生命周期约为成人的 2/3，需不断生成红细胞，至妊娠足月时骨髓、脾能产生 90% 红细胞。

（二）呼吸系统

胎儿呼吸系统是由母婴血液在胎盘进行气体交换完成的。B 型超声于妊娠 11 周可见胎儿胸壁运动，妊娠 16 周出现能使羊水进出呼吸道的呼吸运动，每分钟 30～70 次。胎儿窘迫时出现大喘息样呼吸运动。

（三）消化系统

妊娠 11 周小肠有蠕动，妊娠 16 周胃肠功能基本建立，胎儿能吞咽羊水，吸收水分、氨基酸、葡萄糖及其他可溶性营养物质。

（四）泌尿系统

妊娠 11～14 周胎儿肾有排尿功能。妊娠 14 周胎儿膀胱内有尿液。胎儿通过排尿参与羊水循环。

（五）内分泌系统

胎儿甲状腺于妊娠第 6 周开始发育，是最早发育的内分泌腺。妊娠 12 周已能合成甲状腺激素。肾上腺于妊娠第 4 周开始发育，第 7 周时可以合成肾上腺素，肾上腺皮质于妊娠 20 周时增宽，可产生大量类固醇激素，与胎儿肝、胎盘、母体完成雌醇合成。妊娠 12 周胎儿胰腺分泌胰岛素。

（六）生殖系统及性腺分化发育

男性胎儿睾丸于临产前降至阴囊内。女性胎儿卵巢在妊娠 11～12 周开始分化发育，副中肾管系统发育形成阴道、子宫、输卵管。外阴部缺乏 5α-还原酶，外生殖器向女性分化发育。

第四节　妊娠期妇女的生理变化

一、生殖器官的变化

妊娠期母体为适应胎儿生长的需要并为分娩准备条件，各个系统和器官均发生一系列的变化。妊娠后，生殖器官的变化最为明显，具有以下共性：组织增生、肥大、充血、水肿、松软及紫蓝色。

（一）子宫

1. 子宫体

妊娠时子宫变化最大，肌纤维肥大、变长、增生至宫体逐渐增大。妊娠早期子宫呈球形或椭圆形且不对称，受精卵着床部位的子宫壁明显突出。自妊娠 12～14 周起，子宫出现不规则无痛性收缩，增大的子宫渐呈均匀对称并超出盆腔；妊娠晚期的子宫呈不同程度右旋，孕妇有时自己也能感觉到。妊娠末期，子宫体由未孕期时的 40～50 g 增至约 1100 g，容量增加约 1000 倍，血流量逐渐增加。足月妊娠时每分钟达 450～650 mL，其中 80%～85% 供应胎盘。

2. 子宫峡部

子宫峡部位于子宫体与子宫颈之间最狭窄部位。非孕时长约 1 cm，妊娠后变软，妊娠 10 周时子宫峡部明显变软。妊娠 12 周后，子宫峡部不断伸展，至妊娠末期可达 7～10 cm。峡部的肌纤维增生，但不如子宫体明显。分娩时，峡部继续伸展，成为软产道的一部分，称为"子宫下段"。妊娠期间，子宫经常有不规则的间歇性收缩，以促进胎盘血循环。妊娠后半期，子宫兴奋性增高。收缩加频，足月时变为有规律的收缩，称为"阵缩"，是分娩的主要动力。

3. 子宫颈

妊娠早期，由于血管及淋巴管的增加及结缔组织的增生、水肿等，致宫颈肥大变软、内膜增厚、腺体增生、黏液分泌量增多，在颈管内形成黏液塞，可防止细菌进入宫腔。临产时，宫颈管变短并出现轻度扩张。由于宫颈鳞状柱状上皮交接部外移，宫颈表面出现糜烂面，称为假性糜烂。

（二）卵巢

妊娠期卵巢略增大，不排卵。在一侧卵巢中有妊娠黄体继续生长并分泌雌激素和孕激素，以维持妊娠的继续。妊娠黄体一般在妊娠10周后开始萎缩，由胎盘替代卵巢分泌激素。

（三）输卵管

妊娠期输卵管伸长，血运增加，组织变软，黏膜有时呈类似蜕膜样变。

（四）阴道

妊娠期阴道肌纤维及弹力纤维增生，易于扩张。黏膜变厚变软，充血、水肿呈紫蓝色。皱襞增多，结缔组织变松软，伸展性增加。阴道上皮细胞含糖原增加，乳酸含量增多，使阴道分泌物增多，呈酸性，可抑制致病菌生长。

（五）会阴

会阴皮肤色素沉着，血管增多、充血，淋巴管扩张，结缔组织变软，故伸展性增大，有利于分娩时胎儿娩出。

（六）乳房

妊娠最早几周乳房发胀，或有刺痛感及触痛，妊娠8周后乳房明显增大。由于雌激素及孕激素的增加，乳房腺管与腺体皆增生，脂肪沉积，乳头很快增大、着色，乳晕颜色加深，其外围的皮脂腺肥大形成散在的结节状隆起，称为蒙氏结节。此外，乳腺发育完善还需垂体催乳激素、胎盘生乳素、胰岛素、皮质醇、甲状腺素等的参与。妊娠后期可由乳头挤出少量黄色液体溢出，称为"初乳"，当分娩后新生儿吸吮乳头后即可泌乳。

二、循环系统的变化

（一）心脏

由于新陈代谢和循环血量的增加，以及为了适应胎盘循环的需要，母体心脏负担加重。妊娠后期因膈肌升高，心脏向左、向上、向前移位更贴近胸壁，心尖搏动左移 1～2 cm，心浊音界稍扩大。正常心脏具有代偿功能，故能胜任孕期的负担，产后逐渐消失。心脏容量从妊娠早期至妊娠末期约增加 10%，心率每分钟增加 10～15 次，以适应妊娠的需要。

（二）心搏量

心搏量增加对维持胎儿生长发育极为重要。心搏量约自妊娠10 周开始增加，至妊娠 32～34 周达高峰。左侧卧位时测量心搏量较未孕时增加 35%，并持续此水平直至分娩。孕妇心搏量对活动的反应较未孕妇女明显。临产后，特别在第二产程期间，心搏量显著增加。

（三）血压

在妊娠早期及中期血压偏低，在妊娠晚期血压轻度升高。孕早期一般收缩压无变化，舒张压轻度降低，使脉压稍增大。若比原有水平升高 2 kPa（约 20 mmHg）以上或达 17.4/12 kPa（130/90 mmHg）以上者，则为病理现象。

（四）静脉压

因妊娠子宫压迫盆腔静脉，下肢血液回流受阻，股静脉压升高，致妊娠后期常出现踝及小腿水肿，少数可出现下肢、会阴部静脉曲张和痔。

三、血液的变化

（一）血容量

从孕 6 周起开始增加，至妊娠 32～34 周达高峰，约增加

35%，平均增加约 1500 mL，维持此水平至分娩。血容量增加包括血浆及红细胞增加，血浆增加多于红细胞增加，血浆约增加1000 mL，红细胞容量约增加 500 mL，出现血液稀释现象。

（二）血液成分

1. 红细胞

妊娠期骨髓不断产生红细胞，网织红细胞轻度增生，红细胞总量到足月时增加 33%，血容量约增加 48%，血容量增加至孕 32 周时达高峰。由于血浆容量增加多于红细胞增加，血液稀释，红细胞计数约为 3.6×10^{12}/L，血红蛋白值为 110 g/L，血细胞比容降至31%～34%。孕妇储备铁约 500 mg，为适应红细胞增生及胎儿成长和孕妇各器官生理变化的需要，容易缺铁，应在孕晚期补充铁剂，以防血红蛋白值下降。

在凝血方面，血小板计数无改变，凝血因子Ⅱ、Ⅶ、Ⅷ、Ⅸ、Ⅹ均增加，纤维蛋白原增加 50%，凝血因子Ⅺ、Ⅷ由于血液稀释而减少，血液呈高凝状态。

2. 白细胞

白细胞从孕 7 周起开始增加，至妊娠 30 周时达高峰，约 10×10^{12}/L，有时可达 15×10^{12}/L。主要为中性粒细胞增加，淋巴细胞增加不多，而单核细胞和嗜酸性粒细胞几乎无改变。

3. 凝血因子

妊娠期血液处于高凝状态。凝血因子Ⅱ、Ⅴ、Ⅶ、Ⅸ、Ⅹ均增加，仅凝血因子Ⅺ、Ⅻ由于血液稀释而降低。血浆纤维蛋白原比非孕期增加约 50%，孕末期可达 4000～5000 mg/L。妊娠末期红细胞沉降率（血沉）加快，妊娠期纤维蛋白溶酶增加，优球蛋白溶解出现延长，表明妊娠期间纤溶活性降低，分娩后纤溶活性迅速增高，血液呈高凝状态。

4. 血浆蛋白

血浆蛋白由于血液稀释从孕早期即下降，至妊娠中期为 60～65 g/L，主要是清蛋白减少，约为 35 g/L，以后持续此水平直至分娩。

四、泌尿系统的变化

从孕早期开始，肾脏体积增大较明显，肾脏的改变与血容量及心输出量增加并行。肾血流量到孕24周时增加50%，而30%～40%是由于心输出量增加所致。代谢产物如尿素、尿酸、肌酸、肌酐等排泄增多。由于肾小管对葡萄糖再吸收能力不能相应增加，孕妇餐后可能出现糖尿，应注意与真性糖尿病相鉴别。

早孕时增大的子宫及妊娠末期下降的胎头可压迫膀胱而引起尿频。妊娠中期以后，在孕激素的影响下，输尿管蠕动减弱，加以输尿管常在骨盆入口处受妊娠子宫的压迫，致尿流迟缓，易引起泌尿系统感染，孕妇易患急性肾盂肾炎，以右侧多见。

五、呼吸系统的变化

晚期妊娠以胸式呼吸为主。妊娠子宫增大，挤压横膈使之上升，最高可达4 cm，胸廓周径增加5～10 cm，呼吸频率每分钟增加2～4次，换气量每分钟增加40%。孕晚期肺底部可能听到肺不张性细湿啰音，在深呼吸或用力咳嗽后消失。孕妇有过度换气现象，血中CO_2排出增加，CO_2分压降低，较非妊娠期减少6%～10%，但血浆PH值仍保持正常。

六、消化系统的变化

早孕期常有食欲缺乏、恶心、呕吐、选食及唾液分泌增多，易出现齿龈出血、牙齿松动及龋齿等现象，数周后多自愈。随着妊娠子宫增大，迫使胃向上移位，阑尾向右上方移位。受孕激素影响，胃肠蠕动减少、排空时间减慢，易有上腹部饱满感、胃肠胀气与便秘。因胃液分泌减少、胃酸减少，可影响铁的吸收，故孕妇易患贫血。妊娠后期子宫压迫直肠，可加重便秘，并可因静脉血流淤滞而出现痔疮。

七、物质代谢

（一）体重

早孕期因反应及食欲缺乏，体重可下降，随着妊娠月份的增长、胎儿的发育、体内水分的潴留、血液总量的增加，以及蛋白质和脂肪的储存等，孕妇体重逐渐增加。一般从妊娠第 5 个月开始，每周增加约0.5 kg，到足月时共增加约 12.5 kg，主要在孕后半期。如体重增加过快，应考虑有病理情况。

（二）糖代谢

进餐后血糖维持在较平时为高的水平，容易通过胎盘到达胎儿，并以脂肪形式储存于母体，较少量以糖原形式储存于母体肝脏及肌组织内。

（三）蛋白质代谢

孕期都是正氮平衡，于孕 28 周时达顶峰，此后保持该水平。孕末期储存的蛋白质达 500 g，50％供给胎儿胎盘的生长发育需要，50％用于母体的子宫、乳腺及血液成分增长等方面。

（四）脂类代谢

脂肪是母体储藏能量的主要方式，在孕 30 周时约储存 4 kg，以后储存的量较少。孕妇血中总类脂质与胆固醇均高于平时，孕妇容易发生酮血症，与糖原储存较少有关。

（五）电解质改变

母体血循环中电解质的减少是相对的，是指浓度的下降，而循环中电解质的总量是增多的。铁是血红蛋白及多种氧化酶的组成部分，与血氧转运和细胞内氧化过程关系密切。孕期母体储存铁供不应求，不补充外铁易发生缺铁性贫血。胎儿骨骼及胎盘形成需较多的钙，孕末期体内含钙 25 g、磷 14 g。绝大多数孕妇在孕末 2 个月储存，因此在孕末期需补充钙及维生素 D。

（六）水代谢

孕妇体内钠盐潴留较多，除供胎儿需要外，也分布在母体的细胞外液内。随着钠的潴留，体内水分亦相应增加。钠和水的潴留与体内醛固酮及雌激素有关，而其排出则与孕激素及肾脏功能有密切关系。潴留的水分在产后迅速以尿及汗液形式排出。

八、内分泌系统的变化

孕期母体内分泌功能有显著改变：一是母体原有内分泌腺功能活动增强，二是胎儿与胎盘在发育期间逐渐发展自身的内分泌系统（胎儿－胎盘单位）与功能。胎儿－胎盘单位的功能又影响母体内分泌系统的结构与功能，两者共同担负着维持整个妊娠过程的激素调控任务。

九、骨骼系统的变化

骨骼一般无变化，孕期因骨盆关节及椎骨间关节韧带松弛，孕妇可感腰骶部、耻骨联合和（或）肢体疼痛不适，这可能和松弛素有关。

十、皮肤的变化

皮肤常有色素加深沉着，在面部、脐下正中线、乳头、乳晕及外阴等处较显著。由于伸展过度，腹壁、乳房以及大腿处侧面和臀部的皮肤可因弹力纤维断裂而出现斑纹，称为"妊娠纹"。新的妊娠纹为紫红色，见于初孕妇；陈旧性妊娠纹呈白色，多见于经产妇。

第五节　妊娠期妇女的心理变化

妊娠会造成身体各系统的生理改变，随之经受着生理、心理、家庭和社会环境的一些变化，对其身心健康影响很大。妊娠期良好的心理调适有助于产后亲子关系的建立及母亲角色的完善。因此妊娠期的心理评估是产前护理极为重要的内容。护理人员要了解妊娠期孕妇及家庭成员的心理变化，给予适当的护理照顾，使孕妇及家庭能妥当地调适，迎接新生命的来临。孕妇常见的心理反应有以下几种。

一、惊讶和震惊

在怀孕初期，不管是否是计划中的妊娠，几乎所有的孕妇都会产生惊讶和震惊的反应，这也表明着一种心理的变化。

二、矛盾心理

在惊讶和震惊的同时，孕妇可能会出现思绪焦虑的矛盾心理，尤其是未计划怀孕的孕妇，此心理更显突出。孕前可能会觉得自己还没做好准备，是否择期妊娠会更好，是否影响工作，或许自己的能力不足，以及缺乏可以利用的社会支持系统或经济负担过重，有时因第一次妊娠对恶心、呕吐等生理变化无法适应等问题。这种"矛盾心理"可能正常地出现于孕早期或整个妊娠的过程中，但当孕妇自觉胎儿在腹中活动时，多数孕妇会改变当初对怀孕的态度。

三、接受

妊娠早期，某些孕妇因为妊娠引起的各种不适应，并未真实感受"胎儿"的存在。随着妊娠进展，尤其是胎动的出现，孕妇真正感受到"孩子"的存在，出现"筑巢反应"，计划为孩子购买衣服、睡床等日常用品，学习关心孩子的喂养和生活护理等方面的知识，给未出生的孩子起名字、猜测性别等，甚至有些孕妇在计划着孩子未来的教育和谋职。

妊娠晚期，由于胎儿不断长大，孕妇体重增加，开始感觉行动不便，非常容易疲倦、劳累和身体不适，期盼分娩日期的到来。同时，随着预产期的临近，孕妇一方面害怕、担心分娩的过程是否顺利，自己能否耐受分娩的疼痛；另一方面又期盼见到自己的宝宝，为分娩做好心理和物质上的准备。随着预产期的临近，有的孕妇个性固执，焦虑、紧张、恐惧的情绪会加剧，往往延续到分娩期。

四、情绪波动

孕妇的情绪波动起伏较大，可能由于体内内分泌激素的改变而引起。尤其是在雌激素和黄体素持续升高时，孕妇往往会变得非常敏感，常常为了一些小事而生气、哭泣，追问其原因时，又很难说出理由。所以，丈夫需在妻子妊娠前或妊娠早期就预先了解并注意这些情绪上的变化，调节妻子此时的情绪变化，避免成为妊娠期的压力来源。但大多数孕妇会随着体内激素分泌的增加和对未来生活的期望，情绪逐步变得愉快、稳定。

五、内省

孕妇在妊娠时往往表现出以自我为中心的倾向，专注于自己及身体，关心自己的一日三餐、体重、穿着，也关心自己的休息，喜欢独处，这种专注使孕妇能计划、调节、适应，以迎接新生命的到来。内省行为可能会使配偶及其家庭成员受到冷落而影响家庭关系。

第二章　妊娠期管理

第一节　概　述

一、孕产期系统保健的三级管理

根据卫生部要求，国内已普遍实施孕产妇开展系统的孕期管理，其目的是做到医疗与预防紧密结合，加强产科工作的系统性，保证管理的质量，并使有限的人力、物力发挥更大的社会和经济效益。如今，在我国城市开展医院三级分级管理（即市、区、街道）和妇幼保健机构三级分级管理（即市、区、基层卫生院），同时农村也开展三级分级管理（即县医院和县妇幼保健站、乡卫生院、村妇幼保健人员），实施孕产妇划片分级分工管理，并健全相互间挂钩、转诊等制度，及早发现高危孕妇并转诊至上级医院进行监护处理。

二、孕产妇系统保健手册

建立孕产妇系统保健手册制度有利于加强孕期管理，提高防治质量，降低"三率"（降低孕产妇死亡率、围生儿死亡率和病残儿出生率）。保健手册需从确诊早孕时开始建册，系统管理直至产褥期结束（产后满6周）。手册应记录每次产前检查时的结果及处理情况，在医院住院分娩时必须交出保健手册，出院时需将住院分娩及产后母婴情况填写完整后将手册交还给产妇，由产妇交至居住的基层医疗保健组织，以便进行产后访视（共3次：出院3日内，产后14日、28日），访视结束将保健手册汇交至县、区妇幼保健所进行详细的统计分析。

三、高危孕妇的筛查、监护与管理

目的是通过对高危孕妇进行筛查、监护与管理建立建全高危妊娠管理常规和高危妊娠筛查、监护管理制度，提高高危妊娠管理质量。孕妇在早孕初诊建卡时。通过详细询问病史、认真体格检查、常规化验、辅助检查等及早筛查出具有高危因素的孕妇，并进行登记、评分、预约、随访等，以动态观察高危妊娠患者的转归。通过加强高危妊娠的管理可控制高危因素的发展，同时了解高危妊娠的发生、治疗、转归的全过程，改善妊娠结局，提高产科质量，保障母婴健康和安全分娩。因此，孕期必须及时准确地筛查出高危孕妇并实施系统化的管理。

四、围生医学

围生医学又称围产医学，是 20 世纪 70 年代迅速发展起来的一门新兴医学，是研究在围生期内加强对围生儿及孕产妇的卫生保健，也就是研究胚胎的发育、胎儿的生理病理，以及新生儿与孕产妇疾病的诊断和防治的科学。国际上对围生期的规定：从妊娠满28 周（即胎儿体重≥1 000 g 或身长≥35 cm）至产后 1 周。

第二节　妊娠期护理评估

妊娠期护理评估主要是通过定期的产前检查来实现的。

一、产前检查需做的准备

第一次产检准备建卡时，需带上孕妇的身份证、围产保健手册、医疗保险手册和所需费用（有些医院会要求你预存检查费用，以免每次都要交费）。在建卡过程中，医生通常会问孕妇一些有关个人和家庭的健康情况。

在第一次产检之前，孕妇和丈夫一起应仔细考虑以上的问题，会帮助孕妇向医生提供更全面的信息，保证怀孕期间孕妇和胎儿的健康。除此以外，如果孕妇还有一些其他健康问题，可以考虑主动告诉医生，确保孕妇获得更加周到的孕期保健服务。这可能包括心理问题，如抑郁症、家庭暴力的经历，或其他影响到孕妇的安全和身心健康的任何经历。

二、确定首次产前检查的时间

第一次产检应该在孕妇确认自己怀孕的时候就进行，而一般是确认怀孕后，在孕期第 11 周或第 12 周时进行第一次产检。

三、检查时间

根据中华医学会围产分会制定的指南要求，推荐无妊娠合并症者妊娠 10 周进行首次产检并登记信息后，孕期需进行 7 次规范化产检，分别是 16、18～20、28、34、36、38、41 周；既往未生育过者，还应在 25、31、40 周分别增加 1 次，共计 10 次。低危孕妇产前检查的次数，整个孕期 7～8 次较为合理；高危孕妇检查次数增多。具体情况按照病情不同及个体差异来具体安排。

（1）从确诊早孕时开始。

（2）20 周起开始进行产前系列检查。

（3）20～28 周，每 4 周检查 1 次。即 20 周、24 周。

（4）28 周后，每 2 周检查 1 次，即 28 周、30 周、32 周、34 周。

（5）36 周起，每周检查 1 次，即 36 周、37 周、38 周、39 周、40 周。

共 11 次，如属高危孕妇者应酌情增加产前检查次数。

四、产前检查内容

（一）详细询问病史

（1）既往史、手术史及家族史：这些历史对孕妇的这次怀孕有重要的影响。

（2）职业：若孕妇的工作需要接触有毒物质，需帮助孕妇做一些特殊检查。

（3）月经史及既往妊娠史：了解月经史可以帮助推算预产期；如果你已经有过怀孕分娩史，则要把详细情况告诉医生。

（4）年龄：年龄过小（<20岁）容易发生难产；35岁以上的初孕妇容易有妊娠合并症。

（二）推算预产期

按末次月经第1天算起，月份数字减3或加9，日数加7。如末次月经3月5日则其预产期为12月12日。需要注意月经不规律的孕妇由于排卵时间的异常而不能机械使用本方法确定预产期，可以根据早孕反应出现的时间、胎动开始时间、宫底高度等进行判定，必要时需要行超声检查以核对孕周。

（三）全身体格检查

1. 产科检查

产科检查是指检查孕妇骨盆腔和生殖器官的情况，对之后的怀孕进展和分娩做出评估。另外，医生还常将检查的结果，包括血压、体重、子宫底的高度、腹围等绘成一张怀孕图，并把以后的检查结果也记录于图上，制成曲线图，观察其状况，以便及早发现孕妇和胎儿的异常状况。检查内容如下：

（1）测量宫高与腹围：宫高是指耻骨联合上缘至子宫底部的距离。宫高超过正常孕周的范围时，需要考虑是否为双胎妊娠、巨大儿及羊水过多，尤其是胎儿畸形引起的羊水量异常增多。腹部过小则需要注意是否存在胎儿宫内发育受限、胎儿畸形等。

（2）胎心音听诊：胎心音往往在胎儿背侧听诊比较清楚，对子宫壁较敏感或者肥胖等其他原因导致胎位评估的困难者有一定的帮助。

（3）阴道及宫颈检查：阴道检查往往在孕6~8周期间进行，需要注意未做过孕前检查的孕妇需要进行常规的宫颈细胞学检查，以除外宫颈病变。如果发现有宫颈细胞学的异常，需要酌情行阴道镜检查。在孕晚期可以在阴道检查的同时进行骨盆测量。骨盆测量中最为重要的径线是坐骨结节间径，即骨盆出口平面的横径。如出口平面正常可以选择阴道试产。骨盆外测量目前已经废弃不用。

2. 全身检查

医生会检查孕妇的发育、营养及精神状态，并记录孕妇的体重、血压的数据，供以后参考。

（四）辅助检查及临床意义

1. 血常规

一般在早孕期和晚孕期（30 周）进行血常规的检查。孕妇血液稀释，红细胞计数下降，血红蛋白值降至 110 g/L 以下为贫血。白细胞自孕 7～8 周开始增加，至 30 周增加至高峰，有时可以达到 $15×10^9/L$，主要是中性粒细胞增加，需要与临床感染性疾病进行鉴别。孕晚期检查血常规应注意有无贫血，以及时补充铁剂。

2. 尿常规

孕期尿常规与非孕期一致，但由于阴道分泌物增多可能会对于结果有一定的干扰。在孕中晚期需要注意尿蛋白的情况，每次产前检查的时候均需要进行尿常规的检查。

3. 肝、肾功能检查

妊娠期肝、肾负担加重，需要了解早孕期肝、肾功能状态，如存在基础病变，则需要进一步的检查，明确疾病的类型以评估妊娠风险。有些妊娠并发症如先兆子痫和妊娠期急性脂肪肝均可累及肝、肾功能，在早孕期和晚孕期需要监测 2 次。

4. 梅毒血清学检查

患梅毒后妊娠的孕妇需要在孕期进行此项检查，如早期妊娠感染梅毒需要根据情况给予治疗，减少梅毒病原体对于胎儿的损害。

5. 乙型肝炎表面抗原

乙肝孕妇可以通过母胎传播而导致新生儿乙肝病毒感染，因此，在早孕期即需要进行筛查，不提倡孕期进行乙肝免疫球蛋白的阻止，生后需要进行主动免疫联合被动免疫预防新生儿肝炎。

6. ABO 及 Rh 血型、HIV 筛查

（1）ABO 及 Rh 血型：主要与判断和预防母婴血型不合有关，中国人 Rh 阴性血较为罕见。测定 Rh 血型是因为：Rh 阴性的孕妇，如果丈夫为 Rh 阳性，其胎儿血型为 Rh 阳性时出现母儿 Rh 血型不合，会引起胎儿的宫内水肿，严重者发生胎死宫内，需要给予及时治疗。ABO 血型系统出现胎儿溶血的风险相对小。

（2）HIV 筛查：在早孕期进行筛查，对于阳性病例进行诊断，按照 HIV 感染处理指南进行积极的处理。

7. 妊娠期糖尿病筛查

根据卫生部妊娠期糖尿病行业标准的要求，在妊娠 24～28 周应进行 75 g 糖耐量试验。如空腹血糖、服糖后 1 小时和 2 小时血糖只要有一项超过临界值即可诊断妊娠期糖尿病。临界值分别为 5.1 mmol/L、10.0 mmol/L 和 8.5 mmol/L。对于高危妊娠的孕妇可依据情况提前进行筛查或者重复筛查。

8. 孕妇血清学筛查

在各省市卫生局获资质认证的医院根据各医院不同的条件进行各种相关的血清学筛查试验。

早孕期筛查试验是指妊娠 9～13 周，应采用超声测定胎儿颈部透明层厚度（NT）或综合检测 NT，母血 β-HCG 及妊娠相关血浆蛋白 A（PAPP-A），得出 Down 综合征的风险值。筛查结果为高危的孕妇可考虑绒毛活检（CVS）进行产前诊断。

低危的孕妇可等到妊娠中期再次血清学筛查后，可以结合早孕期的筛查结果或者独立计算罹患风险值，决定是否进行产前诊断。妊娠 14～20 周是中孕期筛查的窗口期，多为血清学二联筛查（AFP 和游离 β-HCG）或者三联筛查（AFP、游离 β-HCG、游离 mE_3）。血清学筛查结果包括 21-三体、18-三体和神经管畸形的风险值，其中前两者需要进行染色体核型的进一步检查，而后者只需要进行系统的超声检查。

9. 超声检查

超声检查是妊娠期中最为重要的检查项目。妊娠早期超声检

查的主要目的是确定宫内妊娠,排除异位妊娠。如果此阶段并未出现阴道流血、腹痛等异常情况,建议第 1 次超声检查的时间安排在妊娠11~13^{+6}周,在确定准确的孕龄同时测定胎儿颈部透明层厚度(NT),妊娠 18~24 周时进行第 2 次超声检查,此时胎儿各器官的结构和羊水量最适合系统超声检查,全面筛查胎儿有无解剖学畸形,系统地检查胎儿头颅、颜面部、脊柱、心脏、腹部脏器、四肢、脐动脉等结构。妊娠30~32周进行第 3 次超声检查,目的是了解观察胎儿生长发育状况、胎盘位置及胎先露等。妊娠 38~40 周进行第 4 次超声检查,目的是确定胎盘的位置及成熟度、羊水情况、估计胎儿大小。正常情况下孕期按上述 4 个阶段做 4~5 次 B 超检查已足够,但孕期出现腹痛、阴道流血、胎动频繁或减少、胎儿发育异常及听不清胎心等,则需根据情况酌情增加检查次数。

10. 电子胎心监护、心电图检查

电子胎心监护于妊娠 34~36 周开始,应每周进行 1 次电子胎心监护。37 周后根据情况,每周行 1~2 次。若系高危孕妇尤其是存在胎盘功能下降风险者应增加胎心监护的次数。

心电图检查于首次产检和妊娠 32~34 周时,分别做 1 次心电图检查。由于在孕晚期存在血容量的增加需要了解孕妇的心脏功能的情况,必要时需要进行超声心动图的检查。

(五)特殊人群的相关检查

1. TORCH 的筛查

包括风疹病毒(RV)、弓形虫(TOX)、巨细胞病毒(CMV)、单纯疱疹病毒(HSV)及其他。如孕妇出现与以上病毒相关的感染症状或者胎儿超声检查异常时可以进行检查,如果出现 TORCH−IgM 阳性者需要判断其是否为原发感染。需要警惕的是,母体感染并不意味着胎儿感染,要确认胎儿是否感染还需进行确诊检查。

2. 胎儿纤蛋白的筛查及超声评估宫颈长度

对于有晚期流产或者早产风险的孕妇可以进行检测,有助预测其不良结局发生的风险。宫颈长度＜2.5 cm 结合 FFN 阳性可以用来筛选真性早产的孕妇。

五、产科检查

包括腹部检查、骨盆测量、阴道检查、肛诊和绘制妊娠图。

（一）腹部检查

1. 视诊

观察腹部外形（尖腹、悬垂腹）、大小、有无妊娠纹、手术瘢痕及水肿。

2. 触诊

四步触诊法检查子宫大小、胎产式、胎先露、胎方位以及胎先露是否固定。做前三步时，检查者面向孕妇，做第四步手法时，则应面向孕妇足端。

第一步：了解宫底高度及宫底部为胎儿哪一部分，即了解子宫外形、测得宫底高度、估计胎儿大小、判断宫底部的胎儿部分（图 2-1）。

第二步：了解胎背及胎肢位于母体腹壁哪一侧，即分辨胎背及胎儿四肢的位置，估计羊水多少（图 2-2）。

第三步：了解胎先露是胎头或胎臀，并判断是否固定，即判断胎先露的胎儿部分，判断胎先露有无入盆（图 2-3）。

第四步：进一步核对第一步，并确定先露部入盆的程度，即再次判断胎先露部的诊断是否正确，确定先露部入盆的程度（图 2-4）。

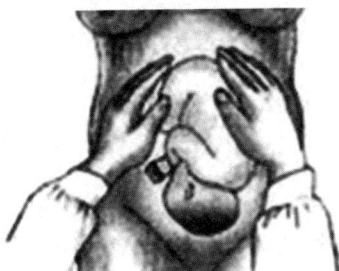

图 2-1　第一步触诊手法　　图 2-2　第二步触诊手法

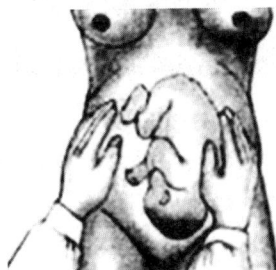

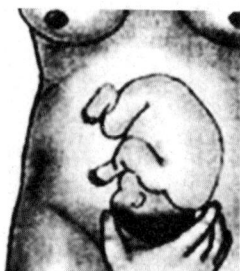

图2-3 第三步触诊手法

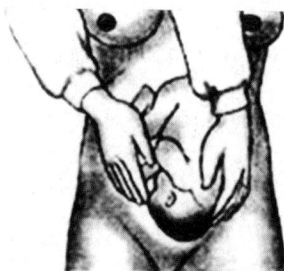

图2-4 第四步触诊手法

3. 听诊

胎心音在孕妇腹壁上胎背部位听诊最清晰,音响似钟表"滴答"声。正常胎心音为120~160次/分,头先露时,胎心音在脐下两侧听取;臀先露时,胎心音在脐上两侧听取;横位时,于脐周围听取。

(二)骨盆测量

1. 骨盆外测量

(1)髂棘间径:即两侧髂前上棘外侧缘间的距离(图2-5),正常为23~26 cm。

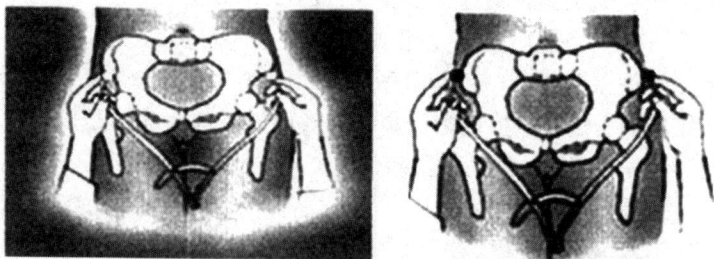

图2-5 测量髂棘间径

(2)髂嵴间径:两髂嵴最宽外缘的距离,正常为25~28 cm。

(3)骶耻外径:第5腰椎棘突下至耻骨联合上缘中点的距离(图2-6),正常值为18~20 cm,骶耻外径值减1/2尺桡周径(围绕右侧尺骨茎突及桡骨茎突测得前臂下端周径),相当于骨盆入口的前后径。

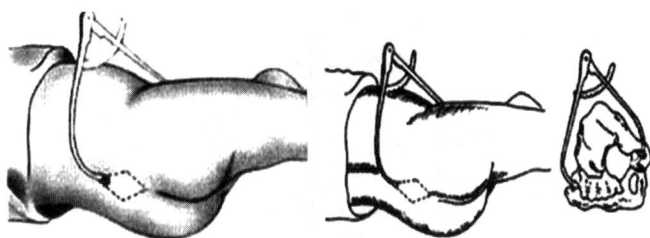

图 2-6 测量骶耻外径

（4）出口矢状径：为坐骨连线中点到骶尾尖端的距离（图 2-7）。正常值为 8～9 cm。如果骨盆正常发育，出口横径与出口矢状径之和大于 15 cm，说明出口可通过正常足月胎儿。

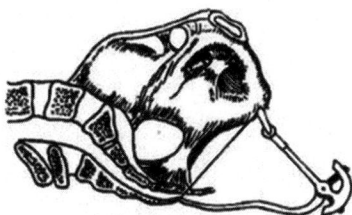

图 2-7 测量骨盆出口后矢状径

（5）耻骨弓角：耻骨联合下缘所成的角度，即用两拇指放在双侧耻骨降支上，测量拇指间的角度（图 2-8）。正常值为 90°，小于 80°为不正常，表明出口横径较短。

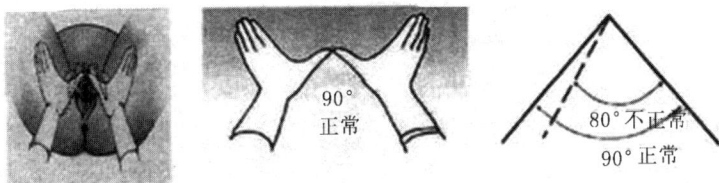

图 2-8 测量耻骨弓角度

（6）出口横径：又称坐骨结节间径（图 2-9）。仰卧位，张开双腿，用手分别触及双侧坐骨结节，测量坐骨结节内侧间的距离。正常值为 8.5～9.5 cm。

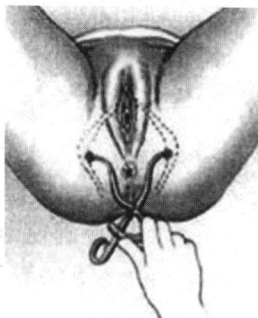

图 2-9 测量坐骨结节间径

2. 骨盆内测量

（1）骶耻内径（图 2-10）：为耻骨联合下缘到骶岬上缘中点的距离。正常值为 12.5～13 cm，此值减去 1.5～2 cm，即为骨盆出口前后径的长度。

测量方法：孕妇截石位，外阴消毒，检查者戴手套，涂润滑油，示指、中指放入阴道内，中指触骶岬上缘中点，手指紧贴耻骨联合下缘，另一手指标记中指与耻骨联合下缘接触点，抽出手指，测量中指尖至接触点间的距离。

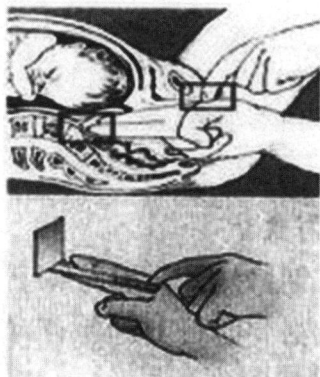

图 2-10 骶耻内径

（2）坐骨棘间径（图 2-11）：两坐骨棘间的距离，正常值为 10 cm。

测量方法：示指、中指放入阴道内，分别触及两侧坐骨棘，估计其间的距离。此值过小，在分娩时会影响胎头的娩出。

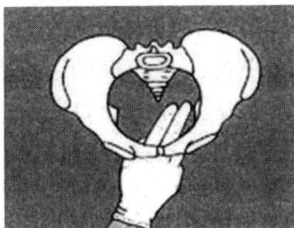

图 2-11 坐骨棘间径

（3）坐骨切迹宽度（图 2-12）：为坐骨棘与骶骨下部的距离，即骶棘韧带宽度。

测量方法：示指伸入阴道内，触及一侧坐骨棘后，在骶棘韧带上移动至骶尾部，在触及骶尾部做标记，测量其距离。正常值为 5.5～6 cm，否则属于中骨盆狭窄。

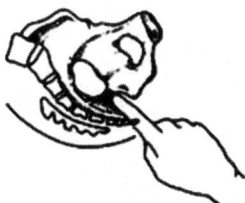

图 2-12 测量坐骨切迹宽度

3. 产道检查

确诊早孕时，可行双合诊以了解产道、子宫及附件情况。妊娠最后一个月及临产前，应避免不必要的阴道检查，以免引起感染。

4. 肛诊

可了解胎先露部、骶骨前面弯曲度、坐骨棘间径、坐骨切迹宽度及骶尾关节活动度。

（四）绘制妊娠图

将各项护理评估结果填入妊娠图中绘成曲线，观察动态变化，以及早发现异常并处理。

六、社会和心理评估

（一）妊娠早期

孕妇对妊娠态度是积极还是消极的，有哪些影响因素以及孕妇对妊娠的接受程度。可从这几方面进行评估：孕妇遵循产前指导的能力、筑巢行为；能否主动或在鼓励下谈论妊娠的不适、感受和困惑等。

（二）妊娠中晚期

（1）评估孕妇有无异常心理情绪反应，如焦虑、恐惧。

（2）孕妇的社会支持系统，家庭功能评价如丈夫对此次妊娠的态度。

（3）孕妇寻求健康指导的程度、动力。

七、高危因素评估

（一）年龄

年龄<18 岁或年龄≥35 岁。

（二）自身疾病

残疾、遗传性疾病史。

（三）异常孕产史

流产、异位妊娠、早产、死产、死胎、难产、畸胎。

（四）妊娠合并症

如心脏病、肾脏病、肝脏病、高血压、糖尿病等。

（五）妊娠并发症

如妊娠期高血压疾病、前置胎盘、胎盘早剥、羊水异常、胎儿生长受限、过期妊娠、母婴血型不符等。

八、胎儿状况评估

胎儿在子宫内是一个不断成长、活动的小生命，如何了解这个小生命的生长发育规律，判断是否有宫内缺氧的风险等，有赖于母亲的感觉和一些先进的辅助检查进行综合评估。

对不同妊娠期胎儿宫内监护内容不同。

（一）胎儿宫内监护

1. 妊娠早期

妊娠 12 周内属于早期妊娠，应予：①行妇科检查确定子宫大小及是否与妊娠周数相符；②必要时行 B 超检查，最早在妊娠第 5 周时可见到妊娠囊，超声多普勒最早在妊娠第 7 周时可探测到胎心音。

2. 妊娠中期

妊娠 12～28 周属于妊娠中期，应予：①手测宫底高度或尺测耻上子宫长度及腹围，协助判断胎儿大小及是否与妊娠周数相符；②B 超在不同孕周检查胎头双顶径值，并进行胎心率的监测等。

3. 妊娠晚期

自妊娠 28 周至分娩前。

（1）手测宫底高度或尺测耻上子宫长度，测量腹围值、胎动计数、胎心监测，B 超检查测胎头双顶径值、判定胎位、胎盘位置及胎盘成熟度等。

（2）羊膜镜检查：利用羊膜镜透过完整胎膜，观察妊娠末期或分娩期羊水颜色。正常者见透明淡青色或乳白色，以及胎发、飘浮胎脂片。若混有胎粪者呈黄色、黄绿色甚至深绿色。

（3）胎儿心电图监测：临床上多采用经腹壁的外监护法，对母儿均无损伤，可在不同孕周多次监测。

（4）胎儿电子检测：胎心率监测有胎心率基线及一过性胎心率变化两种。

基线胎心率（BFHR）：BFHR 是指无宫缩或宫缩间歇期记录的 FHR，可从每分钟心搏次数（bpm）及 FHR 变异两方面估计基线胎心率基线。FHR 持续>160 次，或<120 次，持续 10 分钟为心动过速或心动过缓。FHR 变异包括胎心率变异振幅（正常波动范围为 10～25 次/分）和胎心率变异频率（1 分钟波动次数，正常≥6 次）。FHR 基线摆动表示胎儿有一定的储备能力，变异消失提示胎儿储备能力丧失。

一过性胎心率变化（PFHR）：PFHR是指与子宫收缩有关的FHR变化。分为加速和减速两种。①加速：加速是指子宫收缩后FHR暂时增加15次/分以上，持续时间＞15秒，是胎儿良好的表现。②减速：减速是指随宫缩出现的短暂性胎心率减慢，分为3种：a.早期减速：特点为发生与宫缩同时开始，宫缩后即恢复正常，下降幅度＜50次/分，为宫缩时胎头受压、脑血流量一时减少的表现，不受孕妇体位或吸氧改变。b.变异减速：特点是宫缩开始后胎心率不一定减慢，恢复迅速。为子宫收缩时脐带受压兴奋迷走神经所致。c.晚期减速：特点是子宫收缩高峰后出现胎心率减慢，但下降缓慢，下降幅度＜50次/分，持续时间长，恢复缓慢。为胎儿缺氧的表现，出现时应高度予以重视。

（5）预测胎儿宫内储备能力：包括无应激试验及缩宫素激惹试验。①无应激试验（NST）：胎动时应伴有一过性胎心率加快。正常为连续记录20分钟，至少有3次以上胎动伴胎心率加速＞15次/分、持续＞15秒。异常是指胎动数与胎心率加速数少于前述情况或胎动时无胎心率加速。此法简单、安全，可作为缩宫素激惹试验前的筛选试验。②缩宫素激惹试验（OCT）：OCT又称宫缩应激试验（CST），为心缩宫素诱导引起规律性宫缩并用胎儿监护仪记录胎心率变化。若多次宫缩后重复出现晚期减速，FHR变异减少，胎动后无FHR增快为阳性，提示胎盘功能减退。若FHR有变异或胎动后FHR加快，无晚期减速，提示胎盘功能尚佳。本试验在妊娠28～30周后即可进行。若为阴性，1周内无胎儿死亡危险，可在1周后重复。

（6）胎儿生物物理监测：此监测是综合胎心电子监护和B超下观察胎儿呼吸运动、胎动、胎儿肌张力、羊水量等5项指标判断胎儿有无急性或慢性缺氧的一种监护方法。每项指标2分，满分10分，根据得分估计胎儿缺氧情况。

（二）胎盘功能检查

胎盘功能检查包括胎盘功能和胎儿胎盘单位功能的检查。

1. 测定孕妇尿雌三醇值

正常值为 15 mg/24 h 尿，10～15 mg/24 h 尿为警戒值，＜10 mg/24 h尿为危险值。若于妊娠晚期连续多次测得雌三醇值＜10 mg/24 h 尿，表示胎盘功能低下，也可用孕妇随意尿测得雌激素/肌酐（E/C）比值，以估计胎儿胎盘单位功能。

2. 测定孕妇血清游离雌三醇值

采用放射免疫法。妊娠足月，该值的下限为 40 mmol/L。

3. 测定孕妇血清胎盘生乳素（HPL）值

采用放射免疫法。若该值于妊娠足月＜4 mg/L，或突然降低50％，提示胎盘功能低下。

4. 测定孕妇血清缩宫素酶值

5 mg/（dL·h）为警戒值，＜2.5 mg/（dL·h）为危险值。若测得的数值急剧降低50％时，提示胎盘有急性功能障碍。

5. 缩宫素激惹试验

无应激试验无反应（阴性），缩宫素激惹试验阳性提示胎盘功能减退。

6. 阴道脱落细胞检查

舟状细胞成堆、无表层细胞、嗜酸细胞指数（EI）＜10％、致密核少者，提示胎盘功能良好。

此外，胎动计数、B 型超声进行生物物理相检测，均有实用价值。

（三）胎儿成熟度检查

此项检查包括计算胎龄，测子宫长度、腹围，B 型超声测量，还可通过经腹壁羊膜腔穿刺抽取羊水检测。

（四）胎儿宫内诊断

1. 胎儿先天畸形的宫内诊断

（1）B 型超声检查无脑儿、脑积水、脊柱裂、联体儿等。

（2）检测羊水中甲胎蛋白值，诊断开放性神经管异常。

（3）检测羊水中乙酰胆碱酯酶值与甲胎蛋白测定合用，诊断开放性神经管异常的准确度增加。

（4）行羊膜腔内胎儿造影，诊断胎儿体表畸形及泌尿系统、消化系统畸形。

2. 胎儿遗传性疾病的宫内诊断

（1）妊娠早期取绒毛或妊娠中期（16～20周）抽取羊水行染色体核型分析，了解染色体数目及结构改变。

（2）羊水细胞培养作染色体核型分析。

（3）测定羊水中的酶诊断代谢缺陷病。

第三节　妊娠期护理诊断

一、孕妇

（一）体液过多

水肿：与妊娠子宫压迫下腔静脉或水、钠潴留有关。

（二）舒适改变

与妊娠引起早孕反应、腰背痛有关。

（三）知识缺乏

缺乏妊娠期保健知识。

二、胎儿

（一）营养失调

（1）营养低于机体需要：与母体营养失调或胎盘功能障碍有关。

（2）营养高于机体需要：与母体摄入过多或激素水平改变有关。

（二）有受伤的危险

与遗传、感染、中毒、胎盘功能障碍有关。

第四节　妊娠期护理措施

一、一般护理

告知孕妇产前检查的意义和重要性，预约下次产前检查的时间和产前检查内容，检查时携带孕期监护登记卡。一般情况下，妊娠 20～36 周前，每 4 周 1 次；妊娠 36 周后，每周 1 次，直至分娩。若属高危孕妇，应酌情增加产前检查次数。

二、心理护理

妊娠后随着胎儿的发育，子宫逐渐增大，孕妇体型也随之发生改变，这是正常的生理现象，产后体型将逐渐恢复。给孕妇提供心理支持，帮助孕妇消除由体型改变而产生的不良情绪。

三、症状护理

（一）恶心、呕吐

约半数妇女在妊娠 6 周左有出现早孕反应，在此期间应避免过饱或空腹，应少量多餐、进食清淡易消化食物。若妊娠 12 周以后仍继续呕吐，甚至影响孕妇营养时，应考虑妊娠剧吐的可能，须住院治疗，纠正水、电解质紊乱。对偏食者，在不影响饮食平衡的情况下，可不作特殊处理。

（二）尿频、尿急

尿频、尿急常发生在妊娠初 3 个月及末 3 个月。孕妇无须减少液体摄入量来缓解症状，有尿意时应及时排空，不可忍住。此现象产后可逐渐消失。

（三）白带增多

白带增多于妊娠初 3 个月及末 3 个月明显，是妊娠期正常的生理变化。嘱孕妇排除念珠菌、滴虫、淋菌、衣原体等感染，保持外阴部清洁，每日清洗外阴或经常洗澡，以避免分泌物刺激，严禁阴道冲洗。穿透气性好的棉质内裤，并经常更换，若分泌物过多，可用卫生巾，并经常更换，增加舒适感。

（四）水肿

孕妇在妊娠后期易发生下肢水肿，经休息后可消退，属正常。若下肢明显凹陷性水肿或经休息后不消退者，应及时诊治，警惕妊娠高血压综合征的发生。嘱孕妇左侧卧位，解除右旋增大的子宫对下腔静脉的压迫，下肢稍垫高，避免长时间站或坐，以免加重水肿。若长时间站立，则两侧下肢应轮流休息，收缩下肢肌肉，以利血液回流。适当限制盐的摄入，但不必限制水分。

（五）下肢、外阴静脉曲张及痔疮

应避免长时间的站立、下蹲，睡觉时应取左侧卧位，下肢稍抬高，穿弹力裤或袜，以促进血液回流。

（六）便秘

便秘是妊娠期常见的症状之一，尤其是妊娠前即有便秘者。嘱孕妇养成每日定时排便的习惯，多吃水果、蔬菜等含纤维素多的食物，同时增加每日饮水量，注意适当的活动。未经医生允许不可随便使用大便软化剂或轻泻剂。

（七）腰背痛

孕期穿平跟鞋，在俯拾或抬举物品时，保持上身直立，弯曲膝部，用两下肢的力量抬起。工若作要求长时间弯腰，妊娠期间应适当调整。疼痛严重者，必须卧床休息（硬床垫），局部热敷。产后6～8周，腰背痛自然消失，若腰背痛明显者，应及时查找原因，按病因治疗。

（八）下肢痉挛

发生下肢痉挛时应指导孕妇饮食中增加钙的摄入，避免腿部疲劳、受凉，伸腿时避免脚趾尖伸向前，走路时脚跟先着地。若发生下肢肌肉痉挛，嘱孕妇背屈肢体，或站直前倾，或局部热敷按摩，直至痉挛消失。必要时遵医嘱口服钙剂。

（九）仰卧位低血压综合征

嘱孕妇左侧卧位后症状可自然消失，不必紧张。

（十）失眠

每日坚持户外活动，如散步，睡前可用梳子梳头，温水洗脚，喝热牛奶帮助入眠。

（十一）贫血

孕妇应适当增加含铁食物的摄入，如动物肝脏、瘦肉、蛋黄、豆类等。若病情需要补充铁剂时，可用温水或水果汁送服，以促进铁的吸收，且应在餐后 20 分钟服用，以减轻对胃肠道的刺激。向孕妇解释，服用铁剂后大便可能会变黑，可能导致便秘或轻度腹泻。

第五节　妊娠期健康教育

一、异常症状的判断

孕妇出现下列症状应立即就诊：阴道流血，妊娠 3 个月后仍持续呕吐、寒战、发热，腹痛、头痛、眼花、胸闷，心悸、气短，以及液体突然自阴道流出、胎动计数突然减少等。

二、营养指导

帮助孕妇制定合理的饮食计划，以满足自身和胎儿的双重需要，并为分娩和哺乳作准备。

三、清洁和舒适

孕期养成良好的刷牙习惯；怀孕后排汗量增多，要勤淋浴、勤换内衣；孕妇衣着心宽松、柔软、舒适。冷暖适宜；不宜穿紧身衣或袜带，以免影响血液循环和胎儿发育及活动；胸罩的选择宜以舒适、合身、足以支托增大的乳房为标准，以减轻不适感；孕期宜穿轻便舒适的平跟鞋，避免穿高跟鞋，以防腰背痛及身体失平衡。

四、活动与休息

一般孕妇可坚持工作到 28 周，28 周后可适当减轻工作量，避免长时间站立或重体力劳动。接触放射线或有毒物质的工作人员，妊娠期应予以调离。妊娠期孕妇因身心负荷加重，易感疲惫，需要充足的休息和睡眠。每日应有 8 小时的睡眠，午休 1～2 小时。卧床时宜左侧卧位，以增加胎盘血供。居室内保持安静、空气流通。

五、胎教

胎教是有目的、有计划地为胎儿的生长发育实施最佳措施。现代科学技术对胎儿的研究发现，胎儿的眼睛能随外界的光亮而活动，触摸其手足可产生收缩反应；外界音响可传入胎儿听觉器官，并能引起心率的改变。因此，有人提出两种胎教方法：①对胎儿进行抚摸训练，激发胎儿的活动积极性。②对胎儿进行音乐训练。

六、孕期自我监护

胎心音计数和胎动计数是孕妇自我监护胎儿宫内情况的重要手段。教会家庭成员听胎心音，并做记录，不仅可了解胎儿宫内情况，而且可以和谐孕妇与家庭成员之间的亲情关系。

（1）正常的胎心率在120～160次/分之间，胎动时胎心率增快，＞160 次/分。若母体发热或因其他异常也可导致胎儿心率加快。持续的胎心音＞160 次/分或间歇＜100 次/分，都应注意胎儿宫内缺氧情况。

（2）嘱孕妇应注意自己宝宝的胎动规律，从孕 32 周起每天数 3 次胎动并记录下来，每次 1 小时，尽量在每天相同的时段计数，计数时请注意：胎儿连续的活动仅视为一次胎动。一般用这 3 小时的胎动次数之和乘以 3 即为 12 小时总胎动数的估计值，＞30 次/12 小时为正常，若＜10 次/12 小时，提示有胎儿缺氧的可能，应及时就诊。

七、性生活指导

妊娠前 3 个月及末 3 个月，均应避免性生活，以防流产、早产及感染。

八、分娩先兆的判断

临近预产期的孕妇，若出现阴道血性分泌物或规律宫缩（间歇5～6分钟。持续 30 秒）则为临产，应尽快到医院就诊。若阴道突然有大量液体流出，可能是胎膜早破，嘱孕妇平卧，由家属送往医院，以防脐带脱垂而危及胎儿生命。

第三章 高危妊娠管理

第一节 高危妊娠妇女的监护

一、概述

高危妊娠是指妊娠期有个人或社会不良因素及有某种并发症或合并症等危害妊娠妇女、胎儿及新生儿健康或者导致难产的可能的妊娠状态。

具有高危妊娠因素的妊娠妇女称为高危妊娠妇女。高危妊娠基本包括了所有的病理产科。导致高危妊娠的因素包括以下几种。

(一)社会经济因素及个人条件

如妊娠妇女及其丈夫职业的稳定性差,收入低下,居住条件差,未婚或独居,营养低下,妊娠妇女年龄<16岁或者≥35岁,妊娠前体重过轻或超重,身高<140 cm,妊娠妇女受教育时间<6年,家属中有明显的遗传性疾病,未做或极晚做产前检查者。

(二)疾病因素

1. 产科病史

如自然流产、异位妊娠、早产、死产、死胎、难产(包括剖宫产史及中位产钳)、新生儿死亡、新生儿溶血性黄疸、新生儿畸形、有先天性或遗传性疾病、巨大儿等。

2. 各种妊娠合并症

如心脏病、糖尿病、高血压疾病、肾病、肝炎、甲状腺功能亢进症、血液病(贫血)、病毒感染(风疹病毒、巨细胞病毒感染)及性病、恶性肿瘤、明显的生殖器发育异常、智力低下、明显的精神异常等。

3.目前产科情况

如妊娠高血压综合征、前置胎盘、胎盘早期剥离、羊水过多或过少、胎儿宫内发育迟缓、过期妊娠、母体与胎儿血型不合、胎位异常、多胎妊娠、骨盆异常、软产道异常、妊娠期接触大量放射线、化学性毒物或服用过对胎儿有影响的药物等。

4.恶习

如大量吸烟、饮酒、吸毒等。

二、监护措施

高危妊娠监护包括婚前、妊娠前的保健咨询。对不宜结婚或不宜生育者给予保健指导；妊娠前及妊娠早期的优生咨询及产前诊断；妊娠中期开始筛查妊娠并发症和合并症；妊娠晚期监护及评估胎儿生长发育情况，监测胎儿－胎盘功能及评估胎儿成熟度。

（一）确定孕龄

主要根据末次月经、早孕反应时间、胎动出现时间等推算胎龄。正确推算妊娠周数必须了解末次月经第一日的确切日期，并问明月经周期是否正常，有无延长或缩短。

（二）测量宫底高度及腹围

测量孕妇的宫底高度、腹围，估计胎龄及胎儿大小，以了解胎儿宫内的发育状况。借助手测宫底高度或尺测子宫高度和腹围，判断胎儿大小及是否与孕周相符。宫底高度是指耻骨联合上缘中点至宫底的弧形长度，测量前嘱孕妇排空膀胱，腹围测量尺应经脐绕腹一周测得数值。简单易记的胎儿体重（g）估算方法为子宫长度×腹围＋200，其中宫底高度和腹围均以厘米为单位。

（三）高危妊娠评分

高危妊娠评分是将妊娠中各项危险因素在产前检查时用记分的方法进行比较和定量，其意义是通过评分可以对妊娠进行分级监护。对绝大部分无高危因素者可以让其接受一般常规的检查和监护；对潜在危险大的少数孕妇，则给予重点监护，并及时采取干预措施，防止危险发生，最后达到减少孕产妇和围生儿死亡的目的。

根据高危妊娠和高危胎儿的因素的分析，每位产妇可以有一个或数个因素合并存在，为了早期识别和预防这些高危因素的发生和发展，评分法是进行监护工作最具体的方法。每一孕妇在第一次产前门诊就诊时，根据孕妇病史与体征按其有无危险因素而进行评分。采用高危评分法对孕妇进行动态监护，以后随着妊娠进展，情况如有变化，可再进行评分。按照"高危妊娠评分指标"（修改后的 Nesbitt 评分指标）进行评分（见表 3-1），指标总分100 分，减去各种危险因素。完全正常的孕妇，总评分为 100 分。如有危险因素，则从 100 减去各种危险因素的评分。如得分低于70 分，则属于高危妊娠；70～84 分为中危妊娠；85 分或 85 分以上则为低危妊娠。

表 3-1　高危妊娠评分指标（修改后的 Nesbitt 评分指标）

项目	分数	项目	分数
1. 妊娠妇女年龄		5. 妇科疾病	
15～19 岁	−10	月经失调	−10
20～29 岁	0	不育史：少于 2 年	−10
30～34 岁	−5	多于 2 年	−20
35～39 岁	−10	子宫颈不正常或松弛	−20
40 岁及以上	−20	子宫肌瘤：>5 cm	−20
2. 婚姻状况		黏膜下	−30
未婚或离婚	−5	卵巢肿瘤（>6 cm）	−20
已婚	0	子宫内膜异位症	−5
3. 产次		6. 内科疾病与营养	
0 产	−10	全身性疾病	
1～3 产	0	急性：中度	−5
4～7 产	−5	重度	−15
8 产以上	−10	慢性：非消耗性	−5

续表

项目	分数	项目	分数
4. 过去分娩史		消耗性	−20
流产 1 次	−5	尿路感染：急性	−5
3 次以上	−30	慢性	−25
早产 1 次	−10	糖尿病	−30
2 次以上	−20	慢性高血压：中度	−15
死胎 1 次	−10	重度	−30
2 次以上	−30	合并肾炎	−30
新生儿死亡 1 次	−10	心脏病：心功能 Ⅰ～Ⅱ 级	−10
2 次以上	−30	心功能 Ⅲ～Ⅳ 级	−30
先天畸形 1 次	−10	心力衰竭史	−30
2 次以上	−20	贫血：Hb 100～110 g/L	−5
新生儿损伤		90～100 g/L	−10
骨骼	−10	＜90 g/L	−20
神经	−20	血型不合：ABO	−20
骨盆狭小		Rh	−30
临界	−10	内分泌疾病：垂体、肾上腺、甲状腺疾病	−30
狭小	−30	营养：不适当	−10
先露异常史	−10	不良	−20
剖宫产史	−10	过度肥胖	−30

（四）胎动计数

通过自测或 B 型超声检查可以监测胎动。若胎动计数＞30 次/12 小时为正常，胎动计数＜10 次/12 小时，提示胎儿缺氧，应该高度警惕胎儿窘迫。

（五）妊娠图

妊娠图是反映胎儿在宫内发育及孕妇健康情况的动态曲线。定期测量血压、体重子宫底高度、腹围等数值记录于妊娠图中，绘制准曲线，观察动态变化。

其中子宫底高度曲线是妊娠图中最主要曲线。通常在妊娠图中标出正常妊娠情况下人群的第 10 百分位线和第 90 百分位线检查值，如果每次检查结果连成曲线在上述标准两线之间，提示基本正常。如果测得孕妇宫高小于第 10 百分位线，连续 2 次或者间断出现 3 次，提示胎儿可能出现宫内发育不良；超过第 90 百分位线，提示胎儿可能发育过度。故高于上线或者低于下限应该高度重视，给予孕期保健指导。

腹围曲线受孕妇腹壁脂肪厚度、腹部形状、腹壁松弛度等影响，仅作为观察胎儿发育正常与否的一种筛查的措施。当发现低值或高值的异常曲线走势后，应及时就诊，以便进一步查明情况。B 超是预测胎儿发育最常用的辅助诊断方法，准确性较高，并可以同时发现胎儿常见的畸形。

（六）胎心监测

1. 胎心听诊

胎心听诊是临床普遍使用的最简单的检查方法，主要采用听诊器和多普勒胎心仪监测胎心了解胎儿状态。其缺点是不能分辨胎心瞬间变化。监测胎心须注意其频率、强度及节律等的变化。

2. 胎心电子监护

胎心电子监护是一种可以连续观察并记录胎心率（fetal heart rate，FHR）动态变化的仪器，以判断胎儿宫内健康情况和子宫—胎盘的功能，能够连续记录胎心率变化，同时观察胎动、宫缩对胎心率的影响。一般采用胎心率与子宫收缩频率同步描记。包括内/外监护两种形式。目前多采用经腹壁外监护法，操作方便，对母儿无损伤，基本无感染机会。内监护在破膜后操作，有感染机会，但记录较准确。

胎心电子监护的功能有两种：监测胎心率、预测胎儿宫内储备能力。

（1）监测胎心率是用胎儿监护仪记录胎心率，包括基线胎心率和周期性胎心率两种基本变化。

（2）预测胎儿宫内储备能力，包括无应激试验、宫缩应激试验和缩宫素激惹试验。

（七）胎儿先天畸形及遗传疾病的宫内诊断

1. B超检查

B超检查不仅能够显示胎儿数目、胎位、胎心搏动、胎盘位置及成熟度等，亦可测量胎儿双顶径、胸径、腹经等经线，估计孕龄及孕产期、胎儿体重等。还可以进行无脑儿、脑积水、脊柱裂、联体儿等畸形筛查。

2. 胎儿遗传学检查

可以进行妊娠早期绒毛活检，在B超引导下经子宫颈管针吸绒毛，直接或细胞培养后做染色体核型分析，了解染色体数目及结构变化；于妊娠16～20周抽取羊水，进行羊水细胞培养做染色体核型分析；抽取孕妇外周血提取胎儿细胞行遗传学检查。

3. 测定羊水中酶、蛋白

测定羊水中酶，诊断代谢缺陷病。由于遗传密码突变引起某种酶的异常或缺陷所致的疾病，大致有脂肪代谢障碍、糖类或糖蛋白障碍、黏脂病、氨基酸或有机酸代谢障碍以及混合性障碍五大类，通过测定羊水中具体酶的含量确定诊断，以便决定是否应终止妊娠；测定羊水中甲胎蛋白（AFP），诊断开放性神经管缺陷畸形。

4. 胎儿心电图监测

胎儿在子宫内是否状态良好，胎心是一项重要指标。胎儿心电图是较好的监护方法，临床上多采用经腹壁的外监护法，对母儿均无损伤，可在不同孕周多次监测。

5. 羊膜腔胎儿造影

用脂溶性造影剂（40％碘化油15～20 mL）及水溶性造影剂（70％泛影葡胺40～60 mL）同时注入羊膜腔内，可以诊断胎儿体表畸形（如小头症、联体儿等）、消化系统及泌尿系统畸形等。

6. 胎儿镜

能够直接窥视胎儿体表畸形，并可抽取胎儿血液检查有无遗传性酶缺陷等。

（八）其他

1. 胎盘功能检查

胎盘功能检查包括胎盘功能和胎儿胎盘单位功能检查，可以间接判断胎儿状态，对胎儿进行宫内监护，能够早期发现隐性胎儿窘迫，有助于及时采取相应措施，使胎儿能在良好情况生长发育，直至具有在宫外生活能力时娩出。主要包括测定孕妇血、尿中雌三醇值，测定孕妇血清人胎盘生乳素（HPL）值及妊娠特异性 β 糖蛋白值，检查阴道脱落细胞，测定胎盘酶等方法。

2. 胎儿成熟度检查

目前抽取羊水进行分析是胎儿成熟度检查的常用方法，主要包括检测羊水磷脂酰胆碱/鞘磷脂（Lecithin/sphingomyelin，L/S）比值、羊水肌酐值、羊水胆红素类物质值、羊水淀粉酶值及羊水含脂肪细胞出现率等。

3. 胎儿缺氧程度检查

现在检查胎儿缺氧程度常用的方法主要包括胎儿头皮血气测定、胎儿头血乳酸测定、胎儿血氧饱和度测定、应用羊膜镜观察羊水的量及形状等方法。

第二节　高危妊娠妇女的护理

一、处理原则

预防和治疗引起高危妊娠的病因。

（一）一般处理

1. 增加营养

妊娠妇女的健康及营养状态对胎儿的生长发育极为重要，严重贫血或营养不良常导致新生儿出生体重过轻。伴有胎盘功能减退及胎儿宫内发育迟缓的妊娠妇女应给予高蛋白、高能量饮食，并补充足够的维生素和铁、钙、碘等矿物质和微量元素。

2. 卧床休息

卧床休息可改善子宫胎盘血液循环，增加雌三醇的合成和排出量。一般建议妊娠妇女取左侧卧位，可避免增大的子宫对腹部椎前大血管的压迫，改善肾及子宫胎盘的血液循环，减少脐带受压。

（二）病因处理

1. 遗传性疾病

做到早期发现、及时处理、预防为主。对有下列情况的妊娠妇女应做羊水穿刺，进行遗传学诊断：妊娠妇女年龄≥35岁；曾经生育唐氏综合征患儿或有家族史；妊娠妇女有先天性代谢障碍（酶系统缺陷）疾病或染色体异常的家族史；有神经管开放性畸形儿妊娠史等。一般在妊娠16周左右做羊水穿刺，有异常者要终止妊娠。

2. 妊娠并发症

如前置胎盘、胎盘早期剥离、妊娠高血压综合征等。本类疾病易引起胎儿发育障碍或死胎，或者危急母体与胎儿生命等，应认真做好围生期保健，及时发现高危人群，预防并发症和不良妊娠结局的发生。

3. 妊娠合并糖尿病

由于胎儿血糖波动与酸中毒，可发生胎儿在临产前突然死亡。应与内科共同监护，控制饮食，积极用药治疗，按医嘱正确使用胰岛素。

4. 妊娠合并心脏病

妊娠合并心脏病的孕妇由于缺氧，常导致早产与胎儿生长迟缓，同时，妊娠加重妊娠妇女的心脏负担并可对妊娠妇女生命产生威胁，应加强妊娠期保健和产前检查，预防心力衰竭，防止感染。

5. 妊娠合并肾病

此病主要危及妊娠妇女产生肾衰竭，胎儿可发生宫内发育迟缓。若妊娠早期就有肾衰竭的症状和体征，应终止妊娠。若此病发生在妊娠晚期，估计胎儿已能存活，应及时终止妊娠，以免胎死宫内。妊娠期给予低蛋白饮食，积极控制血压，预防感染。

（三）产科处理

（1）提高胎儿对缺氧的耐受力：可按医嘱使用营养药物，如10％葡萄糖 500 mL 加维生素 C 2 g 静脉缓慢滴注，每日 1 次，5～7 日为 1 个疗程，观察用药效果。

（2）间歇吸氧：特别对胎盘功能减退的妊娠妇女吸氧可以改善胎儿的血氧饱和度，如每日 3 次，每次 30 分钟。

（3）预防早产：指导妊娠妇女避免猛烈的运动和活动，必要时遵医嘱使用药物尽量延长妊娠时间。

（4）选择适当的时间用引产或剖宫产方式终止妊娠：对需终止妊娠而胎儿成熟度较差者，可于终止妊娠前用肾上腺糖皮质激素促进肺表面活性物质的形成和释放，促进胎儿成熟，预防新生儿呼吸窘迫综合征。

（5）产时严密观察胎心变化，吸氧，尽量少用麻醉镇静药物，避免加重胎儿缺氧。

（6）从阴道分娩者应尽量缩短第二产程，如有胎儿窘迫的症状和体征时应及早结束分娩，并做好新生儿的抢救准备。

（7）高危儿应加强产时和产后的监护。

二、护理评估

（一）健康史

了解孕产妇年龄、生育史（包括病理产科史）、疾病史（合并内外科疾病），了解早期妊娠时是否用过对胎儿有害的药物或接受过放射线检查、是否有过病毒性感染等。

（二）身心状况

（1）了解妊娠妇女身高、步态、体重：身高＜150 cm 者，容易头盆不称；步态异常者应注意骨盆有无不对称；体重过轻或太重者的危险性也会增加。

（2）测量宫底高度和腹围：判断子宫大小是否与停经周数相符，高于或低于正常值 3 cm 者为异常，过大者应排除羊水过多或双胎；过小者警惕胎儿宫内发育迟缓。若为足月，应估计胎儿大小，体重＜2500 g 或≥4000 g 均应给予重视。

（3）了解胎位有无异常。

（4）测量血压：血压≥18.69/11.99 kPa（140/90 mmHg）或较基础血压升高 3.99/1.99 kPa（30/15 mmHg）者为异常。

（5）评估心脏杂音及心功能。

（6）检查阴道出口是否过小、外阴部有无静脉曲张等。

（7）分娩时要评估有无胎膜早破、羊水量及性状。若头位，羊水中混有胎粪或羊水呈黄绿色则提示有胎儿缺氧。

（8）正确估计妊娠周数，描绘妊娠图。

（9）数胎动：一般妊娠妇女于 16～20 周即能自觉有胎动，但很弱；至妊娠 28 周胎动逐渐加强，次数也增多，直至足月又稍减少。胎动正常表示胎儿在宫内存活良好。若妊娠妇女自觉胎动次数减少，12 小时内胎动次数≤10 次或低于自我测胎动规律的 50%，在排除药物影响后，要考虑胎儿宫内缺氧。若自觉胎动过频或胎动过分剧烈，表示胎儿在宫内严重缺氧，有胎死宫内的危险。

（10）心理状态评估：高危妊娠妇女在妊娠早期常担心流产及胎儿畸形，在妊娠 28 周以后则担心早产、出现胎儿异常或者胎死宫内、死产等。妊娠妇女可因为前次妊娠的失败而对此次妊娠产生恐惧；由于需要休息而停止工作，产生烦躁不安；因为自己的健康与维持妊娠相矛盾而感到焦急、无助；也可因为不可避免的流产、死产、死胎、胎儿畸形等而产生悲哀和失落。要认真评估高危妊娠妇女的应对机制、心理承受能力及社会支持系统。

（三）辅助检查

1. 实验室检查

血常规、尿常规检查；肝功能、肾功能测定；血糖及糖耐量；

出凝血时间、血小板计数等。

2.B超检查

通常妊娠 22 周起，每周双顶径值增加 0.22 cm。若双顶径达 8.5 cm 以上，则 91% 的胎儿体重超过 2500 g。通过 B 超检查还可及时了解胎儿有无畸形及胎盘功能分级等。

3. 听胎心

正常胎心率为 120～160 次/分。当胎盘功能不良时或子宫胎盘血流有障碍或胎儿脐带循环受阻时，可导致胎儿缺氧出现胎心异常。因此，当胎心率＜120 次/分或＞160 次/分时，应监测胎心变化。

4. 胎心率的监测

监护仪记录的胎心率可有两种基本变化，即基线胎心率（baseline heart rate，BHR）及周期性胎心率（periodic change of FHR，PFHR）。

（1）胎心率是在无宫缩或宫缩间歇期记录的胎心率，必须持续观察 10 分钟以上。正常足月胎儿的胎心率呈小而快的有节律的周期性变化，主要在 120～160 次/分波动。胎心率在 100～120 次/分为轻度心动过缓；低于 100 次/分则为明显心动过缓；160～180 次/分为轻度心动过速；高于 180 次/分为明显心动过速。

胎心基线变异又称为基线摆动，即在胎心率基线上的上下周期性波动，这是胎儿本身交感与副交感神经间张力调节的变动所表现出的生理性变化。胎心基线变异的存在说明胎儿有一定的储备能力。正常胎心基线变异在 5～25 次/分，若基线变异低于 5 次/分，表示胎心基线率呈平坦型即基线摆动消失，储备能力差；基线变异大于 25 次/分为变异度增加，基线呈跳跃型。

（2）PFHR 是指与子宫收缩有关的胎心率变化，有 3 种类型。

无变化：子宫收缩后胎心率仍保持原基线率不变。

加速：即在子宫收缩后胎心率基线逐渐上升，增加的范围为 15～20 次/分，很少超过 40 次/分。这可能是因为胎儿躯干局部或脐静脉暂时受压的缘故。

减速：可分为 3 种。①早期减速：它的发生与子宫收缩几乎同时开始，子宫收缩后即恢复正常。正常减速幅度<50次/分，这是宫缩时胎头受压、脑血流量一过性减少的表现，不受体位或吸氧而改变。②变异减速：宫缩开始后胎心率不一定减慢。减速与宫缩的关系不恒定，但减速出现后下降幅度大（>70次/分），持续时间长短不一，恢复也迅速，这是因为子宫收缩时脐带受压兴奋迷走神经所致，嘱妊娠妇女左侧卧位可减轻症状。③晚期减速：是指子宫收缩开始后一段时间（一般在高峰后）出现胎心率减慢，但下降缓慢，下降幅度<50次/分，持续时间长，恢复也缓慢，可能是子宫胎盘功能不良、胎儿缺氧的表现。

5. 预测胎儿宫内储备能力

（1）无应激试验（non-stress test，NST）：用于观察胎心基线的变异及胎动后胎心率的情况。正常情况下，20分钟内至少有3次以上胎动伴胎心率加速超过15次/分，称为NST有反应；少于3次或胎心率加速。不足15次/分，称为NST无反应，应延长试验时间至40分钟，若仍无反应、妊娠周数又大于36周时，应再行缩宫素激惹试验。

（2）宫缩应激试验（contraction stress test，CST）或缩宫素激惹试验（oxytocin challenge test，OCT）：是通过子宫收缩造成的胎盘一过性缺氧负荷试验及测定胎儿储备能力的试验。

临产后连续描绘宫缩与胎心率共10分钟作为基数，若无宫缩则静脉滴注小剂量缩宫素使子宫出现规律性收缩，每次收缩30秒，再连续观察至少3次宫缩以判断结果。

CST阴性示胎心率无晚期减速、胎动后胎心率加快，说明1周内无大的危险；CST阳性示胎心率晚期减速连续出现，频度占宫缩的1/2及以上，至少说明胎儿氧合状态是不理想的；若CST阳性伴胎动后无胎心率改变，说明在慢性缺氧的基础上很容易出现代谢性酸中毒，常需立即剖宫产终止妊娠。

对于自然临产者，即使宫缩不频，但宫缩后仍可能有晚期减速发生。此时没有必要一定使宫缩达每10分钟3次的标准。因为稀发的宫缩对胎盘灌流量影响不大的情况下，胎儿已出现不能耐受的缺氧状态。

OCT 方法：观察妊娠妇女 10 分钟无宫缩后，给予稀释缩宫素（1：2000）静脉滴注，滴速自 8 滴/分开始，逐渐增加，调至有效宫缩每 10 分钟 3 次后行监护。

6. 胎儿心电图

羊水过多时 R 波低；过期妊娠、羊水过少时 R 波可高达 $50\sim60$ mV；振幅超过 60 mV 表示胎盘功能不全。

7. 羊膜镜检查

羊水呈黄绿色、绿色提示胎儿窘迫，因胎儿缺氧可引起迷走神经兴奋，使肠蠕动增加，肛门括约肌松弛致胎粪排于羊水中。胎死宫内时羊水呈棕色、紫色或暗红色浑浊状。

8. 妊娠妇女尿雌三醇（E_3）测定

用于判断胎盘功能，一般测 24 小时尿 E_3 含量。但此数值受饮食、休息等诸多因素的影响，同时测量方法不同数值变异也较大，而且需要收集 24 小时尿，所以目前应用相对较少。测量 E_3 最好自妊娠 28 周起，每周 1 次，并做记录，与正常值进行比较。正常值为 15 mg/24 h，$10\sim15$ mg/24 h 为警戒值，小于 10 mg/24 h 为危险值。若妊娠晚期连续多次测得此值小于 10 mg/24 h，表示胎盘功能低下。

也可用妊娠妇女随意尿测得雌激素/肌酐（E/C）比值以评价胎盘功能，尿 E/C 正常比值为大于 15 mg，$10\sim15$ mg 为警戒值；小于 10 mg 为危险值。

9. 妊娠妇女血清游离雌三醇测定

一般采用放射免疫法测定，用此值协助确定胎龄及胎儿胎盘功能。妊娠 $31\sim35$ 周时，血清游离 E_3 常停止上升，而在 36 周突然上升。因此，连续 3 次确定血清游离 E_3 值可协助确定胎龄。此方法不受妊娠妇女肾功能和尿量的影响，而且标本采集简单，基本取代了尿 E_3 的测定方法。若每周连续测定 $2\sim3$ 次，E_3 值均在正常范围说明胎儿情况良好；若发现 E_3 值持续缓慢下降可能为过期妊娠；下降较快者可能为重度妊娠高血压综合征或胎儿宫内发育迟缓；急骤下降或下降超过 50% 时说明胎儿有宫内死亡的危险。

10. 妊娠妇女血清胎盘生乳素测定

采用放射免疫法测定，用于检查胎盘功能。足月妊娠时应为 4~11 mg/L，若于足月妊娠时该值小于 4 mg/L 或突然降低 50%，表示胎盘功能低下。

11. 妊娠妇女血清妊娠特异性 β 糖蛋白测定

用于检测胎盘功能。若该值于足月妊娠时低于 170 mg/L，提示胎盘功能障碍。

12. 阴道脱落细胞检查

用于检测胎盘功能。若舟状细胞成堆、无表层细胞、嗜伊红细胞指数（EI）< 10%、致密核少者，提示胎盘功能良好；舟状细胞极少或消失、有外底层细胞、嗜伊红细胞指数 > 10%、致密核多者，提示胎盘功能减退。

13. 羊水检查

羊水中磷脂酰胆碱/鞘磷脂比值（lecithin/sphingomyelin，L/S）用于评估胎儿肺成熟度，是最常用的方法；也可用羊水泡沫试验或震荡试验，得到结果更迅速，只是在羊水混有胎粪或血污染时不适用。羊水中肌酐值、胆红素类物质含量、淀粉酶值及脂肪细胞出现率分别用于评估胎儿肾、肝、涎腺及皮肤成熟度。L/S > 2 提示胎儿肺成熟，羊水泡沫试验见两试管羊水液面均有完整泡沫环表示 L/S > 2；肌酐值 ≥ 176.8 μmol/L 提示胎儿肾成熟；胆红素类物质值 < 0.02，提示胎儿肝成熟；淀粉酶值 ≥ 450 IU/L，提示胎儿涎腺成熟；脂肪细胞出现率达 20%，则提示胎儿皮肤已成熟。

14. 胎儿头皮血 pH 测定

一般在产程中宫颈扩张 1.5 cm 以上时，取胎儿头皮血进行 pH 值测定。此法常与胎儿监护联合使用。头皮血 pH 值正常在 7.25~7.35，如为 7.20~7.24 则提示胎儿可能有轻度酸中毒；小于 7.20 则胎儿有严重酸中毒存在。

15. 甲胎蛋白（alpha fetoprotein，AFP）测定

AFP 主要产生于卵黄囊和胎儿肝，由肝进入血液循环，经肾

排到羊水中，又经胎盘渗透到妊娠妇女血液循环或由胎血直接通过胎盘进入母体血液循环。AFP 异常增高是胎儿患有开放性神经管缺损的重要指标。多胎妊娠、死胎及胎儿上消化道闭锁等也伴有 AFP 值的升高。

三、护理诊断/护理问题

(1) 照顾者角色紧张：与承担母亲角色感到困难有关。

(2) 功能障碍性悲伤：与现实的或预感到将丧失胎儿有关。

四、预期目标

(1) 妊娠妇女能维持良好的自尊。

(2) 妊娠妇女能正确面对自己及胎儿的危险。

五、护理措施

(一) 心理护理

评估妊娠妇女的心理状态，鼓励其诉说心里的不悦。在进行各种检查和操作之前应向妊娠妇女解释、提供指导、告之全过程及注意事项，采取必要的手段减轻和转移妊娠妇女的焦虑和恐惧。鼓励和指导家人的参与和支持，提供有利于妊娠妇女倾诉和休息的环境，避免不良刺激。

(二) 一般护理

增加营养，保证胎儿发育需要。与妊娠妇女讨论食谱及烹饪方法，尊重饮食嗜好，同时提出建议。对胎盘功能减退、胎儿发育迟缓的妊娠妇女给予高蛋白、高能量饮食，补充维生素、铁、钙及多种氨基酸；对胎儿增长过快者则要控制饮食。卧床休息，一般取左侧卧位，以改善子宫胎盘血液循环，改善氧供。注意个人卫生，勤换衣裤。保持室内空气新鲜、通风良好。

(三) 病情观察

对高危妊娠妇女做好观察记录。观察一般情况如妊娠妇女的生命体征、活动耐受力，有无阴道流血、水肿、腹痛、胎儿缺氧等症状和体征，及时报告医师并记录处理经过。产时严密观察胎心率及羊水的色、量、性状，做好母体与胎儿监护及监护配合。

（四）检查及治疗配合

认真执行医嘱并配合处理，为妊娠合并糖尿病者做好血糖测定，正确留置血标本、尿标本；对妊娠合并心脏病者按医嘱正确给予药物，并提供用药指导和用药观察；间歇吸氧；宫内发育迟缓者给予静脉治疗；前置胎盘患者做好输血、输液准备；若需人工破膜、阴道检查、剖宫产术，应做好用物准备及配合工作，同时做好新生儿的抢救准备及配合；若为早产儿或极低体重儿，还需准备好暖箱，并将高危儿列为重点护理对象。

（五）健康指导

根据妊娠妇女的高危因素给予相应的健康指导，提供相应的信息，指导妊娠妇女自我监测，及时产前检查等。

六、结果评价

（1）妊娠妇女的高危因素得到有效控制，胎儿发育、生长良好。

（2）妊娠妇女参与、配合治疗，主动获取自我护理的知识，并掌握技能。

（3）妊娠妇女能与医护人员共同讨论自己及胎儿的安全或表达丧失胎儿的悲哀。

第四章　妊娠并发症的护理

第一节　前置胎盘

妊娠 28 周后，胎盘附着于子宫下段，甚至胎盘下缘达到或覆盖宫颈内口，其位置低于胎先露部，称为前置胎盘。前置胎盘是妊娠晚期严重并发症，也是妊娠晚期阴道流血最常见的原因。其发病率国外报道 0.5%，国内报道 0.24%～1.57%。

一、病因

目前尚不清楚，高龄初产妇（年龄＞35 岁）、经产妇及多产妇、吸烟或吸毒妇女为高危人群。其病因可能与下述因素有关。

（一）子宫内膜病变或损伤

多次刮宫、分娩、子宫手术史等是前置胎盘的高危因素。上述情况可损伤子宫内膜，引起子宫内膜炎或萎缩性病变，再次受孕时子宫蜕膜血管形成不良、胎盘血供不足，刺激胎盘面积增大延伸到子宫下段。前次剖宫产手术瘢痕可妨碍胎盘在妊娠晚期向上迁移。增加前置胎盘的可能性。据统计发生前置胎盘的孕妇，85%～95% 为经产妇。

（二）胎盘异常

双胎妊娠时胎盘面积过大，前置胎盘发生率较单胎妊娠高 1 倍。胎盘位置正常而副胎盘位于子宫下段接近宫颈内口；膜状胎盘大而薄并扩展到子宫下段，均可发生前置胎盘。

（三）受精卵滋养层发育迟缓

受精卵到达子宫腔后，滋养层尚未发育到可以着床的阶段，继续向下游走到达子宫下段，并在该处着床而发育成前置胎盘。

二、分类

根据胎盘下缘与宫颈内口的关系，将前置胎盘分为 3 类（图 4-1）。

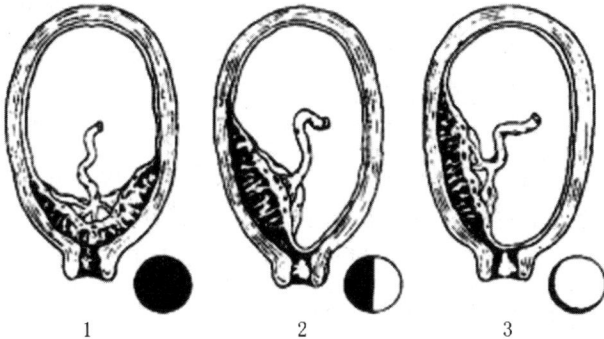

图 4-1　前置胎盘的类型

1. 完全性前置胎盘；2. 部分性前置胎盘；3. 边缘性前置胎盘

（1）完全性前置胎盘：又称中央性前置胎盘，胎盘组织完全覆盖宫颈内口。

（2）部分性前置胎盘：宫颈内口部分为胎盘组织所覆盖。

（3）边缘性前置胎盘：胎盘附着于子宫下段，胎盘边缘到达宫颈内口，未覆盖宫颈内口。

胎盘位于子宫下段，与胎盘边缘极为接近，但未达到宫颈内口，称为低置胎盘。胎盘下缘与宫颈内口的关系可因宫颈管消失、宫口扩张而改变。前置胎盘类型可因诊断时期不同而改变，如临产前为完全性前置胎盘，临产后因口扩张而成为部分性前置胎盘。目前临床上均依据处理前最后一次检查结果来决定其分类。

三、临床表现

（一）症状

前置胎盘的典型症状是妊娠晚期或临产时，发生无诱因、无痛性反复阴道流血。妊娠晚期子宫下段逐渐伸展，牵拉宫颈内口，宫颈管缩短；临产后规律宫缩使宫颈管消失成为软产道的一部分。宫颈外口扩张，附着于子宫下段及宫颈内口的胎盘前置部分不能相应伸展而与其附着处分离，血窦破裂出血。前置胎盘出血前无明显诱因，初次出血量一般不多，剥离处血液凝固后，出血自然停止；也有初次即发生致命性大出血而导致休克的。由于子宫下段不断伸展，前置胎盘出血常反复发生，出血量也越来越多。阴道流血发生的迟早、反复发生次数、出血量多少与前置胎盘类型有关。完全性前置胎盘初次出血时间早，多在妊娠 28 周左右，称为"警戒性出血"。边缘性前置胎盘出血多发生于妊娠晚期或临产后，出血量较少。部分性前置胎盘的初次出血时间、出血量及反复出血次数，介于两者之间。

（二）体征

患者一般情况与出血量有关，大量出血呈现面色苍白、脉搏增快微弱、血压下降等休克表现。腹部检查：子宫软，无压痛，大小与妊娠周数相符。由于子宫下段有胎盘占据，影响胎先露部入盆，故胎先露高浮，易并发胎位异常。反复出血或一次出血量过多，可使胎儿宫内缺氧，严重者胎死宫内。当前置胎盘附着于子宫前壁时，可在耻骨联合上方听到胎盘杂音。临产时检查见宫缩为阵发性，间歇期子宫完全松弛。

四、处理原则

处理原则是抑制宫缩、止血、纠正贫血和预防感染。根据阴道流血量、有无休克、妊娠周数、胎位、胎儿是否存活、是否临产及前置胎盘类型等综合作出决定。

（一）期待疗法

应在保证孕妇安全的前提下尽可能延长孕周，以提高围生儿存活率。适用于妊娠＜34 周、胎儿体重＜2000 g、胎儿存活、阴道流血量不多、一般情况良好的孕妇。

尽管国外有资料证明，前置胎盘孕妇的妊娠结局住院与门诊治疗并无明显差异，但我国仍应强调住院治疗。住院期间密切观察病情变化，为孕妇提供全面优质护理是期待疗法的关键措施。

（二）终止妊娠

1. 终止妊娠指征

孕妇反复发生多量出血甚至休克者，无论胎儿成熟与否，为了母亲安全应终止妊娠；期待疗法中发生大出血或出血量虽少，但胎龄达孕 36 周以上，胎儿成熟度检查提示胎儿肺成熟者；胎龄未达孕36 周，出现胎儿窘迫征象，或胎儿电子监护发现胎心异常者；出血量多，危及胎儿；胎儿已死亡或出现难以存活的畸形，如无脑儿。

2. 剖宫产

剖宫产可在短时间内娩出胎儿，迅速结束分娩，对母儿相对安全，是处理前置胎盘的主要手段。

剖宫产指征应包括：完全性前置胎盘，持续大量阴道流血；部分性和边缘性前置胎盘出血量较多，先露高浮，短时间内不能结束分娩；胎心异常。

术前应积极纠正贫血、预防感染等，备血，做好处理产后出血和抢救新生的准备。

3. 阴道分娩

边缘性前置胎盘、枕先露、阴道流血不多、无头盆不称和胎位异常，估计在短时间内能结束分娩者，可予试产。

五、护理

（一）护理评估

1. 病史

除个人健康史外，在孕产史中尤其注意识别有无剖宫产术、人工流产术及子宫内膜炎等前置胎盘的易发因素。此外，妊娠中特别是孕 28 周后，是否出现无痛性、无诱因、反复阴道流血症状，并详细记录具体经过及医疗处理情况。

2. 身心状况

患者的一般情况与出血量的多少密切相关。大量出血时可见面色苍白、脉搏细速、血压下降等休克症状。孕妇及其家属可因孕妇突然阴道流血而感到恐惧或焦虑，既担心孕妇的健康，更担心胎儿的安危，可能显得恐慌、紧张、手足无措。

3. 诊断检查

（1）产科检查：子宫大小与停经月份一致，胎儿方位清楚，先露高浮，胎心可以正常，也可因孕妇失血过多致胎心异常或消失。前置胎盘位于子宫下段前壁时，可于耻骨联合上方听见胎盘血管杂音。临产后检查发现宫缩为阵发性，间歇期子宫肌肉可以完全放松。

（2）超声波检查：B 型超声断层相可清楚看到子宫壁、胎头、宫颈和胎盘的位置，胎盘定位准确率达 95% 以上，可反复检查，是目前最安全、有效的首选检查方法。

（3）阴道检查：目前一般不主张应用。只有在近临产期出血不多，终止妊娠前为除外其他出血原因或明确诊断决定分娩方式前考虑采用。要求阴道检查操作必须在输血、输液和做好手术准备的情况下方可进行。怀疑前置胎盘的患者，切忌肛诊。

（4）术后检查胎盘及胎膜：胎盘的前置部分可见陈旧血块附着呈黑紫色或暗红色，如这些改变位于胎盘的边缘，而且胎膜破口处距胎盘边缘＜7 cm，则为部分性前置胎盘。如行剖宫产术，术中可直接了解胎盘附着的部分并确立诊断。

（二）护理诊断

1. 潜在并发症

出血性休克。

2. 有感染的危险

与前置胎盘剥离面靠近子宫颈口、细菌易经阴道上行感染有关。

（三）预期目标

（1）接受期待疗法的孕妇血红蛋白不再继续下降，胎龄可达或更接近足月。

（2）产妇产后未发生产后出血或产后感染。

（四）护理措施

根据病情须立即接受终止妊娠的孕妇，立即安排孕妇去枕侧卧位，开放静脉，配血，做好输血准备。在抢救休克的同时，按腹部手术患者的护理进行术前准备，并做好母儿生命体征监护及抢救准备工作。接受期待疗法的孕妇的护理措施如下。

1. 保证休息

减少刺激孕妇需住院观察，绝对卧床休息，尤以左侧卧位为佳，并定时间断吸氧，每日3次，每次1小时，以提高胎儿血氧供应。此外，还需避免各种刺激，以减少出血可能。医护人员进行腹部检查时动作要轻柔，禁做阴道检查和肛诊。

2. 纠正贫血

除采取口服硫酸亚铁、输血等措施外，还应加强饮食营养指导，建议孕妇多食高蛋白及含铁丰富的食物，如动物肝脏、绿叶蔬菜和豆类等，一方面有助于纠正贫血，另一方面还可以增强机体抵抗力，同时也促进胎儿发育。

3. 监测生命体征

及时发现病情变化严密观察并记录孕妇生命体征，阴道流血的量、色，流血事件及一般状况，检测胎儿宫内状态。按医嘱及时完成实验室检查项目，并交叉配血备用。发现异常及时报告医师并配合处理。

4. 预防产后出血和感染

（1）产妇回病房休息时严密观察产妇的生命体征及阴道流血情况，发现异常及时报告医师处理，以防止或减少产后出血。

（2）及时更换会阴垫，以保持会阴部清洁、干燥。

（3）胎儿分娩后，及早使用宫缩剂，以预防产后大出血。对新生儿严格按照高危儿处理。

5.健康教育

护士应加强对孕妇的管理和宣教。指导围孕期妇女避免吸烟、酗酒等不良行为，避免多次刮宫、引产或宫内感染，防止多产，减少子宫内膜损伤或子宫内膜炎。对妊娠期出血，无论量多少均应就医，做到及时诊断、正确处理。

（五）护理评价

（1）接受期待疗法的孕妇胎龄接近（或达到）足月时终止妊娠。

（2）产妇产后未出现产后出血和感染。

第二节　胎盘早剥

20周以后或分娩期正常位置的胎盘在胎儿娩出前部分或全部从子宫壁剥离，称为胎盘早剥。胎盘早剥是妊娠晚期严重并发症，具有起病急、发展快特点，若处理不及时可危及母儿生命。胎盘早剥的发病率：国外1‰～2‰，国内0.46‰～2.1‰。

一、病因

胎盘早剥确切的原因及发病机制尚不清楚，可能与下述因素有关。

（一）孕妇血管病变

孕妇患严重妊娠期高血压疾病、慢性高血压、慢性肾脏疾病或全身血管病变时，胎盘早剥的发生率增高。妊娠合并上述疾病时，底蜕膜螺旋小动脉痉挛或硬化，引起远端毛细血管变性坏死甚至破裂出血，血液流至底蜕膜层与胎盘之间形成胎盘后血肿。致使胎盘与子宫壁分离。

（二）机械性因素

外伤尤其是腹部直接受到撞击或挤压；脐带过短（＜30 cm）或脐带围绕颈、绕体相对过短时，分娩过程中胎儿下降牵拉脐带造成胎盘剥离；羊膜穿刺时刺破前壁胎盘附着处，血管破裂出血引起胎盘剥离。

（三）宫腔内压力骤减

双胎妊娠分娩时，第一胎儿娩出过速；羊水过多时，人工破膜后羊水流出过快，均可使宫腔内压力骤减，子宫骤然收缩，胎盘与子宫壁发生错位剥离。

（四）子宫静脉压突然升高

妊娠晚期或临产后，孕妇长时间仰卧位，巨大妊娠子宫压迫下腔静脉，回心血量减少，血压下降。此时子宫静脉淤血、静脉压增高、蜕膜静脉床淤血或破裂，形成胎盘后血肿，导致部分或全部胎盘剥离。

（五）其他一些高危因素

如高龄孕妇、吸烟、可卡因滥用、孕妇代谢异常、孕妇有血栓形成倾向、子宫肌瘤（尤其是胎盘附着部位肌瘤）等与胎盘早剥发生有关。有胎盘早剥史的孕妇再次发生胎盘早剥的危险性比无胎盘早剥史者高 10 倍。

二、分类及病理变化

胎盘早剥主要病理改变是底蜕膜出血并形成血肿，使胎盘从附着处分离。按病理类型，胎盘早剥可分为显性、隐性及混合性 3 种（图 4-2）。

（1）若底蜕膜出血量少，出血很快停止，多无明显的临床表现，仅在产后检查胎盘时发现胎盘母体面有凝血块及压迹。

（2）若底蜕膜继续出血，形成胎盘后血肿，胎盘剥离面随之扩大，血液冲开胎盘边缘并沿胎膜与子宫壁之间经过颈管向外流出，称为显性剥离或外出血。

（3）若胎盘边缘仍附着于子宫壁或由于胎先露部固定于骨盆入口，使血液积聚于胎盘与子宫壁之间，称为隐性剥离或内出血。

（4）由于子宫内有妊娠产物存在，子宫肌不能有效收缩，以压迫破裂的血窦而止血，血液不能外流，胎盘后血肿越积越大，子宫底随之升高。当出血达到一定程度时，血液终会冲开胎盘边缘及胎膜外流，称为混合型出血。偶有出血穿破胎膜溢入羊水中成为血性羊水。

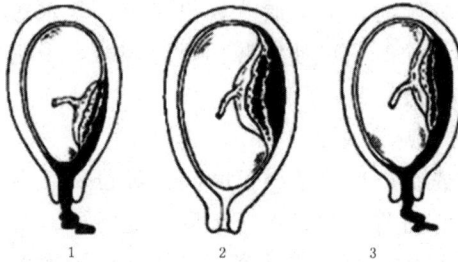

图 4-2　胎盘早剥类型

1. 显性剥离；2. 隐性剥离；3. 混合性剥离

（5）胎盘早剥发生内出血时，血液积聚于胎盘与子宫壁之间，随着胎盘后血肿压力的增加，血液浸入子宫肌层，引起肌纤维分离、断裂甚至变性，当血液渗透至子宫浆膜层时，子宫表面现紫蓝色淤斑，称为子宫胎盘卒中，又称为库弗莱尔子（Couvelaire uterus）。有时血液还可渗入输卵管系膜、卵巢生发上皮下、阔韧带内。子宫肌层由于血液浸润、收缩力减弱，造成产后出血。

严重的胎盘早剥可以引发一系列病理生理改变。从剥离处的胎盘绒毛和蜕膜中释放大量组织凝血活酶，进入母体血循环，激活凝血系统，导致弥散性血管内凝血（DIC），肺、肾等脏器的毛细血管内微血栓形成，造成脏器缺血和功能障碍。胎盘早剥持续时间越长，促凝物质不断进入母血，激活纤维蛋白溶解系统，产生大量的纤维蛋白原降解产物（FDP），引起继发性纤溶亢进。发生胎盘早剥后，消耗大量凝血因子，并产生高浓度 FDP，最终导致凝血功能障碍。

三、临床表现

根据病情严重程度，Sher 将胎盘早剥分为 3 度。

（一）Ⅰ度

多见于分娩期，胎盘剥离面积小，患者常无腹痛或腹痛轻微，贫血体征不明显。腹部检查见子宫软，大小与妊娠周数相符，胎位清楚，胎心率正常。产后检查见胎盘母体面有凝血块及压迹即可诊断。

（二）Ⅱ度

胎盘剥离面为胎盘面积 1/3 左右。主要症状为突然发生持续性腹痛、腰酸或腰背痛，疼痛程度与胎盘后积血量成正比。无阴道流血或流血量不多，贫血程度与阴道流血量不相符。腹部检查见子宫大于妊娠周数，子宫底随胎盘后血肿增大而升高。胎盘附着处压痛明显（胎盘位于后壁则不明显），宫缩有间歇，胎位可扪及，胎儿存活。

（三）Ⅲ度

胎盘剥离面超过胎盘面积 1/2。临床表现较Ⅱ度重。患者可出现恶心、呕吐、面色苍白、四肢湿冷、脉搏细数、血压下降等休克症状，且休克程度大多与阴道流血量不成正比。腹部检查见子宫硬如板状，宫缩间歇时不能松弛，胎位扪不清，胎心消失。

四、处理原则

纠正休克、及时终止妊娠是处理胎盘早剥的原则。患者入院时，情况危重、处于休克状态，应积极补充血容量，及时输入新鲜血液，尽快改善患者状况。胎盘早剥一旦确诊，必须及时终止妊娠。终止妊娠的方法应根据胎次、早剥的严重程度、胎儿宫内状况及宫口开大等情况而定。此外，对并发症如凝血功能障碍、产后出血和急性肾衰竭等进行紧急处理。

五、护理

（一）护理评估

1.病史

孕妇在妊娠晚期或临产时突然发生腹部剧痛，有急性贫血或休克现象，应引起高度重视。护士需结合有无妊娠期高血压疾病或高血压病史、胎盘早剥史、慢性肾炎史、仰卧位低血压综合征史及外伤史，进行全面评估。

2. 身心状况

胎盘早剥孕妇发生内出血时，严重者常表现为急性贫血和休克症状，而无阴道流血或有少量阴道流血。因此对胎盘早剥孕妇除进行阴道流血的量、色评估外，应重点评估腹痛的程度、性质，孕妇的生命体征和一般情况，以及时、准确地了解孕妇的身体状况。胎盘早剥孕妇入院时情况危急，孕妇及其家属常常感到高度紧张和恐惧。

3. 诊断检查

（1）产科检查：通过四步触诊判断胎方位、胎心情况、宫高变化、腹部压痛范围和程度等。

（2）B型超声检查：正常胎盘B型超声图像应紧贴子宫体部后壁、前壁或侧壁。若胎盘与子宫体之间有血肿时，在胎盘后方出现液性低回声区，暗区常不止一个，并见胎盘增厚。若胎盘后血肿较大时，能见到胎盘胎儿面凸向羊膜腔，甚至能使子宫内的胎儿偏向对侧。若血液渗入羊水中，见羊水回声增强、增多，系羊水混浊所致。当胎盘边缘已与子宫壁分离，未形成胎盘后血肿，则见不到上述图像，故B型超声检查诊断胎盘早剥有一定的局限性。重型胎盘早剥时常伴胎心、胎动消失。

（3）实验室检查：主要了解患者贫血程度及凝血功能。重型胎盘早剥患者应检查肾功能与二氧化碳结合力。若并发DIC时进行筛选试验（血小板计数、凝血酶原时间、纤维蛋白原测定），结果可疑者可做纤溶确诊试验（凝血酶时间、优球蛋白溶解时间、血浆鱼精蛋白副凝时间）。

（二）可能的护理诊断

1. 潜在并发症

弥散性血管内凝血。

2. 恐惧

此与胎盘早剥引起的起病急、进展快，危及母儿生命有关。

3. 预感性悲哀

此与死产、切除子宫有关。

（三）预期目标

（1）孕妇出血性休克症状得到控制。

（2）患者未出现凝血功能障碍、产后出血和急性肾衰竭等并发症。

（四）护理措施

胎盘早剥是一种妊娠晚期严重危及母儿生命的并发症，积极预防非常重要。护士应使孕妇接受产前检查，预防和及时治疗妊娠期高血压疾病、慢性高血压、慢性肾病等；妊娠晚期避免仰卧位及腹部外伤；施行外倒转术时动作要轻柔；处理羊水过多和双胎者时，避免子宫腔压力下降过快等。对于已诊断为胎盘早剥的患者，护理措施如下。

1. 纠正休克

改善患者的一般情况护士应迅速开放静脉，积极补充其血容量，及时输入新鲜输血。既能补充血容量，又可补充凝血因子。同时密切监测胎儿状态。

2. 严密观察病情变化，及时发现并发症

凝血功能障碍表现为皮下、黏膜或注射部位出血，子宫出血不凝，有时有尿血、咯血及呕血等现象；急性肾衰竭可表现为尿少或无尿。护士应高度重视上述症状，一旦发现，及时报告医生并配合处理。

3. 为终止妊娠做好准备

一旦确诊，应及时终止妊娠，根据孕妇病情轻重、胎儿宫内状况、产程进展、胎产式等具体状态决定分娩方式，护士需为此做好相应准备。

4. 预防产后出血

胎盘早剥的产妇胎儿娩出后易发生产后出血，因此分娩后应及时给予宫缩剂，并配合按摩子宫，必要时按医嘱做切除子宫的术前准备。未发生出血者，产后仍应加强生命体征观察，预防晚期产后出血的发生。

5. 产褥期的处理

患者在产褥期应注意加强营养，纠正贫血。更换消毒会阴垫，保持会阴清洁，预防感染。根据孕妇身体情况给予母乳指导。死产者及时给予退乳措施，可在分娩后 24 小时内尽早服用大剂量雌激素，同时紧束双乳，少进汤类；水煎生麦芽当茶饮；针刺足临泣、悬钟等穴位。

（五）护理评价

（1）母亲分娩顺利，婴儿平安出生。

（2）患者未出现并发症。

第三节 胎膜早破

胎膜早破（premature rupture of membranes，PROM）是指在临产前胎膜自然破裂，是常见的分娩期并发症，妊娠满 37 周的发生率为 10%，妊娠不满 37 周的发生率为 2%～3.5%。胎膜早破可引起早产儿及围生儿死亡率增加，亦可导致孕产妇宫内感染率和产褥期感染率增加。

一、病因

一般认为胎膜早破与以下因素有关，常为多因素所致。

（一）上行感染

可由生殖道病原微生物上行感染，引起胎膜炎，使胎膜局部张力下降而破裂。

（二）羊膜腔压力增高

常见于多胎妊娠、羊水过多等。

（三）胎膜受力不均

胎先露高浮、头盆不称、胎位异常可使胎膜受压不均导致破裂。

（四）营养因素

缺乏维生素 C、锌及铜，可使胎膜张力下降而破裂。

（五）宫颈内口松弛

常因手术创伤或先天性宫颈组织薄弱，宫颈内口松弛，胎膜进入扩张的宫颈或阴道内，导致感染或受力不均，而使胎膜破裂。

（六）细胞因子

IL-1、IL-6、IL-8、TNF-α 升高，可激活溶酶体酶，破坏羊膜组织，导致胎膜早破。

（七）机械性刺激

创伤或妊娠后期性交也可导致胎膜早破。

二、临床表现

（一）症状

孕妇突感有较多液体自阴道流出，有时可混有胎脂及胎粪，无腹痛等其他产兆，当咳嗽、打喷嚏等腹压增加时，羊水可少量间断性排出。

（二）体征

肛诊或阴道检查时，触不到羊膜囊，上推胎儿先露部可见到羊水流出。如伴羊膜腔感染时，可有臭味，并伴有发热、母儿心率增快、子宫压痛，以及白细胞计数增多、C 反应蛋白升高。

三、对母儿的影响

（一）对母亲的影响

胎膜早破后，生殖道病原微生物易上行感染，通常感染程度与破膜时间有关。羊膜腔感染易发生产后出血。

（二）对胎儿的影响

胎膜早破经常诱发早产，早产儿易发生呼吸窘迫综合征。羊膜腔感染时，可引起新生儿吸入性肺炎，严重者发生败血症、颅内感染等。脐带受压、脐带脱垂时可致胎儿窘迫。胎膜早破发生的孕周越小，胎肺发育不良发生率越高，围生儿死亡率越高。

四、处理原则

预防感染和脐带脱垂，如有感染、胎窘征象，及时行剖宫产终止妊娠。

五、护理

（一）护理评估

1. 病史

询问病史，了解是否有发生胎膜早破的病因，确定具体的胎膜早破的时间、妊娠周数，是否有宫缩、见红等产兆，是否出现感染征象，是否出现胎窘现象。

2. 身心状况

观察孕妇阴道流液的色、质、量，是否有气味。孕妇常可能因为不了解胎膜早破的原因，而对不可自控的阴道流液形成恐慌，可能担心自身与胎儿的安危。

3. 辅助检查

（1）阴道流液的 pH 值测定：正常阴道液 pH 值为 $4.5 \sim 5.5$，羊水 pH 值为 $7.0 \sim 7.5$。若 pH 值 > 6.5，提示胎膜早破，准确率 90%。

（2）肛诊或阴道窥阴器检查：肛诊时未触到羊膜囊，上推胎儿先露部，有羊水流出。阴道窥阴器检查时见液体自宫口流出或可见阴道后穹窿有较多混有胎脂和胎粪的液体。

（3）阴道液涂片检查：阴道液置于载玻片上，干燥后镜检可见羊齿植物叶状结晶为羊水，准确率 95%。

（4）羊膜镜检查：可直视胎先露部，看不到前羊膜囊，即可诊断。

（5）胎儿纤维结合蛋白（fetal fibronectin, fFN）测定：fFN

是胎膜分泌的细胞外基质蛋白。当宫颈及阴道分泌物内 fFN 含量＞0.05 mg/L时，胎膜抗张能力下降，易发生胎膜早破。

（6）超声检查：羊水量减少可协助诊断，但不可确诊。

（二）护理诊断

（1）有感染的危险：与胎膜破裂后，生殖道病原微生物上行感染有关。

（2）知识缺乏：缺乏预防和处理胎膜早破的知识。

（3）有胎儿受伤的危险：与脐带脱垂、早产儿肺部发育不成熟有关。

（三）护理目标

（1）孕妇无感染征象发生。

（2）孕妇了解胎膜早破的知识如突然发生胎膜早破，能够及时进行初步应对。

（3）胎儿无并发症发生。

（四）护理措施

1. 预防脐带脱垂的护理

胎膜早破并胎先露未衔接的孕妇绝对卧床休息，多采用左侧卧位，注意抬高臀部防止脐带脱垂造成胎儿宫内窘迫。注意监测胎心变化，进行肛诊或阴道检查时，确定有无隐性脐带脱垂，一旦发生，立即通知医生，并于数分钟内结束分娩。

2. 预防感染

保持床单位清洁。使用无菌的会阴垫于外阴处，勤于更换，保持清洁干燥，防止上行感染。更换会阴垫时观察羊水的色、质、量、气味等。嘱孕妇保持外阴清洁，每日对其会阴擦洗 2 次。同时观察产妇的生命体征、血生化指标，了解是否存在感染征象。按医嘱一般破膜超过 12 小时应给予抗生素防止感染。

3. 监测胎儿宫内情况

密切观察胎心率的变化，嘱孕妇自测胎动。如有混有胎粪的羊水流出，即为胎儿宫内缺氧的表现，应及时以吸氧、左侧卧位，并根据医嘱做好相应的护理。

若胎膜早破时孕周小于 35 周应根据医嘱予地塞米松促进胎肺成熟。若孕周小于 37 周并已临产，或孕周大于 37 周，胎膜早破超过 12～18 小时仍未临产，可根据医嘱尽快结束分娩。

4. 健康教育

孕期为孕妇讲解胎膜早破的定义与原因，并强调孕期卫生保健的重要性。指导孕妇，如出现胎膜早破现象，无须恐慌，应立即平卧，及时就诊。孕晚期禁止性交，避免腹部碰撞或增加腹压。指导孕期补充足量的维生素和锌、铜等微量元素。如宫颈内口松弛应多卧床休息，并遵医嘱根据需要于孕 14～16 周时行宫颈环扎术。

第四节　胎儿窘迫

胎儿窘迫是指孕妇、胎儿、胎盘等各种原因引起的胎儿宫内缺氧，影响胎儿健康甚至危及生命。胎儿窘迫是一种综合征，主要发生在临产过程中，也可发生在妊娠后期。发生在临产过程者，可以是妊娠后期的延续和加重。

一、病因

胎儿窘迫的病因涉及多方面，可归纳为三大类。

（一）母体因素

妊娠妇女患有高血压疾病、慢性肾炎、妊娠高血压综合征、重度贫血、心脏病、肺源性心脏病、高热、吸烟、产前出血性疾病和创伤、急产或子宫不协调性收缩、缩宫素使用不当、产程延长、子宫过度膨胀、胎膜早破等；或者产妇长期仰卧位，镇静药、麻醉药使用不当等。

（二）胎儿因素

胎儿心血管系统功能障碍、胎儿畸形，如严重的先天性心血管疾病、母婴血型不合引起的胎儿溶血、胎儿贫血、胎儿宫内感染等。

（三）脐带、胎盘因素

脐带因素有长度异常、缠绕、打结、扭转、狭窄、血肿、帆状附着；胎盘因素有植入异常、形状异常、发育障碍、循环障碍等。

二、病理生理

胎儿窘迫的基本病理生理变化是缺血、缺氧引起的一系列变化。缺氧早期或者一过性缺氧时，机体主要通过减少胎盘和自身耗氧量代偿，胎儿则通过减少对肾与下肢血供等方式来保证心脑血流量，不产生严重的代偿障碍及器官损害。缺氧严重时可引起严重的并发症。

缺氧初期通过自主神经反射兴奋交感神经，使肾上腺儿茶酚胺及皮质醇分泌增多，引起血压上升及心率加快。此时胎儿的大脑、肾上腺、心脏及胎盘血流增加，而肾、肺、消化系统等血流减少，出现羊水减少、胎儿发育迟缓等。若缺氧继续加重，则转为兴奋迷走神经，血管扩张，有效循环血量减少，主要器官的功能由于血流不能保证而受损，于是胎心率减慢。缺氧继续发展下去可引起严重的器官功能损害，尤其可以引起缺血缺氧性脑病甚至胎死宫内。此过程基本是低氧血症至缺氧，然后至代谢性酸中毒，主要表现为胎动减少、羊水少、胎心监护基线变异差、出现晚期减速甚至呼吸抑制。由于缺氧时肠蠕动加快，肛门括约肌松弛引起胎粪排出。

此过程可以形成恶性循环，更加重母体及胎儿的危险。不同原因引起的胎儿窘迫表现过程可以不完全一致，所以应加强监护、积极评价、及时发现高危征象并积极处理。

三、临床表现

胎儿窘迫的主要表现为胎心音改变、胎动异常及羊水胎粪污染或羊水过少，严重者胎动消失。根据其临床表现，胎儿窘迫可以分为急性胎儿窘迫和慢性胎儿窘迫。

急性胎儿窘迫多发生在分娩期，主要表现为胎心率加快或减慢；CST或者OCT出现频繁的晚期减速或变异减速；羊水胎粪污染和胎儿头皮血pH值下降，出现酸中毒。羊水胎粪污染可以分为三度：Ⅰ度羊水呈浅绿色；Ⅱ度羊水呈黄绿色，浑浊；Ⅲ度羊水呈棕黄色，稠厚。

慢性胎儿窘迫发生在妊娠末期，常延续至临产并加重，主要表现为胎动减少或消失、NST基线平直、胎儿发育受限、胎盘功能减退、羊水胎粪污染等。

四、处理原则

急性胎儿窘迫者应积极寻找原因并给予及时纠正。若宫颈未完全扩张、胎儿窘迫情况不严重者，给予吸氧，嘱产妇左侧卧位，若胎心率变为正常，可继续观察；若宫口开全、胎先露部已达坐骨棘平面以下3 cm者，应尽快助产经阴道娩出胎儿；若因缩宫素使宫缩过强造成胎心率减慢者应立即停止使用，继续观察，病情紧迫或经上述处理无效者立即剖宫产结束分娩。

慢性胎儿窘迫者应根据妊娠周、胎儿成熟度和窘迫程度决定处理方案。首先应指导妊娠妇女采取左侧卧位，间断吸氧，积极治疗各种合并症或并发症，密切监护病情变化。若无法改善，则应在促使胎儿成熟后迅速终止妊娠。

五、护理评估

（一）健康史

了解妊娠妇女的年龄，生育史，内科疾病史如高血压疾病、慢性肾炎、心脏病等；本次妊娠经过，如妊娠高血压综合征、胎膜早破、子宫过度膨胀（如羊水过多和多胎妊娠）；分娩经过，如产程延长（特别是第二产程延长）、缩宫素使用不当。了解有无胎儿畸形、胎盘功能的情况。

（二）身心状况

胎儿窘迫时，妊娠妇女自感胎动增加或停止。在窘迫的早期可表现为胎动过频（每 24 小时大于 20 次）；若缺氧未纠正或加重，则胎动转弱且次数减少，进而消失。胎儿轻微或慢性缺氧时，胎心率加快（＞160 次/分）；若长时间或严重缺氧，则会使胎心率减慢，若胎心率＜100 次/分则提示胎儿危险。胎儿窘迫时主要评估羊水量和性状。

孕产妇夫妇因为胎儿的生命遭遇危险而产生焦虑，对需要手术结束分娩产生犹豫、无助感。对于胎儿不幸死亡的孕产妇夫妇，其感情上受到强烈的创伤，通常会经历否认、愤怒、抑郁、接受的过程。

（三）辅助检查

1. 胎盘功能检查

出现胎儿窘迫的妊娠妇女一般 24 小时尿 E_3 值急骤减少 30％～40％，或于妊娠末期连续多次测定在每 24 小时 10 mg 以下。

2. 胎心监测

胎动时胎心率加速不明显，基线变异率＜3 次/分，出现晚期减速、变异减速等。

3. 胎儿头皮血血气分析

pH 值＜7.20。

六、护理诊断/诊断问题

（一）气体交换受损（胎儿）

气体交换受损与胎盘子宫的血流改变、血流中断（脐带受压）或血流速度减慢（子宫－胎盘功能不良）有关。

（二）焦虑

焦虑与胎儿宫内窘迫有关。

（三）预期性悲哀

预期性悲哀与胎儿可能死亡有关。

七、预期目标

（1）胎儿情况改善，胎心率在 120～160 次/分。

（2）妊娠妇女能运用有效的应对机制控制焦虑。

（3）产妇能够接受胎儿死亡的现实。

八、护理措施

（一）一般护理

（1）妊娠妇女左侧卧位，间断吸氧。严密监测胎心变化，一般每 15 分钟听 1 次胎心或进行胎心监护，注意胎心变化。

（2）为手术者做好术前准备，如宫口开全、胎先露部已达坐骨棘平面以下 3 cm 者，应尽快阴道助产娩出胎儿。

（3）做好新生儿抢救和复苏的准备。

（二）心理护理

（1）向孕产妇提供相关信息，包括医疗措施的目的、操作过程、预期结果及孕产妇需做的配合；将真实情况告知孕产妇，有助于其减轻焦虑，也可帮助产妇面对现实。必要时陪伴产妇，对产妇的疑虑给予适当的解释。

（2）对于胎儿不幸死亡的父母亲，护理人员可安排一个远离其他婴儿和产妇的单人房间，陪伴他们或安排家人陪伴他们，勿让其独处；鼓励其诉说悲伤，接纳其哭泣及抑郁的情绪，陪伴在旁提供支持及关怀；若他们愿意，护理人员可让他们看看死婴并同意他们为死产婴儿做一些事情，包括沐浴、更衣、命名、拍照或举行丧礼，但事先应向他们描述死婴的情况，使之有心理准备。解除"否认"的态度而进入下一个阶段，提供足印卡、床头卡等作为纪念，帮助他们使用适合自己的压力应对技巧和方法。

九、结果评价

（1）胎儿情况改善，胎心率在 120～160 次/分。

（2）妊娠妇女能运用有效的应对机制来控制焦虑，叙述心理和生理上的感受。

（3）产妇能够接受胎儿死亡的现实。

第五节 多胎妊娠

一次妊娠宫腔内同时有两个或两个以上胎儿时称为多胎妊娠。一般双胎妊娠多见。Hellin 根据大量资料推算出自然状态下，多胎妊娠发生公式为 $1:80^{n-1}$（n 代表一次妊娠的胎儿数）。近年辅助生殖技术广泛开展，多胎妊娠发生率明显增高。多胎妊娠易引起妊娠期高血压疾病等并发症，属高危妊娠范畴。本节主要讨论双胎妊娠。

一、病因与分类

（一）双卵双胎

两个卵子分别受精形成的双胎妊娠，称为双卵双胎。双卵双胎约占双胎妊娠的 70%，与应用促排卵药物、多胚胎宫腔内移植及遗传因素有关。两个卵子分别受精形成两个受精卵，各自的遗传基因不完全相同，故形成的两个胎儿有区别，如血型、性别不同或相同，但指纹、外貌、精神类型等多种表型不同。胎盘多为两个，也可融合成一个，但血液循环各自独立。胎盘胎儿面有两个羊膜腔，中间隔有两层羊膜、两层绒毛膜（图 4-3）。

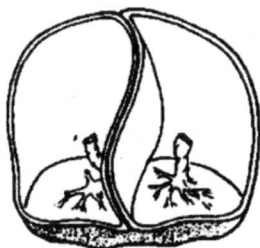

图 4-3 双卵双胎的胎盘及胎膜示意图

（二）单卵双胎

由一个受精卵分裂形成的双胎妊娠，称为单卵双胎。单卵双胎约占双胎妊娠 30%。形成原因不明，不受种族、遗传、年龄、胎次、医源的影响。一个受精卵分裂形成两个胎儿，具有相同的遗传基因，故两个胎儿性别、血型及外貌等相同。由于受精卵在早期发育阶段发生分裂的时间不同，形成下述 4 种类型。

1. 双羊膜囊双绒毛膜单卵双胎

分裂发生在桑椹期（早期胚泡），相当于受精后 3 天内，形成两个独立的受精卵、两个羊膜囊。两个羊膜囊之间，隔有两层绒毛膜、两层羊膜，胎盘为两个。此种类型约占单卵双胎的 30%。

2. 双羊膜囊单绒毛膜单卵双胎

分裂发生在受精后第 4～8 天，胚胎发育处于胚泡期，即已分化出滋养细胞，羊膜囊尚未形成。胎盘为一个，两个羊膜囊之间仅隔有两层羊膜，此种类型约占单卵双胎的 68%。

3. 单羊膜囊单绒毛膜单卵双胎

受精卵在受精后第 9～13 天分裂，此时羊膜囊已形成，两个胎儿共存于一个羊膜腔内。共有一个胎盘。此类型占单卵双胎的 1%～2%。

4. 联体双胎受精卵

在受精第 13 日后分裂，此时原始胚盘已形成，机体不能完全分裂成两个，形成不同形式的联体儿，极罕见。

二、临床表现

（一）症状

双卵双胎多有家族史，孕前曾用促排卵药或体外受精多个胚胎移植，早孕反应重。中期妊娠后体重增加迅速，腹部增大明显，下肢水肿、静脉曲张等压迫症状出现早且明显，妊娠晚期常有呼吸困难，活动不便。

（二）体征

子宫大于停经周数，妊娠中晚期腹部可触及多个小肢体或 3 个以上胎极；胎头较小，与子宫大小不成比例；不同部位可听到两个胎心，其间有无音区，或同时听诊1分钟，两个胎心率相差10次以上。双胎妊娠时胎位多为纵产式。以两个头位或一头一臀常见（图4-4）。

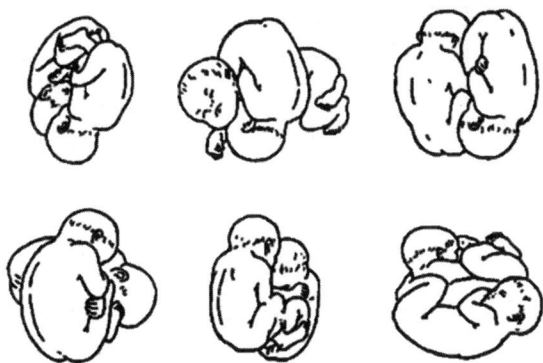

图4-4　双胎胎位

三、处理原则

无论阴道分娩还是剖宫产，均需积极防治产后出血：①临产时应备血；②胎儿娩出前需建立静脉通道；③第二胎儿娩出后立即使用宫缩剂，并使其作用维持到产后2小时以上。

（一）妊娠期

及早诊断出双胎妊娠者，增加其产前检查次数，注意休息。加强营养，补充足够营养；进食含高蛋白质、高维生素以及必需脂肪酸的食物，注意补充铁、叶酸及钙剂，预防贫血及妊娠期高血压疾病。防止早产、羊水过多、产前出血等。

双胎妊娠有下列情况之一，应考虑剖宫产：①第一胎儿为肩先露、臀先露；②宫缩乏力致产程延长，经保守治疗效果不佳；③胎儿窘迫，短时间内不能经阴道结束分娩；④联体双胎孕周＞26周；⑤严重妊娠并发症需尽快终止妊娠，如重度子痫前期、胎盘早剥等。

（二）分娩期

观察产程和胎心变化，如发现有宫缩乏力或产程较长，应及时处理。第一个胎儿娩出后，应立即断脐，助手扶正第二个胎儿的胎位，使保持纵产式，等待 15～20 分钟后，第二个胎儿自然娩出。如等待 15 分钟仍无宫缩，则可人工破膜或静脉滴注缩宫素促进宫缩。如发现脐带脱垂或怀疑胎盘早剥时，即手术助产。如第一个胎儿为臀位，第二个胎儿为头位，应注意防止胎头交锁导致难产。

（三）产褥期

第二个胎儿娩出后立即肌内注射或静脉滴注缩宫素，腹部放置沙袋，防止腹压骤降而引起休克，同时预防发生产后出血。

四、护理

（一）护理评估

1. 病史

询问家族中有无多胎史，孕妇的年龄、胎次，孕前是否使用促排卵药。

2. 身体评估

评估孕妇的早孕反应程度，食欲、呼吸情况，以及下肢水肿、静脉曲张程度。孕妇经常主诉感到多处胎动而非某一固定部位。

多胎妊娠的孕妇在孕期必须适应两次角色的转变，首先是接受妊娠，其次当被告知是双胎妊娠时，必须适应第二次角色转变，即成为两个孩子的母亲。双胎妊娠属于高危妊娠，孕妇既兴奋又常常担心母儿的安危，尤其是担心胎儿的存活率。

3. 诊断检查

（1）产前检查：有下列情况应考虑双胎妊娠。①子宫比孕周大，羊水量也较多；②孕晚期触及多个小肢体和两胎头；③胎头较小，与子宫大小不成比例；④在不同部位听到两个频率不同的胎心，同时计数 1 分钟，胎心率相差 10 次以上，或两胎心音之间隔有无音区；⑤孕中晚期体重增加过快。不能用水肿及肥胖进行解释者。

（2）B超检查：可以早期诊断双胎、畸胎，能提高双胎妊娠的孕期监护质量。B超检查在孕期7～8周时见到两个妊娠囊，孕13周后清楚显示两个胎头光环及各自拥有的脊柱、躯干、肢体等，B超检查对中晚期的双胎诊断率几乎达100％。

（二）护理诊断

1. 有受伤的危险

与双胎妊娠引起早产有关。

2. 潜在并发症

早产、脐带脱垂或胎盘早剥。

（三）预期目标

（1）孕妇摄入足够营养，保证母婴需要。

（2）孕妇及胎儿、婴儿的并发症被及时发现，保证了母婴的安全。

（四）护理措施

1. 一般护理

（1）增加产前检查的次数，每次检测宫高、腹围和体重。

（2）注意多休息，尤其是妊娠最后2～3个月，要求卧床休息，防止跌伤意外。卧床时最好取左侧卧位，增加子宫、胎盘的血供，减少早产的机会。

（3）加强营养，尤其是注意补充铁、钙、叶酸等，以满足妊娠的需要。

2. 心理护理

帮助双胎妊娠的孕妇完成两次角色的转变，接受成为两个孩子母亲的事实。告知双胎妊娠虽属于高危妊娠，但孕妇不必过分担心母儿的安危，随时保持心情愉快，积极配合治疗的重要性。指导家属准备双份新生儿用物。

3. 病情观察

双胎妊娠孕妇易伴发妊娠期高血压疾病、羊水过多、前置胎盘、贫血等并发症，因此，应加强病情观察，及时发现并处理。

4. 症状护理

双胎妊娠孕妇胃区受压致胃纳差、食欲减退，因此应鼓励孕妇减少多餐，满足孕妇需要，必要时给予饮食指导，如增加铁、叶酸、维生素的供给。因双胎妊娠的孕妇腰背部疼痛症状较明显，应增加休息，可指导其做盆骨倾斜的运动，局部热敷也可缓解症状。采取措施预防静脉曲张的发生。

5. 治疗配合

（1）严密观察产程和胎心率的变化，如发现有宫缩乏力或产程延长，及时处理。

（2）第一个胎儿娩出后，立即断脐，协助扶正第二个胎儿的胎位，以保持纵产式，通常在等待 20 分钟左右，第二个胎儿自然娩出。如等待 15 分钟仍无宫缩，则可协助人工破膜或遵医嘱静脉滴注缩宫素促进宫缩。产程过程中应严密观察，及时发现脐带脱垂或胎盘早剥等并发症。

（3）为预防产后出血的发生，第二个胎儿娩出后应立即肌内注射或静脉滴注缩宫素，腹部放置沙袋，并以腹带紧裹腹部，防止腹压骤降而引起休克。

（4）双胎妊娠者如系早产，产后应加强对早产儿的观察和护理。

6. 健康教育

护士应指导孕妇注意休息，加强营养。注意阴道流血量和子宫复旧情况，防止产后出血。指导产妇正确进行母乳喂养，选择有效的避孕措施。

（五）护理评价

（1）孕妇能主动与他人讨论两个孩子的将来，并做好分娩的准备。

（2）孕产妇、胎儿或新生儿安全。

第六节 羊水异常

一、概述

(一) 定义及发病率

(1) 羊水过多：妊娠期间羊水量超过 2000 mL 者，称为羊水过多。羊水的外观和性状与正常无异样，多数孕妇羊水增多缓慢，在较长时间内形成，称为慢性羊水过多；少数孕妇可在数天内羊水急剧增加，称为急性羊水过多。其发生率约为 0.5％～1％。

(2) 妊娠晚期羊水量少于 300 mL 称为羊水过少。羊水过少的发病率为 0.4％～4％。羊水过少严重影响胎儿预后，羊水量少于 50 mL，围生儿的死亡率也高达 88％。

(二) 主要发病机制

胎儿畸形羊水循环障碍，多胎妊娠血压循环量增加胎儿尿量增加，胎盘病变、妊娠合并症等导致羊水过多或过少。

(三) 治疗原则

取决于胎儿有无畸形、孕周大小及孕妇自觉症状的严重程度，羊水过多时在分娩期应警惕脐带脱垂和胎盘早剥的发生。

二、护理评估

(一) 健康史

详细询问病史，了解孕妇年龄、有无妊娠合并症、有无先天畸形家族史及生育史。羊水过少者同时了解孕妇自觉胎动情况。

(二) 生理状况

1. 症状体征

(1) 羊水过多：①急性羊水过多较少见。多发生于妊娠 20～24 周，由于羊水量急剧增多，在数天内子宫急剧增大，横膈上抬，患者出现呼吸困难，不能平卧，甚至出现发绀，孕妇表情痛苦，腹部因张力过大而感到疼痛，食量减少。由于胀大的子宫压迫下腔静脉，影响静脉回流，导致孕妇下肢及外阴部水肿、静脉曲张。②慢性羊水过多较多见。多发生于妊娠晚期，羊水可在数周内逐渐增多，多数孕妇能适应，常在产前检查时发现。孕妇子宫大于妊娠月份，腹部膨隆，腹壁皮肤发亮、变薄，触诊时感到皮肤张力大，胎位不清，胎心遥远或听不到。羊水过多孕妇容易并发妊娠期高血压疾病、胎位不正、早产等，患者破膜后因子宫骤然缩小，可以引起胎盘早剥。产后因子宫过大可引起子宫收缩乏力而致产后出血。

（2）羊水过少：孕妇于胎动时感觉腹痛，检查时发现宫高、腹围小于同期正常妊娠孕妇，子宫的敏感度较高，轻微的刺激即可引起宫缩，临产后阵痛剧烈，宫缩不协调，宫口扩张缓慢，产程延长。羊水过少若发生在妊娠早期，可以导致胎膜与胎体相连；若发生妊娠中、晚期，子宫周围压力容易对胎儿产生影响，造成胎儿斜颈、曲背、手足畸形等异常。

2. 辅助检查

（1）B超：测量单一最大羊水暗区垂直深度（AFV）≥8 cm即可诊断为羊水过多，其中，若用羊水指数法，羊水指数（AFI）≥25 cm为羊水过多。测量单一最大羊水暗区垂直深度≤2 cm即可考虑为羊水过少；≤1 cm为严重羊水过少；若用羊水指数法，AFI≤5.0 cm诊断为羊水过少；＜8.0 cm应警惕羊水过少的可能。除羊水测量外，B超还可判断胎儿有无畸形，羊水与胎儿的交界情况等。

（2）神经管缺陷胎儿的检测：此类胎儿可做羊水及母血甲胎蛋白（AFP）测定。若为神经管缺陷胎儿，羊水中的甲胎蛋白均值超过正常妊娠平均值3个标准差以上有助于诊断。

（3）电子胎儿监护：可出现胎心变异减速和晚期减速。

（4）胎儿染色体检查：需排除胎儿染色体异常时可做羊水细胞培养，或采集胎儿脐带血细胞培养，做染色体核型分析，荧光定量PCR法快速诊断。

（5）羊膜囊造影：用以了解胎儿有无消化道畸形，但应注意造影剂对胎儿有一定损害，还可能引起胎儿早产和宫腔内感染，应慎用。

（三）高危因素

胎儿畸形、胎盘功能减退、羊膜病变、双胎、母胎血型不合、糖尿病、母体妊娠期高血压疾病可能导致的胎盘血流减少等。

（四）心理—社会因素

孕妇及家属因担心胎儿可能会有某种畸形，会感到紧张、焦虑不安，甚至产生恐惧心理。

三、护理措施

（一）一般护理

向孕妇及其家属介绍羊水过多或过少的原因及注意事项，包括：指导孕妇摄取低钠饮食，防止便秘；减少增加腹压的活动以防胎膜早破；改善胎盘血液供应；自觉胎动监测；出生后的胎儿应认真全面评估，识别畸形。

（二）症状护理

观察孕妇的生命体征，定期测量宫高、腹围和体重，判断病情进展，并及时发现并发症。观察胎心、胎动及宫缩，及早发现胎儿宫内窘迫及早产的征象。羊水过多时人工破膜应密切观察胎心和宫缩，及时发现胎盘早剥和脐带脱垂的征象。产后应密切观察子宫收缩及阴道流血情况，防止产后出血。发生羊水过少时，严格 B 超监测羊水量，并注意观察有无胎儿畸形。

（三）孕产期处理

1. 羊水过多

腹腔穿刺放羊水时应防止速度过快、量过多，一次放羊水量不超过 1500 mL，放羊水后腹部放置沙袋或加腹带包扎以防血压骤降发生休克。腹腔穿刺放羊水应注意无菌操作，防止发生感染，同时按医嘱给予抗感染药物。

2. 羊水过少

合并有过期妊娠、胎儿生长受限等需及时终止妊娠者，应遵医嘱做好阴道助产或剖宫产的准备。若羊水过少合并胎膜早破或者产程中发现羊水过少，需遵医嘱进行预防性羊膜腔灌注治疗者，应注意严格无菌操作，防止发生感染，同时按医嘱给予抗感染药物。有国外文献报道羊膜腔输液的治疗方法不降低剖宫产和新生儿窒息的发生率，反而可能增加胎粪吸入综合征的发生率，此项治疗手段现已较少应用。

（四）心理护理

让孕妇及家人了解羊水过多或过少的发生发展过程，正确面对羊水过多或过少可能给胎儿带来的不良结局，引导孕产妇减少焦虑，主动配合参与治疗护理过程。

四、健康指导

羊水过多或过少胎儿正常者，母婴健康平安，做好正常分娩及产后的健康指导；羊水过多或过少合并胎儿畸形者，积极进行健康宣教，引导孕产妇正确面对，终止妊娠，顺利度过产褥期。

五、注意事项

腹腔穿刺放羊水时严格操作注意事项；严密观察羊水量、性质、病情等变化。

第七节　脐带异常

一、概述

（一）定义

脐带异常包括脐带先露或脱垂、脐带缠绕、脐带长度异常、脐带打结、脐带扭转等，可引起胎儿急性或慢性缺氧，甚至胎死宫内。本节以脐带先露与脱垂为例进行讨论。脐带先露是指胎膜未破时脐带位于胎先露部前方或一侧，脐带脱垂是指胎膜破裂后脐带脱出于宫颈口外，降至阴道内甚至露于外阴部。

（二）病因

导致脐带先露与脱垂的主要原因有头盆不称、胎头入盆困难、胎位异常（如臀先露、肩先露、枕后位）、胎儿过小、羊水过多、脐带过长、脐带附着异常及低置胎盘等。

（三）治疗原则

早期发现脐带异常，迅速解除脐带受压，选择正确的分娩方式，保障胎儿安全。

二、护理评估

（一）健康史

详细了解产前检查结果，有无羊水过多、胎儿过小、胎位异常、低置胎盘等。

（二）生理状况

1. 症状

若脐带未受压可无明显症状，若脐带受压，产妇自觉胎动异常甚至消失。

2. 体征

出现频繁的变异减速，上推胎先露部及抬高臀部后恢复，若胎儿缺氧严重可伴有胎心消失。胎膜已破者，阴道检查可在胎先露旁或其前方触及脐带，甚至脐带脱出于外阴。

3. 辅助检查

（1）产科检查：在胎先露旁或其前方触及脐带，甚至脐带脱出于外阴。

（2）胎儿电子监护：伴有频繁的变异减速，甚至胎心音消失。

（3）B型超声检查：有助于明确诊断。

（三）心理—社会因素

评估孕产妇及家属有无焦虑、恐慌等心理问题，对脐带脱垂的认识程度及家庭支持度。

（四）高危因素

（1）胎儿过小者。

（2）羊水过多者。

（3）脐带过长者。

（4）胎先露部入盆困难者。

（5）胎位异常者，如肩先露、臀先露等。

（6）胎膜早破而胎先露未衔接者。

（7）脐带附着位置低或低置胎盘者。

三、护理措施

（一）一般护理

除产科一般护理外，还需注意协助孕妇取臀高位卧床休息，缓解脐带受压。

（二）分娩方式的选择

1. 脐带先露

若为经产妇、胎膜未破、宫缩良好，且胎心持续良好者，可在严密监护下经阴道分娩；若为初产妇或足先露、肩先露者，应行剖宫产术。

2. 脐带脱垂

胎心尚好，胎儿存活者，应尽快娩出胎儿。若宫口开全，胎先露部已达坐骨棘水平以下者，还纳脐带后行阴道助产术；若宫口未开全，应立即协助产妇取头低臀高位，将胎先露部上推，还纳脐带，应用宫缩抑制剂，缓解脐带受压，严密监测胎心的同时尽快行剖宫产术。

（三）心理护理

（1）了解孕产妇及家属的心理状态，并予以心理支持，缓解其紧张、焦虑情绪。

（2）讲解脐带脱垂相关知识，以取得其对诊疗护理工作的配合。

四、健康指导

（1）教会孕妇自数胎动，以便早期发现胎动异常。

（2）督促其定期产前检查，妊娠晚期及临产后再次行超声检查。

五、注意事项

脐带脱垂为非常紧急的情况，一旦发现，应立即进行脐带还纳并保持手在阴道内直到胎儿娩出。

第八节　早　产

早产是指妊娠满 28 周至不足 37 周（196～258 天）间分娩者。此时娩出的新生儿称为早产儿，体重为 1000～2499 g。各器官发育尚不够健全，出生孕周越小，体重越轻，预后越差。国内早产占分娩总数的 5%～15%。约 15% 早产儿于新生儿期死亡。近年由于早产儿治疗学及监护手段的进步，其生存率明显提高，伤残率下降，国外学者建议将早产定义时间上限提前到妊娠 20 周。

一、病因

诱发早产的常见原因有：①胎膜早破、绒毛膜羊膜炎最常见，30%～40% 早产与此有关；②下生殖道及泌尿道感染，如 B 族溶血性链球菌、沙眼衣原体、支原体感染、急性肾盂肾炎等；③妊娠合并症与并发症，如妊娠期高血压疾病、妊娠期肝内胆汁淤积症、妊娠合并心脏病、慢性肾炎、病毒性肝炎、急性肾盂肾炎、急性阑尾炎、严重贫血、重度营养不良等；④子宫过度膨胀及胎盘因素，如羊水过多、多胎妊娠、前置胎盘、胎盘早剥、胎盘功能减退等；⑤子宫畸形，如纵隔子宫、双角子宫等；⑥宫颈内口松弛；⑦每日吸烟＞10 支，酗酒。

二、临床表现

早产的主要临床表现是子宫收缩，最初为不规则宫缩，常伴有少许阴道流血或血性分泌物，以后可发展为规则宫缩，其过程与足月临产相似，胎膜早破较足月临产多见。宫颈管先逐渐消退，然后扩张。妊娠满 28 周至不足 37 周出现至少 10 分钟一次的规则宫缩，伴宫颈管缩短，可诊断先兆早产。妊娠满 28 周至不足 37 周出现规则宫缩（20 分钟≥4 次或 60 分钟≥8 次，持续＞30 秒），伴宫颈缩短≥80％，宫颈扩张1 cm 以上，诊断为早产临产。部分患者可伴有少量阴道流血或阴道流液。以往有晚期流产、早产史及产伤史的孕妇容易发生早产。诊断早产一般并不困难，但应与妊娠晚期出现的生理性子宫收缩相区别。生理性子宫收缩一般不规则、无痛感，且不伴有宫颈管消退和宫口扩张等改变。

三、处理原则

若胎膜未破，胎儿存活、无胎儿窘迫，无严重妊娠合并症及并发症时，应设法抑制宫缩，尽可能延长孕周；若胎膜已破，早产不可避免时，应设法提高早产儿存活率。

四、护理

（一）护理评估

1. 病史

详细评估可致早产的高危因素，如孕妇以往有流产、早产史或本次妊娠期有阴道流血史，则发生早产的可能性大，应详细询问并记录患者既往出现的症状及接受治疗的情况。

2. 身心诊断

妊娠晚期者子宫收缩规律（20 分钟≥4 次），伴以宫颈管消退≥75％，以及进行性宫颈扩张 2 cm 以上时，可诊断为早产临产。

早产已不可避免时，孕妇常会不自觉地把一些相关的事情与早产联系起来而产生自责感；由于孕妇对结果的不可预知，恐惧、焦虑、猜测也是早产孕妇常见的情绪反应。

3. 辅助检查

通过全身检查及产科检查，结合阴道分泌物的生化指标检测，核实孕周，评估胎儿成熟度、胎方位等；观察产程进展，确定早产的进程。

（二）可能的护理诊断

1. 有新生儿受伤的危险

与早产儿发育不成熟有关。

2. 焦虑

与担心早产儿预后有关。

（三）预期目标

（1）新生儿不存在因护理不当而产生的并发症。

（2）患者能平静地面对事实，接受治疗及护理。

（四）护理措施

1. 预防早产

孕妇良好的身心状况可减少早产的发生，突发的精神创伤亦可诱发早产。因此，应做好孕期保健工作，指导孕妇加强营养，保持平静心情。避免诱发宫缩的活动，如抬举重物、性生活等。高危孕妇必须多卧床休息，以左侧卧位为宜，以增加子宫血循环，改善胎儿供氧，慎做肛诊和阴道检查等，积极治疗合并症。宫颈内口松弛者应于孕 14～18 周或更早些时间做预防性宫颈环扎术，防止早产的产生。

2. 药物治疗的护理

先兆早产的主要治疗为抑制宫缩，与此同时，还要积极控制感染治疗合并症和并发症。护理人员应能明确具体药物的作用和用法，并能识别药物的不良反应，以避免毒性作用的发生，同时，应对患者做相应的健康教育。常用抑制宫缩的药物有以下几类。

（1）β肾上腺素受体激动素：其作用为激动子宫平滑肌 β 受体，从而抑制宫缩。此类药物的不良反应为心跳加快、血压下降、血糖增高、血钾降低、恶心、出汗、头痛等。常用药物有利托君、沙丁胺醇等。

（2）硫酸镁：镁离子直接作用于肌细胞，使平滑肌松弛，抑制子宫收缩。一般采用 25％硫酸镁 20 mL 加于 5％葡萄糖液 100～250 mL 中，在 30～60 分钟内缓慢静脉滴注，然后用 25％硫酸镁 20～10 mL 加于 5％葡萄糖液 100～250 mL 中，以每小时 1～2 g 的速度缓慢静脉滴注，直至宫缩停止。

（3）钙拮抗剂：阻滞钙离子进入细胞而抑制宫缩。常用硝苯地平 5～10 mg，舌下含服，每日 3 次。用药时必须密切注意孕妇及血压的变化，若合并使用硫酸镁时更应慎重。

（4）前列腺素合成酶抑制剂：前列腺素有刺激子宫收缩和软化宫颈的作用，其抑制剂则有减少前列腺素合成的作用，从而抑制宫缩。常用药物有吲哚美辛及阿司匹林等。但此类药物可抑制胎儿前列腺素的合成和释放，使胎儿体内前列腺素减少，而前列腺素类药物可通过胎盘抑制胎儿前列腺素的合成和释放，使胎儿体内前列腺素减少，而前列腺素有维持胎儿动脉导管开放的作用，缺乏时导管可能过早关闭而致胎儿血循环障碍。因此，临床已较少应用，必要时仅能短期（不超过 1 周）服用。

3. 预防新生儿合并症的发生

在保胎过程中，应每日行胎心监护，教会患者自数胎动，有异常时及时采用应对措施。在分娩前按医嘱给孕妇糖皮质激素如地塞米松、倍他米松等，可促胎肺成熟，是避免发生新生儿呼吸窘迫综合征的有效步骤。

4. 为分娩做准备

如早产已不可避免，应尽早决定合理分娩的方式，如臀位、横位，估计胎儿成熟度低，而产程又需较长时间者，可选用剖宫产术结束分娩；经阴道分娩者，应考虑使用产钳和会阴切开术以缩短产程，从而减少分娩过程中对胎头的压迫。同时，充分做好早产儿保暖和复苏的准备，临产后慎用镇静剂，避免发生新生儿呼吸抑制的情况；产程中应给孕妇吸氧；新生儿出生后，立即结扎脐带，防止过多母血进入胎儿循环，造成循环系统负荷过载。

5. 为孕妇提供心理支持

安排时间与孕妇进行开放式的讨论，让患者了解早产的发生并非她的过错，有时甚至是无缘由的。也要避免为减轻孕妇的负疚感而给予过于乐观的保证。由于早产是出乎意料的，孕妇多没有精神和物质准备，对产程的孤独无助感尤为敏感，因此，丈夫、家人和护士在身旁提供支持较足月分娩更显重要，并能帮助孕妇重建自尊，以良好的心态承担早产儿母亲的角色。

（五）护理评价

（1）患者能积极配合医护措施。

（2）母婴顺利经历全过程。

第九节　过期妊娠

平时月经周期规则，妊娠达到或超过 42 周（＞294 天）尚未分娩者，称为过期妊娠。其发生率占妊娠总数的 3％～15％。过期妊娠使胎儿窘迫、胎粪吸入综合征、过熟综合征、新生儿窒息、围生儿死亡、巨大儿及难产等不良结局的发生率增高，并随妊娠期延长而增加。

一、病因

过期妊娠可能与下列因素有关。

（一）雌、孕激素比例失调

内源性前列腺素和雌二醇分泌不足而孕酮水平增高，导致孕激素优势，抑制前列腺素和缩宫素的作用，延迟分娩发动，导致过期妊娠。

（二）头盆不称

部分过期妊娠胎儿较大，导致头盆不称和胎位异常，使胎先露部不能紧贴子宫下段及宫颈内口，反射性子宫收缩减少，容易发生过期妊娠。

（三）胎儿畸形

如无脑儿，由于无下丘脑，垂体肾上腺轴发育不良或缺如，促肾上腺皮质激素产生不足，胎儿肾上腺皮质萎缩，使雌激素的前身物质 16α-羟基硫酸脱氢表雄酮不足，从而雌激素分泌减少；小而不规则的胎儿不能紧贴子宫下段及宫颈内口诱发宫缩，导致过期妊娠。

（四）遗传因素

某家族、某个体常反复发生过期妊娠，提示过期妊娠可能与遗传因素有关。胎盘硫酸酯酶缺乏症是一种罕见的伴性隐性遗传病，可导致过期妊娠。其发生机制是因胎盘缺乏硫酸酯酶，胎儿肾上腺与肝脏产生的 16α-羟基硫酸脱氢表雄酮不能脱去硫酸根转变为雌二醇及雌三醇，从而使血雌二醇及雌三醇明显减少，降低子宫对缩宫素的敏感性，使分娩难以启动。

二、临床表现

（一）胎盘

过期妊娠的胎盘病理有两种类型：一种是胎盘功能正常，除重量略有增加外，胎盘外观和镜检均与妊娠足月胎盘相似；另一种是胎盘功能减退，肉眼观察胎盘母体面呈片状或多灶性梗死及钙化，胎儿面及胎膜常被胎粪污染，呈黄绿色。

（二）羊水

正常妊娠 38 周后，羊水量随妊娠推延逐渐减少，妊娠 42 周后羊水减少迅速，约 30％减至 300 mL 以下；羊水粪染率明显增高，是足月妊娠的 2～3 倍，若同时伴有羊水过少，羊水粪染率达 71％。

（三）胎儿

过期妊娠胎儿生长模式与胎盘功能有关，可分以下 3 种。

1. 正常生长及巨大儿

胎盘功能正常者，能维持胎儿继续生长，约 25％成为巨大儿，其中 1.4% 胎儿出生体重＞4500 g。

2. 胎儿成熟障碍

10%～20% 过期妊娠并发胎儿成熟障碍。胎盘功能减退与胎盘血流灌注不足、胎儿缺氧及营养缺乏等有关。由于胎盘合成、代谢、运输及交换等功能障碍，胎儿不易再继续生长发育。临床分为 3 期。

第Ⅰ期为过度成熟期，表现为胎脂消失、皮下脂肪减少、皮肤干燥松弛多皱褶，头发浓密，指（趾）甲长，身体瘦长，容貌似"小老人"。

第Ⅱ期为胎儿缺氧期，肛门括约肌松弛，有胎粪排出，羊水及胎儿皮肤黄染，羊膜和脐带绿染，同胎儿患病率及围生儿死亡率最高。

第Ⅲ期为胎儿全身因粪染历时较长而广泛黄染，指（趾）甲和皮肤呈黄色，脐带和胎膜呈黄绿色，此期胎儿已经历和渡过第Ⅱ期危险阶段，其预后反较第Ⅱ期好。

3. 胎儿生长受限

小样儿可与过期妊娠共存，后者更增加胎儿的危险性，约 1/3 过期妊娠死产儿为生长受限小样儿。

三、处理原则

应根据胎盘功能、胎儿大小、宫颈成熟度综合分析，以确诊过期妊娠，并选择恰当的分娩方式终止妊娠，在产程中密切观察羊水情况、胎心监护，出现胎儿窘迫征象，行剖宫产尽快结束分娩。

四、护理

（一）护理评估

1. 病史

准确核实孕周，确定胎盘功能是否正常是关键。诊断过期妊娠之前必须准确核实孕周。

2. 身心诊断

平时月经周期规则，妊娠达到或超过 42 周（＞294 天）未分娩者，可诊断为过期妊娠。由于孕妇结果的不可预知、恐惧、焦虑、猜测是过期妊娠孕妇常见的情绪反应。

3. 诊断检查

（1）根据 B 型超声检查确定孕周，妊娠 20 周内，B 型超声检查对确定孕周有重要意义。妊娠 5～12 周内以胎儿顶臀径推算孕周较准确，妊娠 12～20 周以内以胎儿双顶径、股骨长度推算预产期较好。

（2）根据妊娠初期血、尿 HCG 增高的时间推算孕周。

（二）可能的护理诊断

1. 有新生儿受伤的危险

与过期胎儿生长受限有关。

2. 焦虑

与担心分娩方式、过期胎儿预后有关。

（三）预期目标

（1）新生儿不存在因护理不当而产生的并发症。

（2）患者能平静地面对事实，接受治疗和护理。

（四）护理措施

1. 预防过期妊娠

（1）加强孕期宣教，使孕妇及家属认识过期妊娠的危害性。

（2）定期进行产前检查，适时结束妊娠。

2. 加强监测，判断胎儿在宫内情况

（1）教会孕妇进行胎动计数：妊娠超过 40 周的孕妇，通过计数胎动进行自我监测尤为重要。胎动计数＞30 次/12 小时为正常；＜10 次/12 小时或逐日下降，超过 50%，应视为胎盘功能减退，提示胎儿宫内缺氧。

（2）胎儿电子监护仪检测：无应激试验（NST）每周 2 次，胎动减少时应增加检测次数；住院后需每日 1 次监测胎心变化。NST 无反应型需进一步做缩宫素激惹试验（OCT），若多次反复相互现胎心晚期减速，提示胎盘功能减退、胎儿明显缺氧。因 NST 存在较高假阳性率，需结合 B 型超声检查，估计胎儿安危。

3. 终止妊娠

应根据胎盘功能、胎儿大小、宫颈成熟度综合分析，选择恰当的分娩方式。

（1）终止妊娠的指征：已确诊过期妊娠，严格掌握终止妊娠的指征有：①宫颈条件成熟；②胎儿体重＞4000 g或胎儿生长受限；③12 小时内胎动＜10 次或 NST 为无反应型，OCT 可疑；④尿E/C 比值持续低值；⑤羊水过少（羊水暗区＜3 cm）和（或）羊水粪染；⑥并发重度子痫前期或子痫。终止妊娠的方法应酌情而定。

（2）引产：宫颈条件成熟、Bishop 评分＞7 分者，应予引产；胎头已衔接者，通常采用人工破膜，破膜时羊水多而清者，可静脉滴注缩宫素，在严密监视下经阴道分娩。对羊水Ⅱ度污染者，若阴道分娩，要求在胎肩娩出前用负压吸管或吸痰管吸净胎儿鼻咽部黏液。

（3）剖宫产：出现胎盘功能减退或胎儿窘迫征象，不论宫颈条件成熟与否，均应行剖宫产尽快结束分娩。过期妊娠时，胎儿虽有足够储备力，但临产后宫缩应激力的显著增加超过其储备力，出现隐性胎儿窘迫，对此应有足够认识。最好应用胎儿监护仪，及时发现问题，采取应急措施，适时选择剖宫产挽救胎儿。进入产程后，应鼓励产妇左侧卧位、吸氧。产程中最好连续监测胎心，注意羊水性状，必要时取胎儿头皮血测 pH 值，及早发现胎儿窘迫，并及时处理。过期妊娠时，常伴有胎儿窘迫、羊水粪染，分娩时应做相应准备。胎儿娩出后立即在直接喉镜指引下行气管插管吸出气管内容物，以减少胎粪吸入综合征的发生。过期儿患病率和死亡率均增高，应及时发现和处理新生儿窒息、脱水、低血容量及代谢性酸中毒等并发症。

（五）护理评价

（1）患者能积极配合医护措施。

（2）新生儿未发生窒息。

第五章 妊娠合并症的护理

第一节 妊娠期肝内胆汁瘀积症

一、概述

（一）定义及发病率

妊娠期肝内胆汁瘀积症（ICP）是妊娠期特有的并发症。临床上以皮肤瘙痒、黄疸和病理上胆汁瘀积为特征，主要危及胎儿使围产儿发病率和死亡率增高。ICP 的发生率 $0.1\%\sim15.6\%$ 不等，有明显的地域和种族差异，智利、瑞典及我国长江流域等地发病率较高。

（二）主要发病机制

妊娠期肝内胆汁瘀积症的发病机制尚不清楚，可能与高女性激素水平、遗传和环境等因素有关。妊娠期胎盘合成雌激素，致使孕妇体内雌激素水平大幅度提高，而且实验室研究提示雌激素可使 Na^+、K^+、ATP 酶活性下降，能量提供减少，导致胆酸代谢障碍；雌激素可使肝细胞膜流动性降低，使胆汁流出受阻；同时，雌激素改变肝细胞蛋白质的合成，导致胆汁回流增加导致 ICP 的发生。遗传学研究发现，母亲或姐妹中有 ICP 病史的妇女中，ICP 发生率明显增加。

（三）治疗原则

积极对症处理，加强母儿监护，适时终止妊娠，改善妊娠结局。

二、护理评估

(一) 健康史

家族有无 ICP 史；本次妊娠瘙痒发生的时间、程度，有无黄疸、尿色加深、粪色变浅等症状；以及胎儿宫内发育情况，有无胎儿生长受限、宫内缺氧及早产征象等。

(二) 生理状况

1. 症状

皮肤瘙痒为首发症状，70% 以上发生在妊娠晚期，平均发病孕周为 30 周，也有少数在孕中期出现瘙痒的病例。瘙痒大多在分娩后 24～48 小时缓解，少数在 48 小时以上。一般始于手掌、脚掌或脐周瘙痒，逐渐延及小腿、大腿、上肢、前胸及腹部，甚至发展到颜面部瘙痒，表现程度不一，日间轻，夜间加重，甚至全身严重瘙痒，无法入睡，分娩后数小时或数天内瘙痒症状迅速消失。瘙痒严重时可有失眠和情绪上的改变，少数孕妇可有恶心、呕吐、食欲缺乏、疲劳、腹痛、腹泻、轻微脂肪痢等非特异性症状，极少数孕妇出现体质下降及维生素 K 相关凝血因子缺乏，而后者可能增加产后出血的风险。

2. 体征

(1) 黄疸：出现瘙痒后 2～4 周内部分患者可出现黄疸，部分病例与瘙痒同时发生。黄疸发生率较低，多数仅出现轻度黄疸，或仅有巩膜黄染，同时伴有尿色加深、粪色变浅等高胆红素血症的表现，于分娩后 1～2 周内消退。ICP 孕妇有无黄疸与胎儿预后关系密切，有黄疸者的新生儿窒息和围生儿死亡率显著增加。

(2) 皮肤抓痕：四肢皮肤可见瘙痒抓痕。ICP 不存在原发皮损，但因瘙痒抓挠皮肤可出现条状抓痕，皮肤组织活检无异常发现。尽管 ICP 不存在原发皮损，但由于该病的特殊性和对胎儿造成的风险，有学者提出将 ICP 的皮肤表现归属于妊娠期皮肤病的一种，但未得到公认。

临床可无急、慢性肝病体征，肝大但质软，可有轻微压痛。

3. 辅助检查

（1）血清胆汁酸水平改变是 ICP 最主要的实验室证据：考虑甘胆酸在 ICP 诊断与程度分类中的稳定性差，故在 ICP 诊断及监测中以总胆汁酸水平作为检测指标更合理。①ICP 孕妇胆汁酸水平较健康孕妇显著上升；②总胆汁酸水平升高，伴或不伴肝酶水平升高。

（2）肝酶系列：丙氨酸转氨酶、天冬氨酸转氨酶、血清 α-谷胱甘肽转移酶在 ICP 表现为轻度升高。2011 年英国 RCOG 指南中认为，不明原因的肝酶、GGT 和（或）胆汁酸水平异常足以支持 ICP 的诊断，但缺乏循证证据，为临床实践观点。

（3）胆红素：有关胆红素水平升高的研究结果相差颇大。一般而言，血清总胆红素水平正常或轻度升高，直接胆红素水平升高为主。

（4）病毒学检查：诊断单纯性 ICP 应在排除肝炎病毒、EB 病毒、巨细胞病毒感染基础上。

（5）肝胆 B 超检查：虽然 ICP 肝脏无特征性改变，但建议常规查肝胆 B 超以排除孕妇有无肝胆系统基础疾病。

（三）高危因素

具有 ICP 高危因素的人群其发病率明显升高，加强识别 ICP 高危因素对提高该病的诊断具有临床价值，包括：①有慢性肝胆基础疾病，如丙型肝炎、非乙醇性肝硬化、胆结石或胆囊炎、非乙醇性胰腺炎，有口服避孕药诱导的肝内胆汁瘀积症病史者。②有 ICP 家族史者。③前次妊娠有 ICP 病史，再次妊娠其 ICP 复发率在40％～70％。④双胎妊娠孕妇 ICP 发病率较单胎妊娠显著升高，而 ICP 发病与多胎妊娠的关系仍需进一步研究并积累资料。⑤人工授精妊娠的孕妇，ICP 发病危险度相对增加。

（四）心理—社会因素

因严重瘙痒可引起失眠和情绪的改变，因此，应评估孕妇的心理耐受程度，有无焦虑感以及孕妇及家属对疾病的认知程度。

三、护理措施

（一）一般护理

（1）保持病室安静、舒适，温湿度适宜，床铺整洁。

（2）对于在 32 周内发病的 ICP 患者，伴有黄疸、妊娠期高血压疾病或双胎妊娠，或既往有死胎、死产等不良孕产史者，应立即住院监护，每天吸氧 2 次，每次 30～60 分钟。

（3）适当增加休息时间，取左侧卧位，改善胎盘循环。

（4）同时遵医嘱给予高渗葡萄糖、维生素及能量合剂，既达到保肝作用，又可提高胎儿对缺氧的耐受性，从而改善妊娠结局。

（5）指导孕妇饮食宜清淡，禁食辛辣刺激性食物及蛋白含量高的食物，多食水果和蔬菜，补充各种维生素及微量元素。

（二）症状护理

1. 瘙痒

瘙痒程度不一，常呈持续性，白昼轻，夜间加剧；有计划安排好护理活动，减少对孕妇睡眠的影响。如因瘙痒严重而影响睡眠时，可遵医嘱给予抗组织胺类或镇静、安眠类药物，并观察其疗效。

2. 黄疸

10％～15％患者出现轻度黄疸，一般不随孕周的增加而加重，注意观察黄疸情况、羊水有无粪染，监测胎心；从妊娠 34 周开始每周行 NST 试验，必要时行胎儿生物物理评分，及早发现隐性胎儿缺氧。

3. 皮肤抓痕

四肢皮肤出现因瘙痒所致条状抓痕，避免搔抓加重瘙痒和皮肤损伤，可压、拍局部以减轻痒感，保持手部清洁。

（三）用药护理

1. 熊脱氧胆酸（UDCA）

（1）疗效评价：推荐作为 ICP 治疗的一线药物。熊脱氧胆酸治疗 ICP 缺乏大样本随机对照试验，在 Cochrane 系统综述数据库中只有 1 篇相关的系统评价，认为 UDCA 在治疗 ICP 中的疗效仍不确切，属于 A 级证据。但与其他药物对照治疗相比，在缓解皮肤瘙痒、降低血清学指标、延长孕周、改善母儿预后方面具有优势。但停药后可出现反跳情况。

（2）剂量：建议按照 15 mg/（kg·d）的剂量分 3～4 次口服，常规剂量疗效不佳，而又未出现明显不良反应时，可加大剂量为每天1.5～2.0 g。

（3）胎儿安全性：动物试验证明，熊去氧胆酸在羊水和脐血中的蓄积量很低，对胚胎和出生的幼仔无直接损害，也未发现熊去氧胆酸对人类胎儿的毒副作用和造成围产儿远期不良影响的报道，妊娠中晚期使用安全性良好。

2. S 腺苷蛋氨酸

（1）疗效评价：没有良好的循证医学证据证明 S 腺苷蛋氨酸的确切疗效和改善围产结局方面有效，国内就其治疗 ICP 疗效的荟萃分析显示：该药可以改善某些妊娠结局，如降低剖宫产率、延长孕周等，停药后存在反跳。建议作为 ICP 临床二线用药或联合治疗。

（2）剂量：静脉滴注每天 1 g，疗程 12～14 天；口服 500 mg 每天 2 次。

（3）胎儿安全性：尚未发现 S 腺苷蛋氨酸存在对胎儿的毒副作用和对新生儿远期的不良影响。

3. 降胆酸药物的联合治疗

文献报道的样本量小或组合复杂，疗效难于评价。比较集中的联合方案是：熊去氧胆酸 250 mg 每天 3 次口服，联合 S 腺苷蛋氨酸 500 mg 每天 2 次静脉滴注。建议对于重度、进展性、难治性 ICP 患者可考虑两者联合治疗。

（四）手术护理

胎盘功能减退或胎儿宫内窘迫者应及时终止妊娠，降低围生儿病死率。因阴道分娩会加重胎儿缺氧，以剖宫产为宜，以减少母儿并发症。于分娩前遵医嘱补充维生素 K_1，防止产后出血。

在分娩期和产后，由于重度 ICP 产妇维生素 K 的吸收量较少，所以应注意缩短第二产程；胎儿娩出后积极按医嘱给孕妇注射止血药物，预防产后出血的发生。

（五）心理护理

孕妇常因瘙痒影响休息而心情烦躁，担心胎儿及新生儿预后而焦虑。护理人员应耐心倾听孕妇的叙述和提问，评估瘙痒程度及睡眠质量，详细讲解疾病的相关知识，及时提供其所需的信息，帮助孕妇及家人认识疾病并保持良好心态，积极配合治疗。同时发挥家庭支持系统作用，减轻其心理应激，增加孕妇的心理耐受性和舒适感，使其顺利地度过妊娠期和分娩期。

四、健康指导

（1）加强孕期宣教，使孕产妇了解 ICP 对母儿的影响，如 ICP 患者伴发明显的脂肪痢时，脂溶性维生素 K 的吸收减少，致使凝血功能异常，导致产后出血；由于胆汁酸毒性作用使围产儿发病率和死亡率明显升高，可发生胎儿窘迫、早产、羊水胎盘胎粪污染以及不能预测的胎儿突然死亡、新生儿颅内出血等。

（2）指导孕产妇对黄疸症状的认识，ICP 孕妇有无黄疸与胎儿预后关系密切。

（3）指导产妇观察记录自觉胎动计数，评估胎儿宫内状态简便的方法。胎动减少、消失或胎动频繁、无间歇的躁动是胎儿宫内缺氧的危险信号，应立即就诊。

（4）了解其他各种孕产期胎儿监测方法，如胎儿电子监护、B 超胎儿脐动脉血流收缩期与舒张末期最大速度比值（S/D 比值）分析、超声生物物理评分等。

（5）指导产妇与家人正确认识 ICP 疾病的发生发展过程，依从适当增加的产前门诊随访数量，产后评估身心康复情况，定期检测肝脏功能，指导正确的避孕方法。

五、注意事项

（1）保护皮肤适当使用具有润滑和止痒作用的擦剂。

（2）加强自觉胎动计数、NST 试验、B 超等胎儿监护措施。

（3）加强孕期宣教。

（4）加强孕期保健管理。

第二节　妊娠期高血压疾病

妊娠期高血压疾病是妊娠期特有的疾病。发病率我国 9.4%～10.4%，国外 7%～12%。本病的命名强调生育年龄妇女发生高血压、蛋白尿症状与妊娠之间的因果关系，多数病例在妊娠期出现一过性高血压、蛋白尿症状，分娩后即随之消失。该病严重影响母婴健康，是孕产妇和围生儿患病率及死亡率的主要原因。

一、高危因素与病因

（一）高危因素

流行病学调查发现与妊娠期高血压疾病发病风险增加密切相关有如下高危因素：初产妇、孕妇年龄过小或大于 35 岁、多胎妊娠、妊娠期高血压病史及家族史、慢性高血压、慢性肾炎、抗磷脂抗体综合征、糖尿病、肥胖、营养不良、低社会经济状况。

（二）病因

妊娠期高血压疾病至今病因不明，多数学者认为当前可较合理解释的原因有如下几种。

1. 异常滋养层细胞侵入子宫肌层

研究认为：子痫前期患者胎盘有不完整的滋养层细胞侵入子宫动脉，蜕膜血管与血管内滋养母细胞并存，子宫螺旋动脉发生广泛改变，包括血管内皮损伤、组成血管壁的原生质不足、肌内膜细胞增殖及脂类，首先在肌内膜细胞，其次在吞噬细胞中积聚，最终发展为动脉粥样硬化而引发妊娠期高血压疾病的一系列症状。

2. 免疫机制

妊娠被认为是成功的自然同种异体移植。胎儿在妊娠期内不受排斥是因胎盘的免疫屏障作用、母体内免疫抑制细胞及免疫抑制物的作用。研究发现子痫前期呈间接免疫，子痫前期孕妇组织相容性抗原 HLA-DR4 明显高于正常孕妇。HLA-DR4 在妊娠期高血压疾病发病中的作用可能为：①直接作为免疫基因，通过免疫基因产物，如抗原影响 R 噬细胞呈递抗原；②与疾病致病基因连锁不平衡；③使母胎间抗原呈递及识别功能降低，导致封闭抗体产生不足，最终导致妊娠期高血压疾病的发生。

3. 血管内皮细胞受损

炎性介质如肿瘤坏死因子、白细胞介素-6、极低密度脂蛋白等可能促成氧化应激，导致类脂过氧化物持续生成，产生大量毒性因子，引起血管内皮损伤，干扰前列腺素平衡而使血压升高，导致一系列病理变化。研究认为这些炎性介质、毒性因子可能来源于胎盘及蜕膜。因此，胎盘血管内皮损伤可能先于全身其他脏器。

4. 遗传因素

妊娠期高血压疾病的家族多发性提示遗传因素与该病发生有关。研究发现血管紧张素原基因变异 T235 的妇女妊娠期高血压疾病的发生率较高。也有人发现妇女纯合子基因突变有异常滋养细胞浸润。遗传性血栓形成可能发生于子痫前期。单基因假设能够解释子痫前期的发生，但多基因遗传也不能排除。

5. 营养缺乏

已发现多种营养如低清蛋白血症、钙、镁、锌、硒等缺乏与子痫前期发生发展有关。研究发现妊娠期高血压疾病患者细胞内钙离子升高、血清钙下降，导致血管平滑肌细胞收缩，血压上升。

6. 胰岛素抵抗

近年研究发现妊娠期高血压疾病患者存在胰岛素抵抗,高胰岛素血症可导致一氧化氮(NO)合成下降及脂质代谢紊乱,影响前列腺素 E_2 的合成,增加外周血管的阻力,升高血压。因此认为胰岛素抵抗与妊娠期高血压疾病的发生密切相关,但尚需进一步研究。

二、病理生理变化

本病基本病理生理变化是全身小血管痉挛、内皮损伤及局部缺血,全身各系统各脏器灌流减少。由于小动脉痉挛,造成管腔狭窄、血管外周阻力增大、内皮细胞损伤、通透性增加、体液和蛋白质渗漏,表现为血压上升、蛋白尿、水肿和血液浓缩等。全身各组织器官因缺血、缺氧而受到不同程度损害。严重者脑、心、肝、肾及胎盘等的病理变化可导致抽搐、昏迷、脑水肿、脑出血,以及心肾衰竭、肺水肿、肝细胞坏死及被膜下出血。胎盘绒毛退行性变、出血和梗死,胎盘早期剥离以及凝血功能障碍而导致 DIC 等。

三、临床表现与分类

妊娠期高血压疾病分类与临床表现见表 5-1。需要注意以下几方面。

表 5-1 妊娠期高血压疾病分类及临床表现

分类	临床表现
妊娠期高血压	妊娠期首次出现血压≥140/90 mmHg,并于产后 12 周恢复正常;尿蛋白(-);少数患者可伴有,上腹部不适或血小板减少,产后方可确诊
子痫前期 轻度	妊娠 20 周以后出现血压≥140/90 mmHg;尿蛋白>0.3 g/24 h 或随机尿蛋白(+);可伴有上腹不适、头痛等症状

续表

分类	临床表现
重度	血压≥160/110 mmHg；尿蛋白＞2.0 g/24 h 或随机尿蛋白＞（＋＋）；血清肌酐＞10⁶ mmol/L，血小板低于 100×10⁹/L；血 LDH 升高；血清 ALT 或 AST 升高；持续性头痛或其他脑神经或视觉障碍；持续性上腹不适
子痫	子痫前期孕妇抽搐不能用其他原因解释
慢性高血压并发子痫前期	血压高血压孕妇妊娠 20 周以前无尿蛋白，若出现尿蛋白＞0.3 g/24 h；高血压孕妇妊娠 20 周后突然尿蛋白增加或血压进一步升高或血小板＜100×10⁹/L
妊娠合并慢性高血压	妊娠前或妊娠 20 周前舒张压＞90 mmHg（除外滋养细胞疾病），妊娠期无明显加重；或妊娠 20 周后首次诊断高血压并持续到产后 12 周后

（1）通常正常妊娠、贫血及低蛋白血症均可发生水肿，妊娠期高血压疾病之水肿无特异性，因此不能作为其诊断标准及分类依据。

（2）血压较基础血压升高 30/15 mmHg，但低于 140/90 mmHg 时，不作为诊断依据，但必须严密观察。

（3）重度子痫前期是妊娠 20 周后出现高血压、蛋白尿，且伴随以下至少一种临床症状或体征者，见表 5-2。

子痫前可有不断加重的重度子痫前期，但子痫也可发生于血压升高不显著、无蛋白尿或水肿者。通常产前子痫较多，约 25%子痫发生于产后 48 小时。

子痫抽搐进展迅速，前驱症状短暂，表现为抽搐、面部充血、口吐白沫、深昏迷；随之深部肌肉僵硬。很快发展成典型的全身阵挛性惊厥、有节律的肌肉收缩和紧张，持续 1～1.5 分钟，期间患者无呼吸动作，此后抽搐停止，呼吸恢复，但患者仍昏迷，最后意识恢复，但有困顿、易激惹、烦躁等症状。

表 5-2　重度子痫前期的临床症状和体征

收缩压＞160～180 mmHg，或舒张压＞110 mmHg
24 小时尿蛋白＞3.0 g，或随机尿蛋白（＋＋＋）以上
中枢神经系统功能障碍
精神状态改变和严重头痛（频发，常规镇痛药不缓解）
脑血管意外
视力模糊，眼底点状出血，极少数患者发生皮质性盲
肝细胞功能障碍，肝细胞损伤，血清转氨酶至少升高 2 倍
上腹部或右上象限痛等肝包膜肿胀症状，肝被膜下出血或肝破裂
少尿，24 小时尿量＜500 mL
肺水肿，心力衰竭
血小板＜100×10⁹/L
凝血功能障碍
微血管病性溶血（血 LDH 升高）
胎儿生长受限、羊水过少、胎盘早剥

四、处理原则

妊娠期高血压疾病的治疗目的和原则是争取母体可以完全恢复健康，胎儿生后能够存活，以对母儿影响最小的方式终止妊娠。对于妊娠期高血压可住院也可在家治疗，应保证休息，加强孕期检查，密切观察病情变化，以防发展为重症。

子痫前期应住院治疗、积极处理，防止发生子痫及并发症。治疗原则为解痉、降压、镇静，合理扩容及利尿，适时终止妊娠。常用的治疗药物如下。

（一）解痉药物

以硫酸镁为首选药物。硫酸镁有预防和控制子痫发作的作用，适用于子痫前期和子痫的治疗。

（二）解镇静药物

适用于对硫酸镁有禁忌或疗效不明显时，但分娩时应慎用，以免药物通过而对胎儿产生影响，主要用药有地西泮和冬眠合剂。

（三）解降压药物

仅适用于血压过高，特别是舒张压高的患者，舒张压≥110 mmHg或平均动脉压≥110 mmHg者，可应用降压药物。选用的药物以不影响心输出量、肾血流量及子宫胎盘灌注量为宜。常用药物有肼屈嗪、硝苯地平、尼莫地平等。

（四）解扩容药物

扩容应在解痉的基础上进行。扩容治疗时，应严密观察脉搏、呼吸、血压及尿量，防止肺水肿和心力衰竭的发生。常用的扩容剂有清蛋白、全血、平衡液和低分子右旋糖酐。

（五）解利尿药物

仅用于全身性水肿、急性心力衰竭、肺水肿、脑水肿、血容量过高且伴有潜在肺水肿者。用药过程中应严密监测患者的水和电解质平衡情况，以及药物的毒副反应。常用药物有呋塞米、甘露醇。

五、护理

（一）护理评估

1. 病史

详细询问患者与孕前及妊娠20周前有无高血压、蛋白尿和（或）水肿及抽搐等征象；既往病史中有无原发性高血压、慢性肾炎及糖尿病；有无家族史，此次妊娠经过、出现异常现象的时间及治疗经过。

2. 身心状况

除评估患者一般健康状况外，护士需重点评估患者的血压、蛋白尿、水肿、自觉症状，以及抽搐、昏迷等情况。在评估过程中应注意以下几方面。

（1）初测高血压有升高者，需休息1小时后再测，方能正确反映血压情况。同时不要忽略测得血压与其基础血压的比较。而且也可经过翻身试验（roll over test，ROT）进行判断，即存孕妇左侧卧位时测血压直至血压稳定后，嘱其翻身卧位5分钟再测血压，若仰卧位舒张压较左侧卧位≥20 mmHg，提示有发生先兆子痫的倾向。

（2）留取 24 小时尿进行尿蛋白检查。凡 24 小时蛋白尿定量≥0.3 g 者为异常。由于蛋白尿的出现及量的多少反映了肾小管痉挛的程度和肾小管细胞缺氧及其功能受损的程度，护士应给予高度重视。

（3）妊娠后期水肿发生的原因除妊娠期高血压疾病外，还可由于下腔静脉受增大子宫压迫使血液回流受阻、营养不良性低蛋白血症以及贫血等引起，因此水肿的轻重并不一定反应病情的严重程度。但是水肿不明显者，也有可能迅速发展为子痫，应引起重视。此外，还应注意水肿不明显，但体重于 1 周内增加超过 0.5 kg 的隐性水肿。

（4）孕妇出现头痛、眼花、胸闷、恶心、呕吐等自觉症状时提示病情的进一步发展，即进入子痫前期阶段，护士应高度重视。

（5）抽搐与昏迷是最严重的表现，护士应特别注意发作状态、频率、持续时间、间隔时间、神智情况，以及有无唇舌咬伤、摔伤，甚至发生骨折、窒息或吸入性肺炎等。

妊娠期高血压疾病孕妇的心理状态与病情程度密切相关。妊娠期高血压孕妇由于身体尚未感明显不适，心理上往往易忽略，不予重视。随着病情的发展，当血压明显升高，出现自觉症状时，孕妇紧张、焦虑、恐惧的心理也会随之加重。此外，孕妇的心理状态还与孕妇对疾病的认识，以及其支持系统的认识与帮助有关。

3. 诊断检查

（1）尿常规检查：根据蛋白尿量确定病情严重程度；根据镜检出现管型判断肾功能受损情况。

（2）血液检查：①测定血红蛋白、血细胞比容、血浆黏度、全血黏度，以了解血液浓缩程度；重症患者应测定血小板数、凝血时间，必要时测定凝血酶时间、纤维蛋白原和鱼精蛋白副凝试验（3P 试验）等，以了解有无凝血功能异常。②测定血电解质及二氧化碳结合力，以及时了解有无电解质紊乱及酸中毒。③肝、肾功能测定：如进行丙氨酸氨基转移酶（ACT）、血尿素氮、肌酐及尿酸等测定。④眼底检查：重度子痫前期时，眼底小动脉痉挛、动静脉比例可由正常的 2：3 变为 1：2 甚至 1：4，或出现视网膜水肿、渗出、出血，甚至视网膜剥离、一时性失明等。⑤其他检查：如心电图、超声心动图、胎盘功能、胎儿成熟度检查等，可视病情而定。

（二）护理诊断

1. 体液过多

与下腔静脉受增大子宫压迫、血液回流受阻或营养不良性低蛋白血症有关。

2. 有受伤的危险

与发生抽搐有关。

3. 潜在并发症

胎盘早期剥离。

（三）预期目标

（1）妊娠期高血压孕妇病情缓解，发展为中、重度。

（2）子痫前期病情控制良好、未发生子痫及并发症。

（3）妊娠高血压疾病孕妇明确孕期保健的重要性，积极配合产前检查及治疗。

（四）护理措施

1. 妊娠期高血压疾病的预防

应加强孕早期健康教育，使孕妇及家属了解妊娠期高血压疾病的知识及其对母儿的危害，从而促使孕妇自觉于妊娠早期开始做产前检查，并坚持定期检查，以便及时发现异常，及时得到治疗和指导。同时，还应指导孕妇合理饮食，增加蛋白质、维生素以及富含铁、钙、锌的食物，减少过量脂肪和盐的摄入，对预防妊娠期高血压疾病有一定作用。尤其是钙的补充，可从妊娠 20 周开始。每日补充钙剂 2 g，可降低妊娠期高血压疾病的发生。此外，孕妇应采取左侧卧位休息以增加胎盘绒毛血供，同时保持心情愉快也有助于妊娠期高血压疾病的预防。

2. 妊娠期高血压的护理

(1) 保证休息：妊娠期高血压孕妇可在家休息，但需注意适当减轻工作，创造安静、清洁环境，以保证充分的睡眠（8～10 小时/天）。在休息和睡眠时以左侧卧位为宜，在必要时也可换成右侧卧位，但要避免平卧位，其目的是解除妊娠子宫下腔静脉的压迫，改善子宫胎盘循环。此外，孕妇精神放松、心情愉快也有助于抑制妊娠期高血压疾病的发展。因此，护士应帮助孕妇合理安排工作和生活，既不紧张劳累，又不单调郁闷。

(2) 调整饮食：妊娠期高血压孕妇除摄入足量的蛋白质（100 g/d 以上）、蔬菜，补充维生素、铁和钙剂。食盐不必严格限制，因为长期低盐饮食可引起低钠血症，易发生产后血液循环衰竭，而且低盐饮食也会影响食欲，减少蛋白质的摄入，对母儿健康不利。但全身水肿的孕妇应限制食盐的摄入量。

(3) 加强产前保健：根据病情需要适当增加检查次数，加强母儿监测措施，密切注意病情变化，防止发展为重症。同时向孕妇及家属讲解妊娠期高血压疾病相关知识，便于病情发展时孕妇能及时汇报，并督促孕妇每天数胎动。检测体重，及时发现异样，从而提高孕妇的自我保健意识，并取得家属的支持和理解。

3. 子痫前期的护理

(1) 一般护理：①轻度子痫前期的孕妇需住院治疗，卧床休息，左侧卧位。保持病室安静，避免各种刺激。若孕妇为重度子痫前期，护士还应准备以下物品：呼叫器、床档、急救车、吸引器、氧气、开口器、产包以及急救药品如硫酸镁、葡萄糖酸钙等。②每 4 小时测 1 次血压，如舒张压渐上升，提示病情加重。并随时观察和询问孕妇有无头晕、头痛、恶心等自觉症状。③注意胎心变化，以及胎动、子宫敏感度（肌张力）有无变化。④重度子痫前期孕妇应根据病情需要，适当限制食盐摄入量（每日少于 3 g），每日或隔日测体重，每日记录液体出入量、测尿蛋白。必要时测 24 小时蛋白定量，测肝肾功能、二氧化碳结合力等项目。

(2) 用药护理：硫酸镁是目前治疗子痫前期的首选解痉药物。

镁离子能抑制运动神经末梢对乙酰胆碱的释放，阻断神经和肌肉间的传导，使骨骼肌松弛；镁离子可以刺激血管内皮细胞合成前列环素，降低机体对血管紧张素Ⅱ的反应，缓解血管痉挛状态，从而预防和控制子痫的发作。同时，镁离子可以提高孕妇和胎儿血红蛋白的亲和力，改善氧代谢。护士应明确硫酸镁的用药方法、毒性反应以及注意事项。

用药方法：硫酸镁可采用肌内注射或静脉用药。①肌内注射：通常于用药 2 小时后血液浓度达高峰，且体内浓度下降缓慢，作用时间长，但局部刺激性强，患者常因疼痛而难以接受。注射时应注意使用长针头行深部肌内注射，也可加利多卡因于硫酸镁溶液中，以缓解疼痛刺激，注射后用无菌棉球或创可贴覆盖针孔，防止注射部位感染，必要时可行局部按揉或热敷，促进肌肉组织对药物的吸收。②静脉用药：可行静脉滴注或推注，静脉用药后可使血中浓度迅速达到有效水平，用药后约 1 小时血浓度可达高峰，停药后血浓度下降较快，但可避免肌内注射引起的不适。基于不同用药途径的特点，临床多采用两种方式互补长短。

毒性反应：硫酸镁的治疗浓度和中毒浓度相近，因此在进行硫酸镁治疗时应严密观察其毒性作用，并认真控制硫酸镁的入量。通常主张硫酸镁的滴注速度以 1 g/h 为宜，不超过 2 g/h，每日维持用量15～20 g。硫酸镁过量会使呼吸和心肌收缩功能受到抑制，危及生命。中毒现象首先表现为膝反射减弱或消失，随着血镁浓度的增加可出现全身肌张力减退及呼吸抑制，严重者心跳可突然停止。

注意事项：护士在用药前及用药过程中均应检测孕妇血压，同时还应检测以下指标：①膝腱反射必须存在；②呼吸不少于16 次/分；③尿量每 24 小时不少于 600 mL，或每小时不少于25 mL，尿少提示排泄功能受抑制。镁离子易蓄积发生中毒。由于钙离子可与镁离子争夺神经细胞上的同一受体，阻止镁离子的继续结合，因此应随时准备好 10% 葡萄糖酸钙注射液，以便出现毒性作用时及时予以解毒。10%葡萄糖酸钙 10 mL 在静脉推注时宜在3分钟内推完，必要时可每小时重复 1 次，直至呼吸、排尿和神经抑制恢复正常，但 24 小时内不超过 8 次。

4. 子痫患者的护理

子痫为妊娠期高血压疾病最严重的阶段，直接关系到母儿安危，因此子痫患者的护理极为重要。

（1）协助医生控制抽搐：患者一旦发生抽搐，应尽快控制。硫酸镁为首选药物，必要时可加用强有力的镇静药物。

（2）专人护理，防止受伤：在子痫发生后，首先应保持患者的呼吸道通畅，并立即给氧，用开口器或于上、下磨牙间放置一缠好纱布的压舌板，用舌钳固定舌头，以防咬伤唇舌或发生舌后坠。使患者取头低侧卧位，以防黏液吸入呼吸道或舌头阻塞呼吸道，也可避免发生低血压综合征。必要时，用吸引器吸出喉部黏液或呕吐物，以免窒息。在患者昏迷或未完全清醒时，禁止给予一切饮食和口服药，防止误入呼吸道而致吸入性肺炎。

（3）减少刺激，以免诱发抽搐：患者应安置于单人暗室，保持绝对安静，以避免声、光刺激；一切治疗活动和护理操作尽量轻柔且相对集中，避免干扰患者。

（4）严密监护：密切注意血压、脉搏、呼吸、体温及尿量（留置尿管）、记出入量，及时进行必要的血、尿化验和特殊检查，及早发现脑出血、肺水肿、急性肾衰竭等并发症。

（5）为终止妊娠做好准备：子痫发作者往往在发作后自然临产，应严密观察并及时发现产兆，且做好母子抢救准备。如经治疗病情得以控制仍未临产者，应在孕妇清醒后 24～48 小时内引产；子痫患者经药物控制后 6～12 小时，需考虑终止妊娠。护士应做好终止妊娠的准备。

5. 妊娠期高血压疾病

孕妇的产时及产后护理妊娠期高血压疾病孕妇的分娩方式应根据母儿的情形而定。若决定经阴道分娩，在第一产程中，应密切检测患者的血压、脉搏、尿量、胎心和子宫收缩情况，以及有无自觉症状，血压升高时应及时与医师联系。在第二产程中应尽量缩短产程，避免产妇用力，初产妇可行会阴侧切并用产钳助产。在第三产程中，需预防产后出血，在胎儿娩出前肩后立即静脉推注缩宫素（禁用麦角新碱），及时娩出胎盘并按摩宫底，观察血压变化，重视患者的主诉。病情较重者于分娩开始即需开放静脉通道。胎盘娩出后测血压，病情稳定者，方可送回病房。重症患者产后应继续硫酸镁治疗1～2日，产后21小时至5日内仍有发生子痫的可能，故不可放松治疗及其护理措施。

妊娠期高血压疾病孕妇在产褥期仍需继续监测血压，产后48小时内应至少每4小时观察1次血压，即使产前未发生抽搐，产后48小时亦有发生的可能，故产后48小时内仍应继续硫酸镁的治疗和护理。使用大量硫酸镁的孕妇，产后易发生子宫收缩乏力，恶露较常人多，因此应严密观察子宫复旧情况，严防产后出血。

（五）护理评价

（1）妊娠期高血压孕妇休息充分、睡眠良好、饮食合理，病情缓解，未发展为重症。

（2）子痫前期预防病情得以控制，未发生子痫及并发症。

（3）妊娠期高血压孕妇分娩经过顺利。

（4）治疗中，患者未出现硫酸镁的中毒反应。

第三节　妊娠合并心脏病

一、概述

妊娠合并心脏病是严重的妊娠合并症，在我国孕产妇死因中居第二位。妊娠期、分娩期及产褥期均可使心脏病者的心脏负担加重而诱发心力衰竭，是造成孕产妇死亡的主要原因之一，因此产科工作者必须高度重视。目前，先天性心脏病居妊娠合并心脏病原因的首位，其次是风湿性心脏病。

（一）妊娠期、分娩期及产褥期对心脏病的影响

1. 妊娠期

妊娠期孕妇血容量自孕 6～8 周逐渐增加，至孕 32～34 周达高峰，比非孕期增加 30%～45%。随着血容量增加，心排血量增加，心率加快，心脏负担加重。妊娠晚期，子宫增大，膈肌上升，使心脏向左上方移位，致大血管扭曲，心脏负担进一步加重。

2. 分娩期

此期心脏负担最重。

第一产程：宫缩一次，有 250～500 mL 血液被挤至体循环，回心血量增加，心脏负担增加。

第二产程：宫缩强度进一步加强，加之产妇屏气用力，腹肌及骨骼肌收缩，使肺循环压力及腹压增加，内脏血液大量涌向心脏，此期心脏负担最重。

第三产程：胎儿娩出后，腹压骤减，大量血液向内脏血管灌注，回心血量骤减；胎儿、胎盘娩出后，子宫迅速缩小，胎盘循环停止，子宫血窦内大量的血液进入体循环，回心血量骤增，造成血流动力学急剧改变，使心脏负担加重，诱发心脏病孕妇出现心力衰竭。

3. 产褥期

产后 3 日内仍是心脏负担较重时期，除宫缩使部分血液进入体循环外，妊娠期产妇组织内潴留的液体也回到体循环，使血容量再度增加，诱发心力衰竭。

由此可知，妊娠 32～34 周、分娩期及产褥期的最初 3 日内，心脏负担加重，是心脏病孕妇最易发生心力衰竭的危险时期，应加强监护。

（二）心脏病对妊娠的影响

心脏病不影响受孕，但较重的心脏病患者妊娠后心功能恶化，易致流产、早产、死胎、胎儿生长受限、胎儿宫内窘迫及新生儿

窒息发生率明显增高，围生儿死亡率是正常妊娠的 2～3 倍。

二、护理评估

（一）健康史

（1）妊娠前有无心脏病和风湿热的病史，既往心脏病的治疗经过及心功能状态等。

（2）有无劳力性呼吸困难、夜间端坐呼吸、咯血、胸闷、胸痛等心功能异常的症状。

（3）了解有无妊娠期高血压疾病、重度贫血、上呼吸道感染等诱发心力衰竭的因素。

（二）身体状况

1. 症状评估

（1）心脏病孕妇心功能分级如下。

Ⅰ级：一般体力活动不受限制。

Ⅱ级：一般体力活动稍受限制，活动后心悸、轻度气短，休息时无症状。

Ⅲ级：一般体力活动显著受限制，休息时无不适，轻微日常工作即感不适、心悸、呼吸困难或既往有心力衰竭史者。

Ⅳ级：一般体力活动严重受限制，不能进行任何活动，休息时仍有心悸、呼吸困难等心力衰竭表现。

（2）早期心力衰竭表现如下：①轻微活动后出现胸闷、心悸、气短；②休息时心率每分钟超过 110 次，呼吸每分钟超过 20 次；③夜间常因胸闷而坐起呼吸或到窗口呼吸新鲜空气；④肺底部出现少量持续性湿啰音，咳嗽后不消失。

2. 护理检查

可有以下体征：①Ⅱ级或Ⅲ级以上收缩期杂音；②舒张期杂音；③严重心律失常；④心脏扩大。

3. 辅助检查

（1）心电图：心电图提示心律失常或心肌损害。

（2）X 线检查：显示心脏扩大，个别心腔扩大。

（3）超声心动图检查：显示心肌肥厚、瓣膜运动异常、心内结构畸形。

（4）产科B超检查：了解胎儿的大体情况及生物物理评分。

（5）胎儿电子监护仪：预测子宫内胎儿储备能力，评估胎儿健康。

（三）心理－社会状况

患者常因担心妊娠期间病情加重影响胎儿发育，而感到紧张、恐惧不安，也担心自己无法承受妊娠和分娩带来的风险而出现生命危险。分娩时，恐惧、害怕、宫缩痛及缺氧，使患者烦躁不安，不易与医护合作。

（四）处理要点

根据心功能分级确定是否能妊娠，不宜妊娠者应及时终止妊娠；可妊娠者需加强妊娠期检查及监测。妊娠晚期提前选择适宜的分娩方式，心功能较好、胎位正常、子宫颈条件良好者可行阴道分娩；而心功能分级Ⅲ～Ⅳ级、胎儿偏大、产道异常或有其他并发症者应选择剖宫产。产褥期注意休息及预防感染，心功能Ⅲ级以上者不宜哺乳。

三、护理问题

（一）焦虑

与担心母儿安危有关。

（二）自理能力缺陷

与心功能不全需卧床休息有关。

（三）活动无耐力

与心排血量下降有关。

（四）潜在并发症

心力衰竭、感染或洋地黄中毒。

四、护理措施

（一）一般护理

（1）列入高危妊娠门诊，加强产前检查，及时了解心脏功能及胎儿情况，发现心力衰竭立即入院治疗。

（2）休息：每日保证至少10 h睡眠时间，采取左侧卧位或半卧位。

（3）饮食：高蛋白质、高维生素、低盐、低脂饮食，多吃水果和蔬菜，预防便秘，每周体重增长不超过0.5 kg。

（4）预防心力衰竭：除加强上述各项护理外，还要预防和及时治疗感染、贫血、妊娠期高血压疾病等影响心功能的因素。

（二）病情观察

监测心率、呼吸、液体出入量及胎动计数，如有发热、心悸、气促、咳嗽、水肿等不适及时报告医生。

（三）对症护理

1. 妊娠期

（1）终止妊娠：心功能Ⅲ～Ⅳ级不宜妊娠者，应于孕12周前行人工流产；妊娠12周以上者在控制心力衰竭的基础上行引产术；妊娠已达28周以上者，引产风险太大，应在内科生配合下严密监护，积极防治心力衰竭，使之度过妊娠期与分娩期。

（2）心力衰竭防治：注意休息，营养科学合理。妊娠早期不主张预防性使用洋地黄，早期心力衰竭者可给予地高辛治疗以减少药物的毒性反应；而妊娠晚期治疗原则是待心力衰竭控制后及早剖宫产结束妊娠，挽救生命。

2. 分娩期

（1）分娩方式的选择：心功能Ⅲ～Ⅳ级且有产科指征者，宜选择剖宫产，术时上半身抬高30°，以防出现仰卧位低血压综合征；不宜再妊娠者，同时行输卵管结扎术。而心功能Ⅰ～Ⅱ级且胎儿不大且胎位正常、子宫颈条件好者，可在严密监护下经阴道试产。

（2）第一产程：专人护理，积极与产妇沟通，消除紧张情绪；指导患者深呼吸或按摩腹部以减轻因宫缩引起的腹部不适；充分休息，保存体力，适当镇静；注意控制输液速度，避免增加心脏负担；监测母儿情况及产程进展，做好剖宫产术前准备。

（3）第二产程：避免屏气用力，会阴侧切下行阴道助产，缩短第二产程。

（4）第三产程：胎儿娩出后，产妇腹部用沙袋加压，防止腹压骤降，诱发心力衰竭。应用缩宫素防止产后出血，但禁用麦角新碱，因其可升高静脉压诱发心力衰竭。必要时输血、输液。

3. 产褥期

产后 3 日仍是发生心力衰竭的危险期，要求产妇充分卧床休息 1～2 周；心功能Ⅲ～Ⅳ级者不宜哺乳，及时回乳并指导家属人工喂养；常规应用抗生素至产后 1 周。

（四）心理护理

加强心理安慰，避免孕妇情绪紧张和过度激动，保持平稳豁达心情。

（五）健康指导

（1）心功能达Ⅲ级或以上、有心力衰竭史者不宜妊娠，指导选择有效避孕方法或绝育。

（2）按产妇心功能情况的不同，帮助制订家庭康复计划，指导婴儿的喂养及护理。教会产妇心功能自我监护方法。

（3）出院后注意休息，保持情绪稳定，避免过度劳累。

第四节　妊娠合并贫血

一、概述

妊娠合并贫血是妊娠期常见并发症之一。当红细胞计数 $<3.5\times10^{12}$/L，或血红蛋白 <100 g/L，或红细胞压积在 0.30 以下时，可诊断为妊娠合并贫血。其中以缺铁性贫血最常见，其次是由于叶酸或维生素 B_{12} 缺乏引起的巨幼红细胞性贫血。

（一）贫血对妊娠的影响

轻度贫血一般影响不大，但中、重度贫血可降低孕妇的抵抗力，对出血的耐受力降低，分娩及剖宫产手术风险增高，严重可导致贫血性心脏病、产后出血、失血性休克、产褥感染等并发症，危及孕产妇生命，还可导致子宫缺血，影响胎儿的正常发育，胎儿可出现子宫内发育迟缓、窘迫、死胎、早产、新生儿窒息等。

（二）妊娠对贫血的影响

妊娠期会出现生理性贫血。因胎儿对铁剂的需求量增加，贫血会加重。

二、护理评估

（一）健康史

（1）孕前有无月经过多、寄生虫病或消化道疾病等慢性失血史。

（2）有无妊娠呕吐或慢性腹泻、双胎、铁剂吸收不良、偏食等导致营养不良和缺铁病史。

（二）身体状况

1. 症状评估

了解孕妇有无面色苍白、头晕、眼花、耳鸣、心慌、气短、乏力、食欲不振、腹胀等贫血症状；了解有无手趾及脚趾麻木、健忘、表情淡漠、易出血、易感染等特殊症状。

2. 护理检查

可见皮肤黏膜苍白、指甲脆薄、毛发干燥、口腔炎及舌炎等。

3. 辅助检查

（1）血象检查：缺铁性贫血为小细胞低色素性贫血；巨幼红细胞性贫血呈大细胞性贫血；再生障碍性贫血以全血细胞减少为特征。

（2）血清铁浓度测定：血清铁$<6.5\ \mu mol/L$。

（3）叶酸、维生素 B_{12} 测定：血清叶酸$<6.8\ nmol/L$ 或红细胞叶酸$<227\ nmol/L$。

（4）骨髓检查：缺铁性贫血示红细胞系增生，分类见中、晚幼红细胞增多，含铁血黄素及铁颗粒减少或消失；巨幼红细胞性贫血骨髓红细胞系明显增生，可见典型的巨幼红细胞；再生障碍性贫血示多部位增生减低，有核细胞少。

（三）心理—社会状况

孕妇因担心胎儿及自身健康而焦虑。

（四）处理要点

积极纠正贫血，预防感染，防止胎儿生长受限、胎儿宫内窘迫及产后出血等并发症发生。

三、护理问题

（一）知识缺乏

与缺乏妊娠合并贫血的保健知识及服用铁剂相关的知识有关。

（二）活动无耐力

与贫血引起的疲倦有关。

（三）有胎儿受伤的危险

与母体贫血，供应胎儿氧及营养物质不足有关。

四、护理措施

（一）一般护理

（1）合理安排活动与休息，避免因头晕、乏力而发生摔倒等意外；加强孕期营养，补充高铁、高蛋白质、高维生素 C 的食物。

（2）住院期间加强口腔、外阴、尿道的卫生清洁；接生过程严格无菌操作，产后做好会阴护理，按医嘱给予抗生素预防感染。

（二）病情观察

观察治疗后症状改善情况，注意体温变化及胎动、胎心变化，有异常及时报告处理。

（三）对症护理

1. 补充铁剂

硫酸亚铁 0.3 g，每日 3 次，同时服维生素 C 300 mg 或 10%

稀盐酸 0.5～2 mL 促进铁吸收，宜饭后服用。

2. 补充叶酸

巨幼红细胞性贫血者可每日口服叶酸 15 mg，同服维生素 B_{12} 至贫血改善。

3. 输血

多数患者无需输血，若血红蛋白＜60 g/L，需剖宫产及再生障碍性贫血患者可少量、多次输浓缩红细胞或新鲜全血，输液速度宜慢。

4. 产科处理

如果胎儿情况良好，宜选择经阴道分娩，分娩时应尽量减少出血，防止产程延长、产妇疲乏，必要时可行阴道助产以缩短第二产程。产后应用宫缩剂防止产后出血，并给予广谱抗生素预防感染。此外，贫血极严重或有其他并发症者不宜哺乳。

（四）心理护理

告知孕妇，贫血是可以改善的，只要积极治疗可防止胎儿损伤，减少思想顾虑，缓解不安情绪。

（五）健康指导

（1）孕前应积极治疗失血性疾病，如月经过多、寄生虫病等。

（2）注意孕期营养，多吃木耳、紫菜、动物肝脏、豆制品等含铁丰富的食物，12 周起应适当补充铁剂，服铁剂时禁忌饮浓茶；抗酸药物影响铁剂效果，应避免服用。

（3）定期产检，发现贫血及时纠正。

第五节　妊娠合并糖尿病

一、概述

妊娠糖尿病（gestational diabetes mellitus，GDM）是一组以血糖升高为特征的全身性代谢病，主要包含两种：一种是妊娠前已有糖尿病，之后再妊娠，称为糖尿病合并妊娠；另一种为妊娠前糖代谢正常或潜在糖耐量异常，妊娠期出现或发现糖尿病，称为妊娠期糖尿病（GDM），妊娠合并糖尿病中以后者为主，占80％以上。

（一）妊娠对糖尿病的影响

（1）妊娠早期因胎儿从母体获取葡萄糖，孕妇对葡萄糖的利用增加及从尿中排糖量增加使空腹血糖较低，易发生低血糖。

（2）孕晚期因胎盘分泌各种抗胰岛素样物质增加使部分胰岛素分泌受限的孕妇失代偿，致原有糖尿病加重或出现GDM。

（3）糖尿病在整个妊娠期、分娩期和产褥期的复杂变化，导致全身代谢紊乱，加之用胰岛素治疗期间如不及时调整用量，致血糖过高或过低，易发生酮症酸中毒或低血糖昏迷。

（二）糖尿病对妊娠的影响

1. 对孕妇的影响

妊娠早期可致胚胎发育异常或死亡，流产率增高；妊娠中晚期易并发妊娠期高血压疾病、羊水过多、产后出血等。此外，妊娠期易出现感染性并发症，如外阴阴道假丝酵母菌病、急性肾盂肾炎、尿道炎、产褥感染、乳腺炎等。

2. 对胎儿及新生儿影响

易出现巨大胎儿，还可导致胎儿生长受限、死胎、早产、畸形；新生儿易出现呼吸窘迫综合征、新生儿低血糖，导致新生儿死亡率增加。

二、护理评估

（一）健康史

（1）了解有无糖尿病家族史、患病史，诊疗情况。

（2）既往孕产史，有无死胎、死产、巨大胎儿、畸形儿、新生儿低血糖史。

（二）身体状况

1. 症状评估

（1）了解妊娠期间有无多饮、多食、多尿等糖尿病症状，孕妇有无过度肥胖。

（2）是否出现过面色苍白、出冷汗、头晕、心慌等低血糖反应及恶心、呕吐、视力模糊、呼吸带烂苹果味等酮症酸中毒症状。

（3）了解有无高血压、蛋白尿、巨大胎儿、羊水过多、外阴瘙痒、乳腺炎等合并症的情况。

2. 护理检查

重点检查眼睛、全身皮肤、乳房乳头及外阴、阴道、尿道有无感染及改变。

3. 辅助检查

（1）尿糖、尿酮体监测：阳性者进一步做糖筛查及空腹血糖。

（2）空腹血糖：两次或两次以上空腹血糖≥5.8 mmol/L 者诊断为糖尿病。

（3）糖筛查试验：一般在妊娠 24～28 周进行，将 50 g 葡萄糖粉溶于 200 mL 温水中，5 分钟内喝完，测 1 小时后血糖。阳性者需检查空腹血糖，空腹血糖异常诊断为糖尿病；正常者加做葡萄糖耐量试验（OGTT）。

（4）OGTT：要求空腹 12 小时，口服葡萄糖粉 75 g，测空腹血糖及服糖后 1 小时、2 小时、3 小时四次血糖，其正常上限为空腹5.6 mmol/L、1 小时 10.3 mmol/L、2 小时 8.6 mmol/L、3 小时 6.7 mmol/L。两项或两项以上达到或超过正常值者，可诊断为 GDM，仅一项高于正常值，诊断为糖耐量异常。

（5）眼底检查、糖化血红蛋白、产科 B 超及胎儿成熟度等检查。

（三）心理—社会状况

很多孕妇在未发现糖尿病前心态良好，诊断后常因饮食的控制、血糖的监测及胰岛素的使用等出现厌烦情绪，再加之担心胎儿安危及畸形发生可能，常有焦虑不安感。

（四）处理要点

严格控制血糖，防止营养失调；防止低血糖休克和酮症酸中毒；加强胎儿监护，防止围生儿受伤。

三、护理问题

（一）知识缺乏

缺乏饮食控制的相关知识。

（二）营养失调：低于或高于机体需要量

与血糖代谢异常有关。

（三）有胎儿受伤的危险

与糖尿病引起巨大胎儿、畸形儿、新生儿呼吸窘迫综合征有关。

（四）潜在并发症

酮症酸中毒等。

四、护理措施

（一）一般护理

（1）加强产前检查，妊娠前 10 周，每周 1 次；妊娠 11～35 周，每 2 周 1 次；36 周后，每周 1 次。

（2）因血糖高降低机体的抵抗力，孕产妇易出现上呼吸道、泌尿系统、生殖系统及皮肤的感染。指导孕妇要注意卫生清洁，护理过程中要加强口腔、皮肤、会阴部、乳房的清洁，防止外阴阴道假丝酵母菌病、急性肾盂肾炎、尿道炎、产褥感染、乳腺炎的发生。

（二）病情观察

（1）重点监测尿糖、尿酮体、血糖及胎儿子宫内发育情况，及早发现胎儿畸形及巨大胎儿。

（2）了解有无妊娠期高血压疾病、低血糖反应、酮症酸中毒症状的出现。

（3）产后注意观察体温、子宫复旧、恶露及乳房情况，预防产后出血，若有异常及时处理和报告医生。

（三）对症护理

1. 饮食控制

饮食控制是糖尿病的主要治疗方法，适当增加蔬菜、豆制品、维生素、钙、铁等的摄入。保证血糖维持在 $6.11\sim7.77$ mmol/L 水平而孕妇又无饥饿感为理想。

2. 胰岛素治疗

因口服降糖药可通过胎盘影响胎儿发育，不宜使用。当控制饮食后血糖控制不理想时，主张胰岛素治疗。常采用皮下注射，如果出现酮症酸中毒可在监测条件下静脉用药。使用胰岛素期间务必仔细观察用药反应，避免出现低血糖反应。

3. 分娩期处理

分娩时间如胎儿和孕妇一般情况良好，尽量选择在妊娠 $38\sim39$ 周进行；选择剖宫产者术前 3 小时要停用胰岛素，以防新生儿发生低血糖；选择阴道分娩，要注意防止产程过长，应在12 小时内结束分娩。

4. 产褥期处理

胎盘娩出后，体内抗胰岛素物质急剧减少，大部分 GDM 患者不需要胰岛素治疗。大多产妇可在产后 $1\sim2$ 周血糖恢复正常。

5. 新生儿处理

按高危新生儿护理，予保暖和吸氧，及早开奶，定时喂服葡萄糖水。

（四）心理护理

向孕妇及家人介绍妊娠合并糖尿病的相关知识，了解只要配合治疗，血糖控制在正常水平，不会对母儿造成太大危害，减轻孕妇焦虑不安心理。

（五）健康指导

（1）介绍有关糖尿病的知识，指导患者积极预防糖尿病的危险因素，改变不健康的生活方式，合理膳食，积极参加运动锻炼，减少肥胖。

（2）运动指导：选择一些有氧运动，每天一次，一次持续20～40分钟，餐后1小时进行，避免过度劳累而致低血糖反应。

（3）GDM患者应于产后6～12周行OGTT检查以排除糖尿病合并妊娠。

（4）GDM患者有17％～63％以后会发展为Ⅱ型糖尿病，指导患者定期进行尿糖和血糖测定。

第六节　妊娠合并病毒性肝炎

一、概述

（一）定义

病毒性肝炎是由肝炎病毒引起的，以肝细胞变性坏死为主要病变的传染性疾病。致病病毒分为甲型（HAV）、乙型（HBV）、丙型（HCV）、丁型（HDV）、戊型（HEV）等，其中以乙型最常见。

（二）妊娠、分娩与病毒性肝炎的相互影响

（1）因妊娠反应，孕早期营养摄入不足，蛋白质缺乏，而妊娠期母体新陈代谢率高，使肝内糖原储备减少，肝脏抗病能力降低；孕妇体内雌激素水平增高，而雌激素需在肝内灭活，妨碍了肝脏对脂肪的转运和胆汁的排泄；胎儿的代谢产物也需在母体肝脏内解毒，加重了肝脏负担；分娩过程中的疲劳、缺氧、麻醉、出血等进一步加重了肝脏负担。

（2）病毒性肝炎发生于妊娠早期者，可加重早孕反应；发生于妊娠晚期者，妊娠期高血压疾病的发病率增高；分娩后，因肝脏功能受损，凝血因子合成障碍，产后出血率增高；若为重症肝炎，DIC发生率增加。妊娠期间感染病毒性肝炎者，其胎儿畸形、流产、死胎、死产、早产及新生儿死亡率等均增高。另外，胎儿可因垂直传播而被感染，其中以乙型肝炎最多见。

（三）治疗原则

积极保肝治疗，重症肝炎患者积极预防和治疗肝性脑病、DIC。

二、护理评估

（一）健康史

了解有无与肝炎患者密切接触史，有无输血或血液制品以及使用污染注射用具史等；了解家族史以及本地流行病史；重症肝炎患者应评估其诱发因素，了解其治疗经过；评估患者及家属对疾病相关知识的知晓情况。

（二）生理状况

1. 症状

多表现为食欲缺乏、恶心、呕吐、厌油、腹胀、乏力、肝区疼痛等消化系统症状。重症肝炎起病急，病情重，表现为尿色深黄、畏寒发热、食欲极度减退、频繁呕吐、肝臭味等，可伴有烦躁、嗜睡、神志不清、昏迷等肝性脑病症状。

2. 体征

可有皮肤、巩膜黄染，肝脏肿大、触痛，肝区叩击痛等。重症肝炎患者可有肝脏进行性缩小、腹水甚至嗜睡、昏迷等。

3. 辅助检查

（1）肝功能检查：主要包括 ALT、AST、总胆红素等，协助判断肝脏损伤程度及预后。

（2）血清病毒学检测：根据血清病毒学结果确定其临床意义。

（3）影像学检查：观察有无肝脏肿大或缩小，有无肝硬化或脂肪变性，有无腹腔积液等。

（三）心理—社会因素

评估患者及家属是否因缺乏疾病相关知识或担心胎儿被感染而感到恐惧和焦虑。

（四）高危因素

（1）有输血或血液制品史者。

（2）有吸毒史者。

（3）与肝炎患者有密切接触史者。

（4）来自病毒性肝炎高发区者。

（5）未按计划接种肝炎疫苗者。

三、护理措施

（一）一般护理

除产科一般护理外，还应注意以下问题：

（1）保证充足的休息，每天应睡足 9 小时，并有适当的午休时间。

（2）进食优质蛋白、高维生素、富含碳水化合物、低脂肪食物，并多食新鲜蔬菜和水果，保持大便通畅。

（二）症状与体征护理

（1）注意观察患者有无食欲缺乏、恶心、呕吐、厌油腻、皮肤黄染等临床表现，特别注意早期发现性格改变、行为异常、扑翼样震颤等肝性脑病的前驱症状，并根据患者病情，遵医嘱行保肝治疗。

（2）注意观察有无口鼻、皮肤黏膜等出血倾向，必要时遵医嘱肌内注射维生素 K_1。

（三）用药护理

（1）临产前，遵医嘱给予维生素 K_1 等止血剂，临产后加大剂量。

（2）新生儿出生后尽早注射高效乙肝免疫球蛋白和乙肝疫苗，以阻断或减少乙肝病毒的垂直传播。

（3）产后遵医嘱使用对肝脏损害较小的抗生素预防感染，防止肝炎病情恶化。

（四）分娩期护理

（1）临产后，做好抢救准备，并配血备用。

（2）产程中禁用肥皂水灌肠。

（3）密切观察产程进展，注意有无出血、血液不凝等现象，必要时行阴道助产，以减少产妇体力消耗。

（4）尽可能避免产道损伤、新生儿损伤、羊水吸入等，以减少垂直传播。

（5）分娩时建立静脉通道，胎儿娩出后立即遵医嘱给予宫缩剂，并配合子宫按摩，预防产后出血。

（五）消毒隔离

（1）每次产前检查后，对孕妇所使用过的器械、检查床、床单等使用 2000 mg/L 的含氯消毒液浸泡后进行相应的处理。有条件者可开设隔离诊室。

（2）肝炎孕产妇应置于隔离待产室和分娩间，产妇接触过的所有物品以及产妇的排泄物等均应经 2000 mg/L 的含氯消毒液浸泡后按相关规定进行处理。

（六）心理护理

向孕产妇及家属讲解肝炎对母婴的影响以及消毒隔离的方法与重要性，积极争取其理解与配合，解除或减轻其因患传染病而产生的焦虑和自卑心理。

四、健康指导

（1）妊娠期妇女应加强营养，摄入高蛋白、高碳水化合物、富含维生素的食物，避免因营养不良而增加对肝炎病毒的易感性。

（2）夫妇一方患肝炎者，应坚持使用避孕套，以防交叉感染。

（3）母乳喂养指导：目前认为只要新生儿经主动、被动免疫，母乳喂养是安全的。退乳者应避免使用增加肝脏负担的药物，如己烯雌酚。

五、注意事项

（一）注意保护孕产妇隐私

接触此类患者应注意隔离，但应避免孕产妇遭到医务人员及其他患者在语言和行为等方面的歧视。

（二）母婴传播的问题

在分娩期及产褥期应防止发生母婴传播，按国家规定指导母乳喂养。

第七节　妊娠合并急性阑尾炎

急性阑尾炎是妊娠期最常见的外科疾病。妊娠期急性阑尾炎的发病率与非孕期相同，国内资料 0.5‰～1‰。妊娠各期均可发生急性阑尾炎，但在妊娠前 6 个月常见，分娩期及产褥期少见。通常认为妊娠与急性阑尾炎的发生无内在联系。妊娠期阑尾炎临床表现不典型，增加诊断难度，使孕妇和胎儿的并发症和死亡率大大提高。因此，应掌握妊娠期阑尾炎的特点，早期诊断和及时处理对预后有重要影响。

妊娠初期阑尾的位置与非孕期相似，其根部在右髂前上棘至脐连线中外 1/3 处。

随妊娠周数增加，盲肠和阑尾的位置向上、向外、向后移位。妊娠 3 个月末位于髂嵴下 2 横指，妊娠 5 个月末达髂嵴水平，妊娠 8 个月末上升至髂嵴上 2 横指，妊娠足月可达胆囊区。盲肠和阑尾在向上移位的同时，阑尾呈逆时针方向旋转，一部分被增大子宫覆盖。产后 10～12 日恢复到非孕时位置。

一、妊娠期合并阑尾炎的特点

妊娠并不诱发阑尾炎，但由于妊娠期解剖生理的改变，妊娠时阑尾位置的变化，所发生的阑尾炎有两个特点：一是诊断比较困难，二是炎症容易扩散。

其造成诊断比较困难的因素有：①早孕反应的恶心、呕吐与阑尾炎的症状相似。②增大子宫导致阑尾移位，使腹痛不局限于右下腹。③妊娠期白细胞计数也升高；容易与其他妊娠期腹痛性疾病相混淆，如早产、肾绞痛、肾盂肾炎、胎盘早剥、子宫肌瘤变性等。④妊娠中、晚期阑尾炎的症状不典型。

其导致炎症容易扩散的原因有：①妊娠期盆腔血液及淋巴循环旺盛，毛细血管通透性及组织蛋白溶解能力增强。②增大子宫将腹壁与发炎阑尾分开，使腹壁防卫能力减弱。③子宫妨碍大网膜游走，使大网膜不能抵达感染部位发挥防卫作用。④妊娠期类固醇激素分泌增多，抑制孕妇的免疫机制，促进炎症发展。⑤炎症波及子宫可诱发宫缩，宫缩又促使炎症扩散，易导致弥漫性腹膜炎。⑥症状及体征不典型，容易延误诊疗时机。

二、临床表现及评估

在妊娠的不同时期，急性阑尾炎的临床表现有明显差别。

（1）妊娠早期急性阑尾炎：症状及体征与非孕期基本相同。常有转移性右下腹痛及消化道症状，包括恶心、呕吐、食欲缺乏、便秘和腹泻，急性阑尾炎早期体温正常或轻度升高（通常＜38 ℃）；若有明显体温升高（＞39 ℃）或脉率增快，提示有阑尾穿孔或合并腹膜炎。查体右下腹麦氏点或稍高处有压痛、反跳痛和肌紧张。超声检查有一定帮助。

（2）妊娠中、晚期急性阑尾炎与非孕期表现不同，常无明显的转移性右下腹痛，腹痛和压痛的位置逐渐上升，甚至可达右肋下肝区。阑尾位于子宫背面时，疼痛可位于右侧腰部。增大的子宫将壁腹膜向前顶起，故压痛、反跳痛和肌紧张常不明显。妊娠期有生理性白细胞增加，故白细胞计数对诊断帮助不大，但白细胞计数＞15×10^9/L 时有诊断意义。也有白细胞升高不明显者。超声检查难以得到确诊。

三、护理诊断

（一）焦虑

其与发病突然，正常的生活、工作秩序受影响，缺乏术前准备及术后处理等相关知识有关。

（二）疼痛

其与疾病、手术切口等有关。

四、潜在的并发症

（一）切口感染

切口感染是阑尾切除术后最常见的并发症，多见于化脓性或穿孔性阑尾炎。切口感染可通过术中有效保护切口、彻底止血、消灭死腔等措施得到预防。切口感染的临床表现为术后 2～3 天体温升高，切口局部胀痛或跳痛、红肿、压痛等。治疗原则：先试穿刺抽脓液，或在波动处拆除缝线敞开切口，排除脓液，放置引流，定期换药。一般短期内可愈合。

（二）粘连性肠梗阻

其与局部炎性渗出、手术损伤和术后长期卧床等因素有关。完全性肠梗阻者应手术治疗。

（三）出血

多因阑尾系膜的结扎线松脱而引起系膜血管出血。临床表现为腹痛、腹胀和失血性休克等。一旦发生出血，应立即输血、补液，紧急手术止血。

（四）腹腔感染或脓肿

多发生于化脓性或坏疽性阑尾炎术后，尤其是阑尾穿孔伴腹膜炎的患者。因炎性渗出物常积聚于膈下、盆腔、肠间隙而易形成脓肿。多于术后 5～7 天，患者表现为体温升高或下降后又升高，有腹痛、腹胀、腹部压痛、腹肌紧张或腹部包块，亦可出现直肠子宫膀胱刺激症状及全身中毒症状等。

（五）阑尾残株炎

阑尾切除时若残端保留过长，超过 1 cm，术后残株易复发炎症，仍表现为阑尾炎的症状。X 线钡剂检查可明确诊断。症状较重者，应手术切除阑尾残株。

五、护理措施

（一）术前护理

1. 心理护理

了解患者及其家属的心理反应，在与患者和家属建立良好沟通的基础上，做好解释安慰工作，稳定患者的情绪，减轻其焦虑；向患者和家属介绍有关急性阑尾炎的知识，讲解手术的必要性和重要性，提高他们的认识，使之积极配合治疗和护理。

2. 加强病情的观察

定时测量体温、脉搏、血压和呼吸；加强巡视，观察患者的腹部症状和体征，尤其注意腹痛的变化；禁用镇静止痛剂，如吗啡等，以免掩盖病情。若患者腹痛加剧，出现发热等，应及时通知医师。

3. 避免增加肠内压力

疾病观察期间，患者禁食、输液、应用抗生素；禁服泻药及灌肠，以免肠蠕动加快，增高肠内压力，导致阑尾穿孔或炎症扩散。

（二）术后护理

1. 密切监测生命体征及病情变化

定时测量体温、血压及脉搏，并准确记录；加强巡视，注意倾听患者的主诉，观察患者腹部体征的变化，及时发现异常，通知医师并配合治疗。

2. 体征

患者全麻术后清醒或硬膜外麻醉平卧 6 小时后（中、晚期妊娠患者宜略向左、右侧斜），血压、脉搏平稳者，改为半卧位，以减少腹壁张力，减轻切口疼痛，有利于呼吸和引流。

3. 切口和引流管的护理

保持切口敷料清洁、干燥，及时更换有渗血、渗液污染的敷料；观察切口愈合情况，及时发现切口出血及感染征象。妥善固定引流管，防止扭曲、受压，保持通畅；经常从近端至远端挤压引流管，防止因血块或脓液而堵塞；观察并记录引流液的颜色、性状及量。如引流液量逐渐减少，颜色逐渐变淡至浆液性，患者体温及血象正常，可考虑拔管。

4. 饮食

患者术后禁食、胃肠减压、静脉补液，待肠蠕动恢复、肛门排气后，逐步恢复经口饮食。

5. 抗生素的应用

术后应用有效抗生素，控制感染，防止并发症发生。

6. 活动

鼓励患者术后在床上翻身、活动肢体，待麻醉反应消失后即下床活动，以促进肠蠕动恢复，减少肠粘连的发生。

7. 保胎治疗

若继续妊娠，术后 3～4 日内应给予抑制宫缩药及镇静药保胎治疗。根据妊娠不同时期，早孕期间可给予肌内注射黄体酮，中、晚期妊娠静脉滴注硫酸镁，口服或静脉滴注利托君等。

六、健康指导

（1）指导患者术后饮食鼓励患者摄取营养丰富齐全的食物，以利于切口愈合；饮食种类及量应循序渐进，避免暴饮暴食；注意饮食卫生，避免进食不洁食品。

（2）向患者介绍术后早期离床活动的意义，鼓励患者尽早下床活动，促进肠蠕动恢复，防止术后肠粘连。

第八节　妊娠合并肠梗阻

一、妊娠期合并肠梗阻的特点

妊娠不会引起肠梗阻，但妊娠期某些变化可能容易发生肠梗阻。如妊娠期子宫增大，挤压盆腔内肠管，尤其是乙状结肠；子宫增大牵拉粘连肠管，肠管位置变化发生扭曲或阻塞；妊娠期孕激素水平高，降低肠管平滑肌张力，抑制肠蠕动，甚至发生肠麻痹；肠系膜过长或过短，分娩后肠管位置发生变化等。

妊娠期容易发生肠梗阻的时期为：①妊娠中期子宫升入腹腔时。②妊娠近足月胎头入盆时。③产后子宫迅速缩小，肠袢急剧移位，腹腔内脏之间关系突然发生变化时。

二、临床表现及评估

妊娠期受增大子宫的影响，常使肠梗阻失去典型症状和体征，且这些症状容易与妊娠本身引起的胃肠道症状相混淆，加大诊断难度。肠梗阻主要症状包括：持续性或阵发性腹部绞痛，伴恶心、呕吐、腹胀、停止排气排便等。查体腹部可见肠型、肠蠕动波，听诊肠鸣音亢进、呈高调金属音，可闻及气过水声。叩诊呈鼓音，有腹部振水音，腹部压痛，严重者可有反跳痛和肌紧张。对怀疑肠梗阻的患者应行腹部 X 线检查，出现肠管扩张并有气液平面的肠袢有利于诊断。

三、护理诊断

（一）疼痛

其与肠内容物不能正常运行或通过障碍有关。

（二）不舒适

其与肠梗阻致肠腔积液、积气有关。

（三）体液不足

其与呕吐、禁食、肠腔积液、胃肠减压有关。

四、潜在的并发症

（一）肠坏死

肠坏死与肠扭转、肠绞窄等有关，一旦发生肠坏死，应及时手术，将明确有坏死的肠段切除。

（二）腹腔感染

由腹膜炎或肠坏死、肠穿孔等肠内容物漏出等多种原因引起。加强抗感染治疗，放置引流管并注意引流管通畅。

（三）休克

休克与呕吐、禁食、肠腔积液、胃肠减压导致血容量不足及水电解质失衡有关，也可以由感染等引起。处理针对病因补足液体、抗休克及抗感染治疗。

五、护理措施

（一）非手术治疗的护理

1. 饮食

肠梗阻患者应禁食，若梗阻缓解，如患者排气、排便，腹痛、腹胀消失后可进流质饮食，忌食产气的甜食和牛奶等。

2. 胃肠减压

胃肠减压期间应观察和记录引流液的颜色、性状和量，若发现有血性液，应考虑有绞窄性肠梗阻的可能。

3. 体位

生命体征稳定可取半卧位，可使膈肌下降，减轻腹胀对呼吸循环系统的影响。

4. 缓解腹痛和腹胀

若无肠绞窄或肠麻痹，可应用阿托品类抗胆碱药物解除胃肠道平滑肌痉挛，使腹痛得以缓解。但不可以随意应用吗啡类止痛剂，以免掩盖病情。此外，还可热敷腹部、针灸双侧足三里穴；如无绞窄性肠梗阻，也可从胃管注入液状石蜡，每次 $20\sim30$ mL。

5. 呕吐的护理

呕吐时嘱患者坐起或头侧向一边，以免误吸引起吸入性肺炎或窒息；及时清除口腔内呕吐物，给予漱口，保持口腔清洁，并观察记录呕吐物颜色、性状和量。

6. 记录出入液量和合理输液

观察和记录呕吐量、胃肠减压量和尿量等，结合血清电解质和血气分析结果合理安排输液种类和调节输液量。

7. 防治感染和脓毒症

正确、按时应用抗生素可有效防治细菌感染，减少毒素产生，同时观察用药效果和不良反应。

8. 严密观察病情

定时测量记录体温、脉搏、呼吸、血压，严密观察腹痛、腹胀、呕吐及腹部体征情况，若患者症状与体征不见好转或反有加重，应考虑有肠绞窄的可能。

（二）术后的护理

1. 观察病情

观察患者的生命体征、腹部症状和体征的变化。观察腹痛、腹胀的改善程度，呕吐及肛门排气、排便情况等。留置胃肠减压和腹腔引流管时，观察和记录引流液的颜色、性状及量。

2. 体位

血压平稳后半卧位。

3. 饮食

禁食，禁食期间给予补液。待肠蠕动恢复并有肛门排气后可开始进少量流质；进食后若无不适，逐步过渡至半流质。留置胃肠减压和腹腔引流管时，观察和记录引流液的颜色、性状及量。妥善固定引流管，保持引流通畅，避免受压、扭曲。

六、健康指导

（1）告知患者注意饮食卫生，不吃不洁的食物，避免暴饮暴食。

（2）嘱患者出院后进易消化食物，少食刺激性食物；避免腹部受凉和饭后剧烈活动；保持大便通畅。

（3）患者出院后，若出现腹痛、腹胀及停止排气排便等不适，应及时就诊。

第六章　正常分娩的护理

妊娠满 28 周以后，胎儿及其附属物全部从母体排出的过程称为分娩。妊娠满 28 周至不满 37 周（196～258 日）间分娩，称为早产；妊娠满 37 周至不满 42 周（259～293 日）间分娩，称为足月产；妊娠满 42 周及以后（294 日及以上）分娩，称为过期产。

第一节　影响分娩的因素

一、分娩动因

有关人类分娩的动因虽然经历了漫长的研究过程，也曾有不少学说解释这一现象，但迄今尚无一种学说能够完整确切地阐明，只是从某些侧面说明分娩发动的原因。目前各学说中比较有代表性的主要有以下几种。

（一）神经介质学说

子宫受交感神经和副交感神经的支配，子宫肌层有 α 及 β 肾上腺素能受体和胆碱能受体，子宫的兴奋过程（收缩）是通过 α 受体实现的，而 β 受体则起到舒张子宫的作用。正常妊娠时，这些受体之间处于动态平衡，以保持子宫的稳定。如果这种平衡被打破，兴奋子宫的作用超过稳定子宫的作用时，分娩即开始。临床上亦据此采用拟 β 肾上腺素能药物如利托君（ritodrine，羟苄羟麻黄碱）等抑制子宫收缩治疗先兆早产。

（二）机械性学说

随着妊娠的进展，子宫容积的增加导致子宫内压增加，子宫壁的感受器受到刺激，并对子宫下段和宫颈产生机械性扩张作用，这些作用通过交感神经，经脊髓传入中枢，到达下丘脑和神经垂体，促使催产素释放而引起子宫收缩，使分娩发动。在临床上，羊水过多、双胎等由于子宫过度膨胀，容易导致早产的现象支持这一学说。另外，在胎先露过低及放置水囊时，子宫下段及子宫颈部伸张力增加，亦可刺激宫旁神经感受器发动分娩。但研究发现孕妇血中催产素增高是在分娩发动之后，并不支持此是分娩发动的始发原因。

（三）内分泌控制学说

内分泌控制学说是目前最有影响的学说。

1. 前列腺素学说

前列腺素（prostaglandin，PG）已确认能促宫颈成熟、诱发和刺激子宫收缩并终止各期妊娠。阴道内或宫颈内局部使用 PG 或口服 PG，均可使宫颈变软、展退而达成熟。研究发现，妊娠子宫、绒毛膜、羊膜、脐带、胎盘等均可合成和释放前列腺素，但 PG 进入血液循环迅即灭活，因此能够引起宫缩的 PG 应产自子宫本身，分娩前蜕膜中和羊水中的花生四烯酸（前列腺素的前身物质）明显增加，在前列腺素酶作用下合成 PG，子宫肌细胞内含有丰富的 PG 受体，两者作用促使子宫收缩，故前列腺素可能参与了分娩的发动。

2. 催产素及其受体学说

催产素有刺激子宫收缩的作用。临床上足月孕妇应用缩宫素（即催产素）成功引产已历史悠久。研究证明：其催产作用是通过催产素受体（oxytocin receptor，OTR）实现的。Soloff 发现，在临产前子宫肌层 OTR 急剧增加，从而提供了子宫收缩的物质基础，同时由于子宫张力的增加和先露部压迫子宫下段，通过神经反射刺激催产素释放，从而造成分娩发动。一些基于药理学的研究显示，缩宫素不仅可以刺激子宫肌收缩，而且还可以促进蜕膜细胞合成 PG。在人绒毛膜－蜕膜的组织培养基中，缩宫素能明显增加 PGE_2 和 $PGF_{2\alpha}$ 的生成。在牛和绵羊的孕期子宫内膜中，缩宫

素能刺激 $PGF_{2\alpha}$ 的生成，其生成量随着孕周的增加而增加，且伴随着 OTR 的变化。应用 PG 合成抑制剂将大大降低预产期大鼠子宫内的 OTR，而应用 $PGF_{2\alpha}$ 将使 OTR 的量重新升高。因此，推测存在这样一个正反馈环：催产素刺激 PG 的合成，而 PG 又刺激 OTR 的产生。

3. 雌激素与孕酮

人类妊娠处于高雌激素状态，但至今缺乏足够证据确认雌激素能发动分娩。孕酮具有明显的抑制子宫收缩的作用，动物实验亦表明某些动物分娩发动前均先有血中孕酮水平的明显下降，所以过去有学者认为这可能是导致分娩发动的一个原因。但近年观察分娩时产妇血中未见孕酮水平降低。

（四）宫颈成熟和子宫下段形成学说

子宫下段由子宫峡部发展形成，非孕时子宫峡部长约 1 cm，肌层以螺旋形排列的平滑肌为主形成坚强的子宫内口关闭宫腔。随着妊娠的进展，峡部被逐渐地拉长形成子宫下段，其闭锁宫腔的功能也逐渐地消失。随着宫腔压力的增加，子宫下段和宫颈被动地伸展并与附着其上的蜕膜发生相对的错位。此外，宫颈的成熟与分娩的发动有明显的时相关系。大量的临床实践证明，宫颈的成熟程度与临产的时间、产程的长短、分娩能否顺利均密切相关。故宫颈的成熟和子宫下段的形成与发育被认为是分娩发动的必要条件。

（五）免疫学说

近年来的研究表明，免疫因素在分娩发动中亦可能起到了重要作用。有学者认为孕妇的免疫系统对胎儿、胎盘等附属物的识别能力增加，致出现排斥反应时即可导致分娩发动。

总之，人类分娩发动的机制是一个十分复杂的渐进过程，是由多个可能独立但又相互关联的机制所控制。临床上子宫肌开始收缩可能是几天来逐渐改变的子宫肌活动的最后进程，是诸多因素综合作用的结果，任何一个单一的因素都无法解释其真正的内涵。

二、决定分娩的因素

决定分娩的因素包括产力、产道、胎儿及精神心理因素。各因素在分娩过程中相互影响，任何一个因素异常或相互不适应，均有可能影响产程的顺利进展，导致难产的发生。分娩是一个动态变化的过程，产力和胎儿的情况是两个影响较大的因素。有效的产力、胎先露沿产道的下降，胎儿储备的适应性，在产程中是必须监测的重要项目。

（一）产力

产力是指将胎儿及其附属物从宫腔内逼出的动力，包括子宫收缩力、腹肌和膈肌收缩力、肛提肌收缩力，其中子宫收缩力是最重要的，贯穿在整个产程中并起着主导作用，腹肌、膈肌和肛提肌则在第二产程中起辅助作用。

1. 子宫收缩力

临产的子宫收缩力（简称宫缩）可迫使宫颈管消失、宫口扩张、胎先露下降和胎盘胎膜的娩出。正常的子宫收缩具有自主的节律性、对称性、极性和缩复作用的特性。

（1）节律性：节律性的宫缩是临产的重要标志之一，正常宫缩是子宫体部不随意、有节律的阵发性收缩。每次收缩可分为加强期、极期和减弱期。收缩之后有一个间歇期，子宫肌肉松弛，然后再收缩，如此反复直至分娩结束。

分娩开始时，宫缩持续约30秒，间歇期约5～6分钟。随着产程的进展，持续时间渐长可达60秒，间歇期渐缩短至1～2分钟，宫缩强度逐渐增加，子宫内压逐渐加大，宫腔压力于临产初期约25～30 mmHg，第一产程末约40～60 mmHg，第二产程可高达100～150 mmHg，在宫缩间歇期仅为6～12 mmHg。宫缩时，子宫肌壁血管及胎盘受压，致使子宫胎盘血流量减少。宫缩间歇期，子宫胎盘血流量又可重新恢复。在分娩的过程中，这种宫缩的节律性变化，对胎儿适应分娩是非常重要的。

（2）对称性和极性：正常宫缩起自两侧子宫角部，先迅速向宫底部中线集中，左、右对称，再以 2 cm/s 的速度向子宫下段扩散，约15秒均匀地遍布整个子宫。子宫收缩以宫底部最强最持久，向下渐次减弱。此即为宫缩的对称性和极性。

（3）缩复作用：子宫体部的肌肉在收缩时肌纤维缩短变粗，但在舒张时肌纤维不能恢复到原状态而固定于较收缩前略短的状态。如此经过多次反复的收缩，肌纤维越来越短。此称为缩复作用。子宫下段的肌纤维则正好相反，肌肉收缩后，在舒张时肌纤维固定于比原先较长的状态。但两者的肌张力均没有改变。子宫上部的肌壁进行性的增厚，宫腔缩小，迫使胎先露下降，子宫下段渐被拉长、扩张，并将宫颈向外上方牵拉，宫颈逐渐变短而消失。

2. 腹肌和膈肌的收缩力

腹肌和膈肌收缩力（腹压）是第二产程的重要辅助产力，可帮助胎儿的娩出。当宫口开全，先露下降达盆底时，前羊水囊和先露部压迫直肠和盆底组织，反射性地引起排便动作，产妇主动屏气，腹肌和膈肌收缩，腹压增高以助胎儿娩出。腹压只在第二产程中应用最有效，否则不但无益，反而易致产妇疲劳，且可将宫颈被挤压在先露部与骨盆之间造成血液回流障碍，致使宫颈水肿，产程延长。第三产程时，腹压还有助于胎盘的娩出。

3. 肛提肌收缩力

肛提肌的收缩有助于胎先露在骨盆腔的内旋转。当胎头枕部露于耻骨弓下时，还能协助胎头仰伸和娩出。第三产程肛提肌收缩有助于已降至阴道内的胎盘娩出。

（二）产道

产道是胎儿娩出的通道，分骨产道和软产道两部分。

1. 骨产道

骨产道指真骨盆，在分娩过程中变化较少，是一个相对固定的因素，在妊娠晚期，骨盆各联合部的韧带受妊娠激素的影响而松弛，可使骨盆的容积略有增加。骨产道的大小、形状与分娩密切相关。

2. 软产道

软产道由子宫下段、子宫颈、阴道和骨盆底软组织组成。

（1）子宫下段的形成：子宫下段由子宫峡部发展形成。子宫峡部非孕时长约 1 cm，妊娠 12 周后逐渐伸展为宫腔的一部分，至妊娠晚期逐渐被拉长形成子宫下段，临产后的规律宫缩进一步使子宫下段拉长达 7～10 cm，肌壁变薄成为软产道的一部分。此时子宫体部的肌纤维因缩复作用越来越厚，在宫体上部和子宫下段之间由于肌壁的厚薄不同，在子宫内面两者的交界处形成环状的隆起，称生理性缩复环。

（2）子宫颈：临产前宫颈长约 2 cm，初产妇的子宫颈外口闭合，经产妇则较松可容一指。临产后由于受子宫体收缩的牵拉和前羊水囊楔形下压的作用，宫颈向上、向外扩展，使宫颈管形如漏斗状，渐与子宫下段连成一体，成为子宫下段的一部分，此时宫颈外口变化不大，随着产程进展，宫颈外口逐渐扩张。初产妇和经产妇宫颈的变化形式不完全相同，初产妇多先是宫颈管消失，随后宫颈外口扩张；经产妇则是宫颈消失和宫口扩张同时进行。当宫口扩张达 10 cm 时，称宫口开全。

（3）骨盆底、阴道及会阴的变化：分娩时随着先露的下降，前羊水囊和胎儿的先露部将阴道逐渐撑开，破膜后先露下降直接压迫盆底，使软产道的下段成为一个向前弯曲的管道，其前壁短而后壁长，阴道外口开向前方。同时阴道皱襞展平使腔道加宽，肛提肌向下及向两侧扩展，肌束分开，肌纤维拉长，会阴体也由厚 5 cm 被压成约 2～4 mm 薄的组织，以利胎儿通过。此时若不注意保护会阴，易造成会阴的撕裂。

（三）胎　儿

胎儿的大小、胎位及有无畸形是影响分娩过程的重要因素。

1. 胎儿的大小

胎儿的大小是与骨盆的大小相对而言，胎头是胎体的最大部分，其可塑性最小，最难通过产道，但如果胎儿过于肥胖，也可由于皮下脂肪过多而造成难产。

(1) 胎头的径线。①双顶径：两侧顶骨隆突间的距离，是胎头的最大横径，临床可用 B 超测此径线判断胎儿大小。正常妊娠足月时平均值约 9.3 cm。②枕额径：又称前后径，为鼻根至枕外隆凸间的距离，正常足月胎儿的平均值为 11.3 cm。③枕下前囟径：又称小斜径，指前囟中央至枕外隆凸下方的距离，正常足月时平均值为 9.5 cm，是胎头的最小径线。④枕颏径：又称大斜径，为颏骨下方中央至后囟顶部之间的距离，正常足月时平均为 13.3 cm，是胎头的最大径线。

(2) 胎头颅骨及胎头变形：胎头颅骨由顶骨、额骨、颞骨和枕骨组成，胎儿时期各骨尚未融合在一起而留有缝隙称为颅缝，两颅缝交界的空隙较大处称为囟门。额骨与顶骨之间的颅缝称冠状缝，两顶骨之间的颅缝称矢状缝，顶骨与枕骨之间的颅缝称人字缝，两额骨之间的颅缝称额缝。冠状缝与矢状缝、额缝的交汇处空隙较大，称前囟（又称大囟），位于胎头前方，呈菱形；矢状缝与人字缝之间交汇处的空隙较小，称后囟（又称小囟），位于胎头后方，呈三角形。各颅缝和囟门之间均有软组织覆盖，故骨板之间有一定的活动余地，胎头有一定的可塑性，临产后，通过颅骨的轻度重叠使胎头变形，缩小胎头体积，有利于胎头的娩出。

(3) 胎儿的体重：胎儿过大（正常胎儿体重为 2500～3999 g）不仅可因胎头较大易发生头盆不称，而且可由于双肩径较大或软组织、皮下脂肪多而致分娩困难。

2. 胎位

产道是一个纵行的弯曲管道，当胎体的纵轴与骨盆轴一致（即纵产式）时容易通过，阴道分娩的可能性很大。横产式时胎儿纵轴与骨盆轴垂直，足月活胎无法通过产道。

胎儿各部中以头的周径最大，肩次之，臀最小，如胎头能顺利通过产道，则肩和臀的娩出应无大障碍。头位时，在分娩过程中胎头可有较长的变形机会并适应骨盆，有利于胎头的娩出；臀位时，胎臀较头小且软，先娩出时阴道、宫颈等软产道不能充分扩张，而后出头又没有变形的机会，易使胎头娩出困难，新生儿发生损伤和死亡的机会较大。

3. 胎儿畸形

胎儿的某一部位发育异常，如脑积水、连体儿、巨大的畸胎瘤等，由于胎头或胎体过大，导致分娩困难。

（四）精神心理因素

在分娩过程中，精神心理状态可以明显的影响产力。临床观察发现：心理应激可导致一系列神经－内分泌变化，如交感－肾上腺髓质系统和下丘脑－垂体－肾上腺皮质系统的活性增加，血中皮质醇和儿茶酚胺水平增高，从而影响子宫的正常收缩。焦虑时去甲肾上腺素的减少可使子宫收缩力减弱而对疼痛的敏感性增加等，均可干扰产程的进展，导致难产的发生。

第二节 分娩中母体及胎儿的状况与适应性变化

一、母体的状况及适应性变化

（一）产妇的精神状况

妊娠加重孕妇的身体负担，造成了一系列的生理改变，也对其精神状态产生了相当的影响。分娩对产妇而言，更是重要时刻，集喜悦、期盼、等待、惧怕、担忧等复杂心情于一时，初产妇从亲友中听到有关分娩的感受和体验，分娩中可能出现的意外，对疼痛的顾虑等常给产妇造成较大的精神压力。加之临产后阵缩的干扰、活动的受限、对休息和饮食的影响，使体力消耗，加以环境的生疏，很容易引起大脑皮质功能紊乱，造成宫缩乏力或不协调，宫口扩张缓慢，产程延长，危害母儿安全。

（二）生殖系统

1. 子宫及宫腔内压力的变化

妊娠足月时子宫增大变软由非孕时的 7 cm×5 cm×3 cm 增加至 35 cm×22 cm×25 cm，宫腔容量达到 5000 mL，妊娠晚期常有不规则的宫缩，但宫腔压力常不会超过 $10\sim15$ mmHg。分娩期，子宫出现节律性的收缩，宫腔压力渐次增高，到第二产程可增加到$100\sim150$ mmHg。

2. 软产道

妊娠晚期，子宫峡部被牵拉扩张成子宫下段。临产后，由于子宫的收缩，下段被进一步拉长、扩张、变薄，宫体与子宫下段之间因肌层厚薄不一，形成一生理性缩复环，随着产程的进展，此环的位置可相应的上升，至宫口开全时可达耻骨联合上方 6 cm。随着下段的扩张及先露的下降，宫颈管亦被牵拉扩张逐渐消失，宫口随之扩张，宫口开全后，胎先露到达盆底进入阴道，阴道被扩展，会阴体亦逐渐伸展变成极薄的组织，此时会阴极易被撕裂。

3. 骨产道

妊娠期间，由于雌、孕激素的作用，骨盆的关节韧带松弛，妊娠晚期及分娩期，由于先露的入盆和下降，产生对骨产道的压迫和扩张作用，耻骨联合可增宽约 5 mm，骶髂关节亦有轻微增宽，能使骨盆入口横径增宽近 1 cm，骨盆的容积亦有加大。

（三）血液循环系统

妊娠期血容量增加，其中尤以血浆的增加更明显。故孕妇出现血液稀释，同时白细胞亦增加，凝血因子 Ⅱ、Ⅴ、Ⅶ、Ⅷ、Ⅸ均有增加，使血液处于一种高凝状态。分娩时，白细胞增加更明显，以中性粒细胞增多为主，有利于防止感染，血液的高凝状态则可防止产后出血。

妊娠期，由于血容量的增加，膈肌上抬致心脏移位等原因，心脏的负担明显加重。分娩后随着子宫的收缩，将子宫内血液挤入周围循环，回心血液增加，心输出量增加，血压可上升，宫缩间歇，血压又下降。进入第二产程，除宫缩外，腹肌、膈肌和骨骼肌均参与活动，外周阻力更为加大，产妇屏气用腹压使肺循环压力增加，内脏血涌向心脏，血压升高更加明显。第三产程胎儿娩出后，腹压骤减，血液淤滞于内脏，回心血量突然减少，胎盘娩出后子宫迅速缩小，大量血液又突然从子宫进入血液循环。以上种种原因，均使分娩期心脏的负担明显加重。

（四）消化系统

在分娩过程中，产妇的胃肠道消化吸收功能均减弱，宫缩强烈时常引起反射性恶心、呕吐，以致产妇摄入不足，而分娩又致消耗过度。故产妇易劳累、疲乏甚至虚脱，影响产程进展。

（五）泌尿系统

分娩后因先露部挤压膀胱，可致黏膜充血、水肿、渗血，并容易发生排尿不畅及尿潴留。

（六）酸碱平衡

分娩对母体的酸碱平衡有较大影响，由于呼吸次数的增加，体力的消耗，摄入的相对不足等，引起体内乳酸、丙酮酸和酮体的堆积，产妇的血液循环可有进行性代谢性酸中毒现象，尤以滞产的产妇更为突出。

二、胎儿的状况及其适应性变化

分娩时，由于宫缩的影响，子宫胎盘血流量减少，脐带受压，胎儿缺氧，使胎儿承受最大的压力，处于一个独特易受伤害的境地，但胎儿并不是完全被动地受伤害，而是有一系列的生理变化，保证重要生命脏器如脑、心的血氧供应。

（一）胎儿循环系统的变化

胎儿循环系统的解剖与成人不同，其特征是有三个解剖分流，通过这三个分流途径可以调节器官的血流量，在缺氧时，可保证重要生命脏器的供血供氧。

1. 胎儿血分流

（1）静脉导管：位于肝门静脉、脐静脉和下腔静脉之间。正常情况下，来自脐静脉的血约55％经静脉导管直接进入下腔静脉，其余部分进入肝脏；在缺氧时，静脉导管的血流发生改变，肝的血供下降，保证最大数量的氧合血进入右心。

（2）卵圆孔：位于两心房之间，此分流是为了使氧合良好的下腔静脉血通过卵圆孔直接进入左心房。

（3）动脉导管：位于肺动脉和主动脉弓之间。

2.胎儿心功能的调节

胎儿缺氧时，低氧刺激了主动脉弓的化学感受器，从而引起心血管的反应，可分为两个阶段：首先迷走神经张力增加，心率迅速下降，血压不变；第二阶段交感神经张力增加，广泛的血管收缩，导致血压升高。血管的收缩使胎儿体内血流再分配，保证重要脏器的供血。血压升高作用于压力感受器反射性导致心动过缓，减少心脏耗氧。这是胎儿对缺氧的一个自发调节机制。

（二）胎儿的酸碱平衡

胎儿有一个有效的对抗酸中毒的缓冲系统，且随着胎儿成熟其缓冲效率逐步提高。短时间缺氧对酸碱状况没有影响，但较重的缺氧产生的乳酸血症将会使血 pH 值下降。Piquard 等研究发现，胎儿乳酸产生量在分娩中不断增加，所以胎儿均有发展为代谢性酸中毒的倾向。导致酸中毒的乳酸主要来自胎儿本身，只有极少来自于产妇。但由于分娩中产妇乳酸增加，可以影响乳酸从胎儿至母亲的排泄导致胎儿乳酸堆积性酸中毒，而且随着产程的进展，尤其在第二产程末期，此种变化越发明显。所以在第二产程末期适当加速胎儿娩出对胎儿有利。Vintzileos 等研究发现，分娩中酸中毒首先导致胎儿呼吸运动丧失，进而胎动消失及肌张力下降。

第三节　正常胎位的分娩机制

产道是一个不甚规则的弯曲圆筒形管道，胎儿娩出时必须采用一系列的动作以适应产道的变化。分娩机制是指胎儿先露部随着骨盆各平面的不同形态，被动地进行一系列适应性的转动，以其最小径线通过产道的全过程。现以枕左前位为例说明分娩机制（图 6-1）。

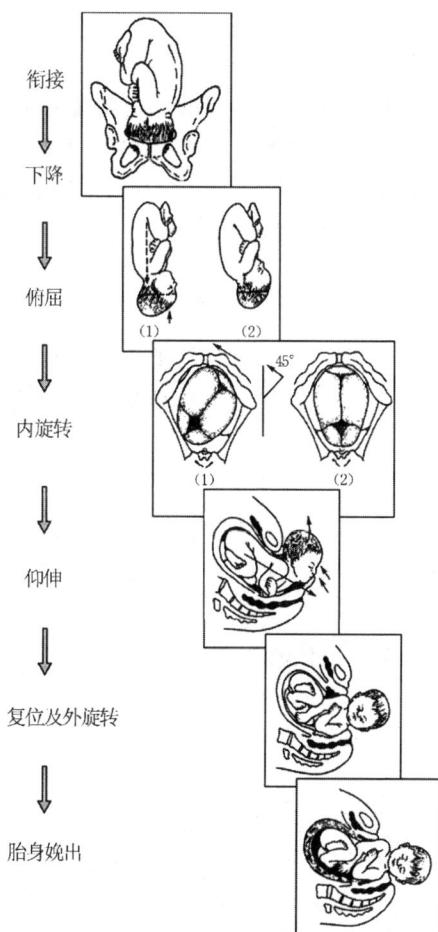

衔接

下降

俯屈

内旋转

仰伸

复位及外旋转

胎身娩出

图 6-1 正常胎位的分娩机制

一、衔接

胎头双顶径进入骨盆入口平面，颅骨最低点达到或接近坐骨棘水平称为衔接，枕前位时胎头呈半俯屈状态以枕额径衔接，枕左前位时胎头的矢状缝位于入口右斜径上。

二、下降

胎头沿骨盆轴前进的动作称下降。下降贯穿在整个分娩过程中。下降的动力来自子宫收缩，子宫收缩的力量经宫底直接下压胎儿臀及通过羊水传导至胎儿，胎儿躯干伸直，加强宫缩的传导。第二产程时腹压亦可迫使胎头下降。

三、俯屈

胎头下降至盆底时，遇到盆底的阻力，借杠杆作用进一步俯屈，下颏贴近胸部，以枕下前囟径代替枕额径，用较小的径线适应产道。

四、内旋转

胎头沿骨盆轴而旋转，使其矢状缝与中骨盆及出口前后径相一致的动作称为内旋转。内旋转使胎头适应中骨盆及出口前后径大于横径的特点，枕左前位时，胎头枕骨向前旋转45°，到达耻骨联合后方。

五、仰伸

胎头完成内旋转后继续下降到达阴道口，宫缩和腹压继续迫使胎头下降，肛提肌收缩又将胎头向前推进，两者的合力将胎头沿骨盆轴的方向向下向前转向上，当胎头枕骨下部到达耻骨联合下缘时，即以耻骨弓为支点，胎头逐渐仰伸，使顶、额、鼻、口、颏相继娩出。此时胎儿双肩径亦沿左斜径进入骨盆入口。

六、复位及外旋转

胎头娩出时，胎儿双肩径在骨盆入口左斜径上，胎头娩出后，枕部即向左旋转45°，以与肩恢复正常关系，此为复位。胎肩在骨盆内继续下降，前肩向前旋转45°，使双肩径与出口前后径相一致，胎头亦在外继续向左旋转 45°，此即为外旋转。

七、胎儿娩出

胎头完成外旋转后，胎儿前（右）肩自耻骨弓下先娩出，继之后（左）肩自会阴前缘娩出，肩娩出后，胎体及下肢随之顺利娩出。

必须指出，分娩机制中各动作的进行并不是完全截然分段进行，而是连续进行，下降动作始终贯穿于整个分娩过程之中。

第四节 妊娠晚期引产的护理

一、概述

妊娠晚期当继续妊娠将威胁孕妇或胎儿的安全，则需要计划分娩终止妊娠。妊娠晚期引产是指在自然临产前通过药物等手段使产程发动，达到分娩的目的。主要是为了使胎儿及早脱离不良的宫内环境，解除与缓解孕妇并发症而采取的一种措施，是产科处理高危妊娠最常用的手段之一。即在分娩自然发动之前，人为地扩张宫颈，诱导宫缩，使胎儿娩出。引产成功的前提条件是宫颈成熟（常用宫颈 Bishop 评分评估）。引产最常用的方法为静脉滴注缩宫素，它能很快地刺激宫缩，但对宫颈扩张没有直接作用，如宫颈评分小于6分时，缩宫素引产失败率高。

（一）适应证

妊娠期高血压疾病；过期妊娠或延期妊娠（妊娠已达 41 周仍未临产）；胎膜早破；妊娠并发症如心脏病、肾炎、糖尿病等；前置胎盘和胎盘早剥，引起反复出血，而孕妇情况良好者；羊水过多，引起压迫症状者；巨大儿；母儿血型不合。

（二）禁忌证

明显头盆不称；瘢痕子宫；严重胎儿胎盘功能低下；胎儿宫内窘迫；母体状态不能耐受分娩负担者；胎位异常。

（三）引产时机的选择

严格掌握引产指征、选择好引产时机是减少引产失败的前提。应避免盲目引产造成引产失败剖宫产率的增加。对于病情控制满意的妊娠期并发症，应尽量在达预产期时终止妊娠，过早易导致引产失败。对于过期（延期）妊娠，目前的研究已明确表明 41 周引产可降低羊水胎粪污染、胎心异常和剖宫产率。而对于胎膜早破，90％会在 24 小时内自然临产，因此国际上多数医院选择在破膜后 12～24 小时引产。

（四）引产失败的定义

经促宫颈成熟 72 小时后宫颈评分仍达不到 6 分者，或人工破膜术加缩宫素静脉滴注引产 24 小时仍未临产者，或胎膜早破引产 24 小时仍未临产者均视为引产失败。

（五）引产前准备

（1）做无应激试验（NST）或缩宫素激惹试验（OCT）等应激试验，行 B 超检查胎儿、羊水、胎盘等，证实胎儿宫内情况良好，能耐受宫缩压力时方可引产，否则应选择剖宫产。

（2）判断宫颈成熟与否（包括颈管变短、消失、软化和扩张等过程），应用 Bishop 评分法（表 6-1），评分≥6 分提示宫颈成熟，评分<6 分提示宫颈不成熟，需要促宫颈成熟后引产。其中宫颈扩张评分≥1 分和颈管消失评分≥2 分是引产成功的关键。促进宫颈成熟方法有：①机械法：宫颈局部扩张装置；②药物法：雌激素、缩宫素、前列腺素、硫酸脱氢表雄酮，如以 5％葡萄糖 500 mL 中加 1 U 缩宫素静脉滴注，根据宫缩调节滴速，连续静脉滴注12 小时，连用 3 天；或用地诺前列酮（控释前列腺素 E_2 栓剂，每枚含有地诺前列酮 10 mg）阴道后穹隆放置，12～24 小时取出。

表 6-1　Bishop 评分法

评分	0	1	2	3
宫颈口扩张（cm）	0	1～2	3～4	≥5
宫颈管消失（%）	0～30	40～50	60～70	80～100
子宫颈质地	硬	中	软	
子宫颈位置	后	中	前	
胎先露高低	−3	−2	−1 或 0	+1 或以上

宫颈成熟度对引产成功很重要，Bishop 评分是目前判断宫颈成熟的国际公认标准。宫颈 Bishop 评分越低，引产失败率越高。因此引产前应有效地促宫颈成熟，改善宫颈条件以提高引产成功率。前列腺素是目前最有效的促宫颈成熟剂，使用促宫颈成熟剂后引产成功率可达 80% 以上。此外，引产是否成功还取决于患者产次、孕龄、母亲体重指数、新生儿体重等因素。经产妇较初产妇引产成功率高，而新生儿体重超过 3.5 kg 则引产失败率增加。

二、药物引产

（一）常用药物

1. 缩宫素静脉滴注引产

静脉滴注缩宫素是引产最常用的方法，它能很快地刺激诱发宫缩。推测缩宫素引产，一方面缩宫素与子宫肌中的 OTR 结合刺激子宫肌收缩，另一方面缩宫素刺激子宫肌及蜕膜组织中的 PGE_2、$PGF_{2\alpha}$ 浓度升高促进子宫肌收缩，两方面共同促进引产的成功。将缩宫素配成 0.5% 浓度的溶液（2.5 U 加入 5% 葡萄糖 500 mL 内），每 3 滴为 1 mU（每滴为 0.33 mU）缩宫素，自 8 滴/分（2.5 mU/min）开始，如滴注 15 分钟无宫缩，则滴数增加一倍，30 分钟后仍无宫缩，逐渐增加滴数至 30 滴/分，直至宫缩每 10 分钟 3 次，每次宫缩持续 30～40 秒为止。如仍无效，增加缩宫素浓度为 1%，滴数则应减半，即 4 滴/分开始，找出适合的浓度与滴速。在足月妊娠或近足月产妇，静脉滴注缩宫素的原则是：以 0.5% 的浓度、8 滴/分开始，根据宫缩情况调整滴数，但最多不超过 30 滴/分（10 mU/min），最大浓度宜控制在 2% 以内。中孕、死胎，浓度逐渐可达 6%～8%，但应警惕子宫破裂，滴注时必须有专人密切观察。

当子宫达到有效规律收缩后，保持该浓度和静脉滴注速度，专人观察至分娩结束，以免产妇移动而改变了进入量。因缩宫素静脉注射敏感阈各人不同，一人可有多倍他人的用量，故难以规定标准剂量、安全剂量，只能按生物测定原则，观察子宫反应来衡量。一次引产用液不宜超过 1000 mL/d。不成功者可于第 2 天重复应用上述方法，或改用其他方法引产。必要时可在引产前加用前列腺素制剂促进子宫颈成熟，提高引产效果。

缩宫素引产因其具有可调性、可控性及可监测性，故安全性高，常作为临床上足月妊娠引产的主要方法。

2. 前列腺素

前列腺素（prostaglandin，PG）是一类具有广泛生理活性的不饱和脂肪酸，与生殖密切相关的是前列腺素 E_1（PGE_1）、前列腺素 E_2（PGE_2）和前列腺素 F_{2a}（PGF_{2a}）3 种。PGE_2 与 PGF_{2a} 在妊娠与分娩的过程中发挥着重要作用，如子宫收缩、宫颈软化等，并以妊娠晚期的子宫最敏感。前列腺素能促进宫颈结缔组织释放多种蛋白酶，促进胶原纤维降解而软化宫颈，同时引起子宫平滑肌收缩而发动分娩，12 小时可明显改善宫颈评分，所以不仅能诱发宫缩，还能促进宫颈成熟，对分娩发动起主导作用。其给药途径广泛，可舌下含化、口服用药或阴道用药，且效果较好。药物可能引起恶心、呕吐、腹泻、头痛、心动过速、血压下降等不良反应。合并有心、肝、肾疾病，严重贫血、青光眼或哮喘的孕妇禁用。

（二）潜在的并发症

（1）胎儿宫内窘迫：与子宫收缩过频、过强，胎盘功能下降，胎儿储备能力较差有关。

（2）强直性子宫收缩：因为对引产药物的敏感度因人而异。

（3）子宫先兆破裂：与头盆不称、瘢痕子宫有关。

（三）护理处理

（1）详细询问病史，全身体检，产科检查，B超，血、尿、肝、肾功能检查，做胎儿心电监护，宫颈 Bishop 评分，宫颈未成熟促其成熟等。

（2）心理护理：注意产妇精神有无紧张，多数产妇常担心用药对胎儿有影响，用药多长时间能临产。护理人员首先讲解用药原理，其次说明用药注意事项，要严格按时按量用药，以达到应有的效果，消除产妇及其家属的疑虑心理，稳定情绪，增强其分娩的信心和安全感。

（3）观察引产过程：药物引产给药期间需有专人观察脉搏、血压、宫缩和胎心。

静脉滴注缩宫素引产，用药后即必须有医护专人守候，密切观察宫缩强度、持续时间及频率（有效宫缩以每10分钟有3～5次宫缩，每次宫缩持续 30～45 秒为适宜），勤听胎心及注意脉搏、血压变化和尿量等。有条件可采用胎心监护，以发现潜在的胎心变化。对于出现过强、过频或高张型宫缩，胎心变慢或不规则，或出现重度变异减速（VD）及晚期减速（LD），则应立即停止滴注引产，可使宫缩缓解，因缩宫素的半衰期仅 3 分钟左右。对停止滴注而过强宫缩仍不缓解者，可用硫酸镁3～4 g 加入葡萄糖液10 mL 中静脉缓推。此外，静脉滴注缩宫素还应注意有无过敏现象，如烦躁、胸闷、气急、寒战、荨麻疹等。若出现则及时停止滴注，必要时给予抗过敏抢救措施。为预防过强宫缩所致胎死宫内或子宫破裂的发生，不宜行缩宫素肌内注射、穴位注射或黏膜给药引产，因上述给药方法剂量难以控制。

使用前列腺素制剂过程中应密切观察宫缩情况，起初可1～2 小时观察监测胎心一次。若10分钟有宫缩3次，则应停止用药。

（4）引产催产过程中，注意产程监护，了解宫口扩张及先露下降情况。如宫缩规律而产程停滞，则应找出原因，排除有无头盆不称或胎位不正、先露异常等情况。

（5）为避免过强宫缩所致的急产、软产道损伤，进入产程活跃期后应注意调节缩宫素滴速，减少其用量。

（6）有子宫瘢痕史者引产过程中注意子宫下段或瘢痕处有无压痛，以及时发现子宫破裂先兆。

（7）注意液体入量，防止输入过量引起水中毒。心脏病患者及重度妊高征者尤应注意控制输液量，并注意尿量。

（8）如当天引产至晚9～10点不成功，应停止引产使产妇休息安睡，第二、三天可继续进行。注意各种引产方法相配合，促使引产早日成功。

（9）孕妇输注葡萄糖可引起胎儿低钠血症，出生后发生黄疸的机会较正常钠水平者高3.5倍，故应注意液体的选择。应用缩宫素者新生儿病理性黄疸发生率比未用者增加，分析可能为缩宫素通过胎盘屏障进入胎儿血液循环，占据了血浆部分清蛋白结合位点，使游离胆红素增加所致；或缩宫素静脉滴注与导致胎儿宫内窘迫有关。

三、低位水囊引产

低位水囊引产过去为中期妊娠引产的一种方法，目前也用于晚期妊娠促宫颈成熟，主要通过水囊机械性扩张宫颈作用，水囊置入处的胎膜剥离，局部前列腺素产生，以及水囊压迫宫颈反射性引起神经垂体催产素释放增加诱导子宫收缩等机制，促进宫颈软化、扩张。

（一）适应证

中期或晚期妊娠，头位且有阴道分娩条件者。

（二）操作步骤

1. 水囊制备

取一根18号橡皮导尿管，顶端绑一长5cm不漏气的乳胶手套（或小气球，或2只套在一起的阴茎套），绑时排尽套内空气，高压消毒或煮沸20分钟消毒后备用。

2. 放置方法

产妇排尿后取膀胱截石位，外阴、阴道、宫颈常规消毒。宫颈钳夹住宫颈前唇固定，用卵圆钳夹住消毒好的小囊送入宫颈内口上，囊内注入无菌生理盐水 $100\sim250$ mL 后用线扎紧导尿管末端。并用一块苯扎溴铵（新洁尔灭）纱布包绕导尿管末端留置阴道内。

（二）潜在的并发症

（1）感染：与消毒、无菌操作不严格有关。

（2）胎盘早剥、出血：与损伤、放置水囊位置不当或放置过深、触及胎盘有关。

（三）护理处理

（1）术前询问近 1 个月有无性交史，检查阴道清洁度，有滴虫、真菌者应常规给予阴道上药治疗 3 天。

（2）放水囊前常规进行肥皂水灌肠，检查胎位，听胎心，行 B 超检查明确胎盘位置，排除前置（低置）胎盘，行宫颈成熟度评分。

（3）术中必须严格无菌操作，气囊不要触碰阴道壁。放置水囊不宜过深，囊内注液量不宜过多，以免引起胎方位的改变，或引起迷走神经反射症状。

（4）术后可随意活动，但应注意听胎心，观察产程，每 4 小时测体温、脉搏一次，必要时查血象，观察有无感染。

（5）放置水囊时间不宜超过 $24\sim36$ 小时，遇有宫缩过强、出血较多、体温超过 38 ℃或阴道分泌物有臭味等感染征象，应及时取出水囊。放置水囊后应常规使用抗生素预防感染。

（6）水囊脱落宫缩减弱，或宫缩发动超过 12 小时，总产程超过 20 小时，宜行人工破膜加缩宫素静脉滴注引产。

（7）一次水囊引产失败，最好改用其他方法引产。

临床上对于已过预产期，孕周无误，宫颈 Bishop 评分＜5 分，无产科禁忌证的孕妇可考虑使用。

第五节 分娩的诊断及产程的分期

一、先兆临产

在分娩发动前，往往出现一些症状预示分娩即将开始，称为先兆临产。

（一）假临产

又称假阵缩，即在分娩发动前孕妇出现的不规则的宫缩，其特点是持续时间短且不恒定，一般小于 30 秒，强度不大，间歇时间长且不规律，不伴有宫颈的缩短和宫口的扩张，并可被镇静剂抑制。这种假阵缩有助于宫颈的成熟。但过频可干扰孕妇的休息，使孕妇疲乏。

（二）胎儿下降感

临产前因胎儿先露部下降进入盆腔，宫底下降，孕妇可感胎儿下降，上腹部较前舒适，呼吸轻快，但因先露压迫膀胱，可出现尿频。

（三）见红

在分娩前 24～48 小时内，因下段的扩张，宫颈内口处附近的胎膜与宫壁分离，毛细血管破裂，经阴道排出少量血液并与宫颈管内的黏液相混，称为见红，是分娩即将开始的一个比较可靠的征象。

二、临产的诊断

临产开始的标志是规律而逐渐加强的子宫收缩，同时伴随进行性的宫颈消失及宫口扩张和胎先露的下降。

规律性宫缩的判断一般以每 10 分钟 3 次，每次持续 30 秒以上为准。但临床上准确判定分娩开始时间仍比较困难，多数是以产妇的回忆和主诉决定产程开始的时间，因此这是一个大概的时间。临床上判断宫缩不应只以产妇的自觉症状为依据，因产妇的敏感性各不相同。故应进行认真、仔细的连续观察。

三、产程分期

分娩全过程是从开始出现规律性宫缩至胎儿胎盘娩出为止，简称总产程。临床一般分为三个产程。个别学者为了强调产后2小时内的观察，提出分为四个产程。

第一产程：又称宫颈扩张期，从开始出现间歇5～6分钟的规律宫缩开始，到子宫口开全。初产妇约需11～12小时，经产妇约需6～8小时。

第二产程：又称胎儿娩出期，指从宫口开全到胎儿娩出。初产妇约需1～2小时；经产妇一般数分钟即可，但也可长达1小时。

第三产程：又称胎盘娩出期，指从胎儿娩出到胎盘娩出，约需15～30分钟，不超过30分钟。

有学者提出自胎盘娩出至产后2小时内为第四产程，此为产后出血的高发时段，这一时期主要观察产后产妇的子宫收缩、阴道流血、会阴伤口以及产后全身的状况。

第六节　产妇在分娩各期的动态评估和护理

一、第一产程

（一）临床表现

1. 规律宫缩

产程开始时，宫缩相对较弱，持续时间短约30秒，间隔时间长约5～6分钟，随着产程的进展，宫缩不断加强，到第一产程末期宫口近开全时，宫缩持续时间可达1分钟，间歇仅1分钟或稍长。

2. 宫颈扩张

宫颈扩张是第一产程的主要特点，随着子宫收缩及先露的下降压迫，宫颈管渐消失，宫口渐扩张，宫口开大到 10 cm 时，称宫口开全。此时，颈口边缘消失，子宫下段及阴道连通成宽阔的筒腔。

3. 胎头下降

第一产程末，胎头可下降至坐骨棘平面下 2～3 cm（S^{+2}～S^{+3}）水平。

4. 胎膜破裂

简称破膜，如未临产破膜称胎膜早破。宫缩时，胎先露下降，将羊水阻断成前后两部分。在先露前面的羊水量不多，约100 mL，称前羊水，可形成前羊水囊帮助扩张宫颈，随着宫缩增加，前羊水囊内的压力增高，当达到一定限度时则自然破裂称为破膜。破膜通常在第一产程末时发生。

（二）产程观察和处理

1. 病史

收集有关的基本资料如个人资料，包括年龄、婚龄、育龄、身高、体重、营养状况、发育情况、既往病史、过敏史、月经史、婚育史、妊娠分娩史等，了解本次妊娠的经过，包括末次月经、预产期、妊娠早期有无感冒、不良服药史，有无接触毒物、放射线等，有无阴道流血、妊娠期高血压疾病等情况，产检情况如何，并对各项基本资料进行评估，找出可能对待产妇和分娩产生不利影响的危险因素。

2. 身心状况

（1）一般情况：测量产妇的体温、脉搏、呼吸、血压。临产后，产妇的呼吸和脉搏可稍有增加，宫缩时血压可上升 4～10 mmHg。了解宫底高度、胎方位、胎先露，测量骨盆的各径线，听诊胎心情况。

（2）宫缩：子宫收缩的组成部分包括基础张力、强度或振幅、频率、持续时间和波形。基础张力是在宫缩间歇期所记录的最低压力。正常妊娠时，基础张力在 8～12 mmHg 之间。决定宫缩强度的是子宫肌的总体面积和激发的肌细胞数。当收缩的强度超过基础张力约 10 mmHg 时，子宫的收缩方可从腹部触及，称为触诊感觉阈，此界线又受到腹壁厚度和羊水量的影响。当宫缩强度高于基础张力不超过 15 mmHg 时，往往不致引起痛感，但每个产妇的痛阈存在一定的差异。

临产后，宫缩的强度达到 20～30 mmHg 以上，故自腹部可扪及，表现为宫缩时宫体隆起变硬，间歇期则松弛变软，随着产程的进展，宫缩强度渐增，持续时间渐长，间歇时间渐短，用手在宫底部可了解宫缩的情况。

（3）宫颈扩张和胎头下降：临床上常采用产程图（图 6-2）来描述宫口扩张和胎头下降的情况以说明产程进展并指导产程的处理。

第一产程宫颈扩张可分为潜伏期和活跃期。潜伏期是指从规律性宫缩开始至宫口扩张 3 cm，此时宫颈扩张缓慢，平均每 2～3 小时扩张 1 cm，约需 8 小时，最大时限为 16 小时。活跃期是指宫口扩张 3 cm 到宫口开全（10 cm）。此时扩张速度明显加快，约需 4 小时，最大时限 8 小时。活跃期又分为三期：最初是加速期，宫口扩张到 4 cm，约需 1.5 小时；接着是最大加速期，宫口由 4 cm 扩张到 9 cm，约需 2 小时；最后是减速期，宫口扩张从 9 cm 至开全，约需 30 分钟。

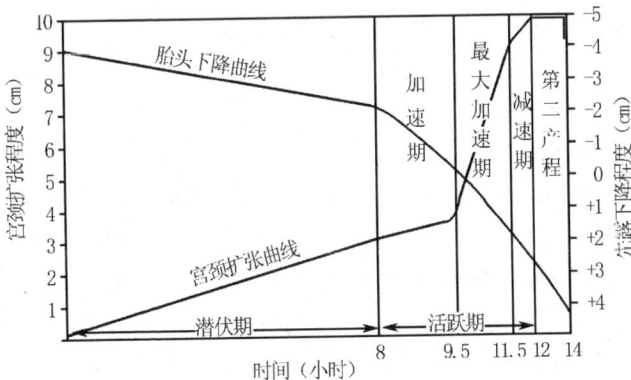

图 6-2　产程图

胎头下降以胎头颅骨的最低点与坐骨棘平面的关系标明，坐骨棘水平标志为"0"，在坐骨棘平面以上，以"－"表示，如"－1"表示在棘上 1 cm；坐骨棘平面以下，以"＋"表示，如"＋1"表示在棘下 1 cm，以此类推（图 6-3）。胎头在潜伏期下降不明显，活跃期下降加快，平均每小时下降 0.86 cm。

通过肛门指诊或者阴道检查可了解宫口扩张和胎头下降。

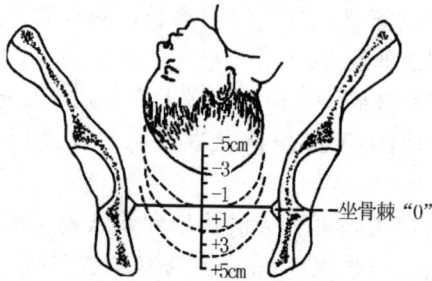

图 6-3　胎头高低的判断

（4）破膜：破膜时，阴道可见羊水流出，羊水正常为无色，无味，略显混浊的不透明液体。破膜时，应注意记录破膜的时间，羊水的量及性状，并应检查胎心是否正常。

（5）胎心情况：用听诊器或多普勒仪于宫缩间歇期可闻及胎心，正常胎心为 120～160 次/分。

（6）心理状态：护士应通过产妇的表现、言语、姿势、感知水平、情绪及不适程度来评估其心理状态。有些新入院的产妇还会出现陌生和孤独感。

3. 辅助检查

（1）肛门检查：可了解宫口开大和胎先露下降情况以助判断产程的进展。肛门检查的次数不宜过多，临产初期隔 4 小时一次。方法：产妇仰卧，两腿屈曲分开，检查者站于产妇的右侧，右手示指戴指套蘸肥皂水后，轻轻伸入直肠内，拇指伸直，其余指握拳。直肠内的示指先向后触及尾骨尖，了解尾骨的活动度，再摸两侧的坐骨棘是否突出，并确定胎头高低，然后用指端掌侧探查子宫口，摸清四周边缘。宫口近开全时，仅能摸到部分边缘。宫口开全时则摸不到宫颈。未破膜时，在胎头前方可触到有弹性的囊状胎胞。已破膜者，则能直接触到胎头，有时尚可扪及颅缝和囟门的位置，帮助确定胎位。宫口开大以厘米或横指计算，每横指相当于 1.5 cm，10 cm 为开全。

（2）阴道检查：当肛诊不清或产程进展不顺利时需行阴道检查，阴道检查应在严格消毒后进行。

（3）胎儿监护仪：①描记宫缩曲线：可以了解宫缩强度、频率和宫缩持续和间歇的时间。②描记胎心曲线：可显示胎心率及其与子宫收缩的关系，判断胎儿在宫内的状态。

（4）胎儿头皮血检查：正常胎儿头皮血 pH 值为 7.25～7.35。如 pH 值<7.25，提示胎儿存在酸中毒。

（5）查血、尿常规、血型、出血时间、凝血时间、血小板。

（三）护理问题

焦虑和抑郁；疼痛；尿潴留。

1. 相关因素

分娩对于产妇来说是特殊的生理过程，对于初产妇，由于缺乏分娩的体验，与知识、经验的缺乏，或没有受过产前宣教有关。常对可能产生的不良后果深感担忧，有统计 90% 产妇对分娩有恐惧感，由于分娩知识缺乏及宫缩引起的疼痛不适，容易导致焦虑、抑郁，产妇的不良情绪可促进儿茶酚胺的分泌，使宫缩不协调，阻碍产程的进展，增加难产的机会，使手术率、胎儿窘迫、产后出血发生率增加。随着先露下降压迫，产妇可出现排尿困难致尿潴留。

2. 主要表现

随着宫缩的出现，产妇渐感腹痛腹胀不适，宫颈、宫口逐渐扩张、消失，胎头亦逐渐下降，一般在宫口近开全时，出现破膜，少量前羊水流出。

3. 护理措施

根据相关护理问题、主要表现等进行护理评估，制定相应的护理措施。

（1）鉴别真假临产：若为真临产，帮助产妇办好入院手续。

（2）采集病史：详细阅读既往产前检查记录，无产前检查者则应按产前检查要求进行采集，了解末次月经、预产期、妊娠经过、宫缩开始的时间，有无破膜及破膜时间，有无异常阴道流血，既往是否有妊娠、分娩史、有无难产史等，写好入院病史记录。

（3）检查：除生命体征及一般体查外，重点在于产科检查。了解宫缩的强度、频率、胎位、胎心及先露下降和骨盆情况。肛诊了解宫口开大及先露下降及是否破膜。有阴道流血者禁肛诊。做好有关药敏试验并记录。估计产程中可能出现的问题，如有异常情况，及时报告医师。

（4）创造安静、舒适、轻松的待产环境。发挥支持系统的作用，产前给予丈夫或家属有关分娩的知识信息，允许丈夫或家属在待产过程中陪伴产妇以帮助安抚和指导产妇。

（5）建立良好的护患关系，尊重产妇并给予同情，态度和蔼亲切，接受产妇的各种行为表现，并对其不良情绪和表现进行安抚。多与产妇交流，将产程进展的信息及时向产妇传达，营造轻松良好的氛围；调动产妇的主观能动性，改变大脑皮质的活动，抑制宫缩和会阴扩张所致的疼痛条件反射，提高痛阈，保持健康的心态。护理人员应具备正常妊娠、分娩知识并体现充分的自信，提高产妇对自己的信任度。耐心回答产妇的问题，对产程中的有关操作，应事先给予解释、说明，争取产妇的理解与配合。

4. 健康指导

做好分娩宣教，让产妇理解和掌握分娩的经过、可能的变化和出现的问题，指导产妇采取良好的应对措施。正确对待分娩阵痛，使产妇保持健康的心态，在精神上树立自然分娩的信心，消除紧张、恐惧心理，阻断恐惧－紧张－疼痛的恶性循环。

（四）潜在并发症

（1）胎膜早破。

（2）胎儿宫内窘迫。

（3）宫缩乏力，产程延长，滞产。

（五）护理处理

1. 产程护理

（1）观察生命体征：每 4～6 小时测量一次体温、脉搏、呼吸、血压，如有异常，增加检查次数并给予相应处理。

（2）饮食：临产后产妇的胃肠功能减弱，加之宫缩的不适，常拒绝进食，有些产妇尚会出现恶心、呕吐，且产妇在产程中消耗很大，产程时间亦较长，如不保证能量的供应，易致产妇衰弱。所以应鼓励产妇在宫缩间歇时摄取清淡而富有营养的饮食，以流质或液体为宜。

（3）活动、休息与体位：在临产的早期，如无阴道流血、破膜或使用了镇静剂等原因，应鼓励产妇多活动，有利于宫口扩张和先露下降及减轻不适，进入活跃期后则应在床上休息为主，休息的体位应以产妇感到舒适为宜，平卧时应鼓励侧卧位，以左侧卧位为最好，避免子宫对下腔静脉的压迫。

（4）清洁卫生：产程中产妇出汗增多，阴道分泌物及羊水的外流可污染外阴、衣裤、床单等造成不适，应注意协助产妇洗脸、洗手、更衣、换床单等，保持清洁与舒适。剃除外阴部的阴毛，并用肥皂水和温开水清洗。

（5）排尿与排便：督促产妇每 2～3 小时排尿一次，如膀胱过度充盈会影响胎头下降、延长产程并导致尿潴留。经产妇宫口扩张<2 cm，初产妇<4 cm，可考虑灌肠，灌肠溶液选用 0.2％肥皂水 500～1000 mL，禁用生理盐水，以防钠离子的吸收。灌肠的操作会对产妇造成不适与困窘。故在执行前应先向产妇解释清楚并顾及产妇的隐私，操作尽可能轻柔，利用两次宫缩间歇期插管，灌肠液的温度应接近体温。灌肠后观察宫缩及胎心，做好记录，嘱产妇有便意时入厕排便（注意有人陪伴），排便后应进行会阴冲洗一次，减少粪便污染的可能。

2. 产程观察

（1）观察宫缩：用手在腹壁宫底部触诊或胎儿监护仪观察宫

缩，一般连续观察三次宫缩，认真记录。

（2）胎心监测：产程中一般每 1～2 小时听一次胎心，进入活跃期后应缩短听诊间隔时间，每次听诊应达 1 分钟，在宫缩间歇期进行，如有异常应及时处理并报告医师，做好记录。

（3）肛诊及产程图：可了解和显示宫口扩张及先露下降情况。一般宫口开大<3 cm 时，每2～4 小时作一次肛诊；>3 cm 时，每1～2 小时作一次肛诊，每次检查不超过 2 人。检查后做好记录并描记产程图。

（4）注意破膜：一旦出现破膜，应立即听取胎心并记录破膜时间、羊水量和性状、胎心率。破膜后应卧床休息，注意外阴清洁，垫上消毒垫。

3. 配合治疗

（1）待产妇如需注射镇静镇痛药如哌替啶、地西泮时，应按医嘱及时、准确执行。注射后应嘱待产妇卧床休息，并提供生活帮助。

（2）配合做阴道检查：检查前应向产妇解释原因，操作程序及可能出现的不适，准备好膀胱截石位，外阴消毒并垫以消毒垫，准备好器械及用物，帮助排空膀胱。检查前后应听胎心并记录。

（3）对需滴注缩宫素的产妇，帮助建立输液通道，并专人严密观察缩宫素使用过程中的宫缩及胎心情况，以随时调整缩宫素的滴速及用量。

（4）破膜超过 12 小时未分娩者，按医嘱给予抗生素预防感染。

二、第二产程

（一）临床表现

1. 子宫收缩增强

此时宫缩的强度及频率都达到高峰，每次宫缩持续达 1 分钟以上，间歇仅 1～2 分钟。

2.产妇感肛门坠胀及排便感

当胎头下降达盆底时，压迫盆底组织，产妇出现排便感并不自主地向下屏气，此时会阴体渐变薄，肛门松弛。

3.胎儿下降及娩出

随着宫缩促使胎头下降，胎头最终暴露于阴道口。开始时在宫缩时胎头露于阴道口，宫缩间歇时胎头又缩回阴道内，此称为"拨露"。随着产程的进展，露出阴道的胎头部分越来越大，当胎头双顶径越过骨盆出口时，胎头即不再回缩，此称为胎头"着冠"。此后，会阴极度扩张伸展变薄，胎头进行仰伸而娩出。随之胎头复位和外旋转，前肩和后肩相继娩出，胎体很快娩出并伴后羊水排出。

待产妇进入第二产程如仍未破膜将会影响胎头下降，此时应在宫缩间歇时行人工破膜。

（二）护理问题

疼痛；有体液不足的危险；有受伤的危险。

1.相关因素

进入第二产程，子宫收缩进一步加强，腹肌及骨骼肌亦出现收缩参与产程，加之胎头下降对盆底的压迫，产妇疼痛、腰骶酸痛、腿部肌肉痉挛均较第一产程加剧，产妇的体力消耗很大，表现为大汗淋漓，会阴体伸展变薄有被撕裂的可能及发生阴道、宫颈裂伤及新生儿产伤。

2.主要表现

宫口开全后，子宫收缩渐增强，胎头下降压迫盆底组织，使产妇屏气用腹压，胎头继续下降并逐渐外露于阴道口，"拨露"并"着冠"，随之胎头、胎肩、胎体相继娩出。

3.护理措施

根据相关护理问题、主要表现等进行护理评估，制定相应的护理措施。

（1）监测产程进展及胎心变化，及时处理。

（2）做好接生准备。

（3）协助胎儿娩出。

4. 健康指导

正确指导产妇屏气用腹压。

（三）潜在的并发症

（1）软产道损伤。

（2）胎儿窘迫。

（3）出血。

（4）第二产程延长或停滞。

（四）护理处理

1. 一般处理

（1）病史：资料同第一产程内容，了解第一产程经过及处理情况。

（2）身心状况：由于疼痛不适加剧及体力的过多消耗，产妇的不舒适感明显增加，表现为大汗淋漓，四肢随意活动，阴道分泌物增加，会阴体伸展变薄有被撕裂的可能，恐惧、急躁情绪比第一产程加剧，常表现为烦躁不安，合作性下降。

（3）辅助检查：用胎儿监护仪监测胎心率及基线变化，如有异常应及时处理。

2. 产程护理

（1）心理护理：第二产程期间助产士应陪伴在旁，给产妇安慰和支持，缓解、消除其紧张和恐惧。出汗多时帮助擦拭，宫缩间歇期协助饮水。

（2）监测胎心：第二产程因宫缩频而密，对胎儿的干扰大，胎儿此时易出现缺氧。故应勤听胎心，一般每5～10分钟听一次，必要时用胎心监护仪协助观察。如胎心确有变异，反映胎儿宫内缺氧严重时，应行阴道检查尽快结束分娩。

（3）指导产妇屏气用腹压：第二产程的首要护理目标在于教导产妇如何用腹压，将胎儿娩出，此时产妇往往有不自主向下用力屏气的动作，如果用力不当，不但效果不佳且消耗体力。正确的屏气方法是在子宫收缩时，先深吸一口气，憋住，向下似排便样屏气用力，在气用尽后，如果仍有宫缩，则再吸一口气憋住往下用力直至宫缩结束。在宫缩间歇时，全身肌肉放松，安静休息。传统的用力法是鼓励产妇在宫缩时屏气用力的时间尽可能地长久，但由此可能造成母体血氧不足以及胎盘血流量减少，胎儿血氧分压降低，PCO_2 分压增高，pH 值降低，胎心率异常的发生率增加。亦有很多文献提倡一种方法叫生理性第二产程的处理形式，即鼓励待产妇在她不自主地想用力时（而非在每次宫缩时）作短时间的用力（约 6~7 秒），而且用力时可以缓缓吐气，则可避免传统法的诸多缺点。

3. 接生准备

初产妇宫口开全，经产妇宫口扩张 4 cm，应将其送至产房做好接生准备。

（1）待产妇的准备：①分娩的姿势：可有膀胱截石位、半坐卧式、坐式及蹲式数种体位，每种姿势均有其优缺点。选择何种姿势取决于医院的现有设备及由医师决定。我国目前各医院仍以传统的膀胱截石位最为普遍。②会阴的清洁消毒：取仰卧位双脚屈曲分开，臀下放一便盆或塑料布，用消毒纱布蘸肥皂水擦洗外阴，顺序是大小阴唇、阴阜、大腿内上 1/3、会阴及肛门周围，然后用温开水冲掉肥皂水，再用 1‰苯扎溴铵或聚维酮碘冲洗消毒，顺序同上，随后取出臀下的便盆或塑料布，铺无菌巾于臀下。

（2）物品准备：①打开产包，检查包内物品，按需要添加物品，如注射、麻醉用物、新生儿吸痰管等。②新生儿睡床，根据季节加放毛毯、热水袋，如为早产儿，应准备好暖箱。

（3）接生者的准备：接生的助产士按手术要求洗手消毒，穿手术衣，戴消毒手套，并给已完成外阴部消毒的待产妇铺消毒单，肛门处用双层无菌巾遮挡。

4. 接产

（1）接产要领：保护会阴的同时，协助胎头俯屈，让胎头的最小径线（枕下前囟径）在宫缩间歇时缓慢地通过阴道口，此是预防会阴撕裂的关键。正确地娩出胎肩，此时仍应注意保护会阴。

（2）接产前宣教：向产妇解释接产的过程，让待产妇了解所应给予的配合及重要性，如配合不好时可能导致的严重后果，并告之待产妇配合的技巧。

（3）接产步骤：接产者在产妇右侧，当胎头拨露使会阴后联合紧张时，应开始保护会阴。方法是：会阴部盖上一块无菌巾，接产者右肘支在产床上，右手拇指与其余四指分开，用手掌大鱼际肌顶住会阴部。每当宫缩时应向上内方托压，同时左手向下轻压胎头枕部，协助胎头俯屈和使胎头缓慢下降。宫缩间歇时，右手稍放松以免压迫过久造成会阴水肿。当胎头枕部在耻骨弓下露出时，左手按分娩机制协助胎头仰伸，此时若宫缩强，应嘱产妇哈气解除腹压，让产妇在宫缩间歇时稍向下屏气，使胎头缓慢娩出，此时右手仍应保护会阴，不要急于娩出胎肩，而先以左手自鼻根向下颏挤压，挤出口鼻内的黏液和羊水，然后协助胎头复位和外旋转，使双肩径与骨盆出口前后径一致。接产者左手将胎儿颈部向下轻压，使前肩自耻骨弓下娩出，继之再上托胎颈，使后肩从会阴前缘缓缓娩出（图 6-4）。双肩娩出后方可放松右手，双手协助胎体及下肢娩出，并记录胎儿娩出时间。胎儿娩出后，在产妇臀下置一弯盘以计测出血量。

（4）会阴切开的指征：接产时如发现会阴过紧、水肿、瘢痕或胎儿过大，估计分娩时会阴撕裂不可避免者，或母儿有病理情况急需结束分娩者。

会阴切开术包括：①会阴侧斜切开（左侧）术。局部麻醉后，术者宫缩时以左手中、示指伸入阴道内，撑起左侧阴道壁引导剪刀方向保证不伤及胎头，右手用钝头直剪自会阴后联合中线向左侧 45°方向切开会阴，切口长约 4～5 cm，注意阴道黏膜与皮肤切口长度一致（图 6-5）。此法损伤组织多，出血多，缝合难度较大。②会阴正中切开术。宫缩时沿会阴后联合中央垂直切开，切口长约 2 cm（图 6-6）。此方法剪开组织少，出血少，易缝合，术后组织肿胀少，疼痛轻，但切口有自然延长损伤肛门括约肌甚至直肠的危险，故胎儿大或接产技术不熟练者不宜采用。

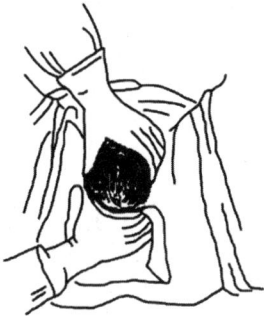
（1）保护会阴，协助胎头俯屈

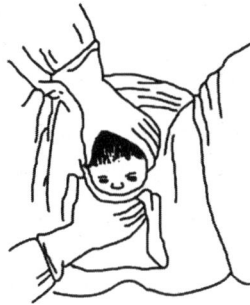
（2）协助胎头仰伸

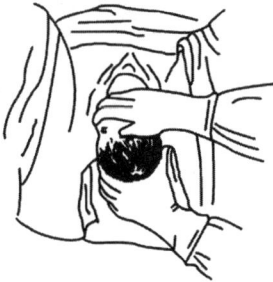
（3）助前肩娩出

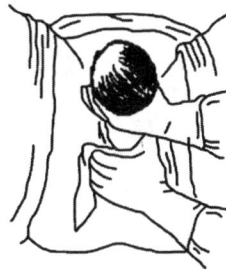
（4）助后肩娩出

图 6-4 接产步骤

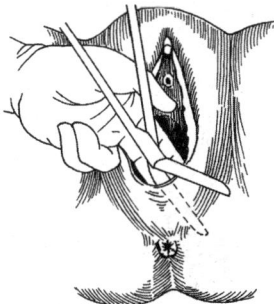

图 6-5 会阴左侧后－斜切开

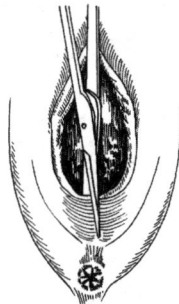

图 6-6 会阴正中切开

（5）脐带绕颈的处理：如胎儿娩出有脐带绕颈一周且较松时，可用手将脐带沿肩推下或沿胎头滑出，如绕颈较紧或缠绕2周以上，则用两把止血钳将其一段夹住，从中剪断，注意勿损伤皮肤，松解脐带后再协助胎肩娩出（图6-7）。

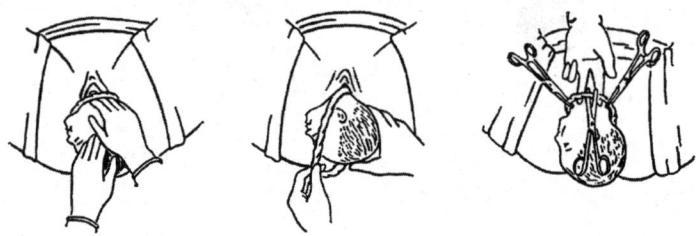

（1）将脐带顺肩部推上　　（2）把脐带从头上退下　　（3）用两把血管钳夹住，从中间剪断

图6-7　脐带绕颈的处理

三、第三产程

（一）临床表现

1. 子宫收缩变小

胎儿娩出后，宫缩可暂停数分钟，随后重又出现，子宫的体积亦迅速缩小。

2. 胎盘娩出

由于胎儿娩出后宫腔容量明显缩小，而胎盘不能相应缩小与子宫壁发生错位而剥离（图6-8）。

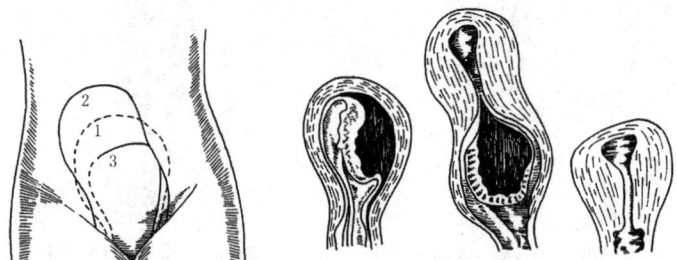

（1）胎盘剥离开始　（2）胎盘降至子宫下段　（3）胎盘娩出后

图6-8　胎盘剥离时子宫的形状

3. 阴道流血

由于胎盘剥离所致，正常分娩的阴道流血量大多数在 300 mL 以内。

（二）护理问题

出血；组织完整性受损；有母亲不称职的危险。

1. 相关因素

胎儿娩出后，产妇软产道如宫颈、阴道、会阴、盆底组织均可能因胎儿过大或娩出过快、助产方式不当等因素造成损伤，胎盘剥离排除时宫腔胎盘剥离面发生出血，因疼痛、劳累、损伤或新生儿异常，产妇可能一时难以接纳自己的孩子。

2. 主要表现

胎儿娩出后，子宫体积迅速收缩变小，胎盘与宫壁发生错位而剥离，随之阴道少量出血，胎盘自宫腔排出。

3. 护理措施

根据相关护理问题、主要表现等进行护理评估，制定相应的护理措施。

（1）正确处理新生儿。

（2）协助娩出胎盘。

（3）检查软产道。

（4）观察并防止产后出血。

4. 健康指导

向产妇介绍产后的保健知识，如卫生、营养、休息、活动、避孕及复诊时间，以及新生儿的护理，如新生儿沐浴、脐带护理及有关的预防接种等。母乳喂养的方法及时间。

（三）潜在的并发症

（1）胎盘滞留。

（2）产后出血。

（3）软产道损伤。

（4）新生儿窒息。

（5）产后感染。

（四）护理处理

1. 病史

资料同第一、二产程，并了解第一、二产程的经过情况。

2. 身心状况

胎儿娩出后，子宫缩小，宫底下降至脐水平，宫缩暂停，几分钟后宫缩又出现，随之胎盘剥离娩出。胎儿娩出后，产妇感到轻松，心情比较平静而喜悦。如果新生儿有异常或产妇不能接纳自己的孩子，则会产生焦虑，烦躁，甚至憎恨的情绪。

3. 检查

（1）判断胎盘剥离情况。

胎盘剥离的征象有：①子宫体变硬呈球形，宫底升高达脐上；②阴道口外露的脐带自行延长；③阴道少量流血；④在产妇耻骨联合上方轻压子宫下段时，宫体上升而外露的脐带不回缩。

胎盘剥离和娩出的方式有两种：①胎儿面娩出式：胎盘胎儿面先排出。胎盘先从中央剥离而后周围剥离，特点是胎盘先排出，后有少量阴道流血，较多见。②母体面娩出式：胎盘母体面先排出。胎盘从边缘开始剥离，特点是先有较多阴道流血，胎盘后排出，此方式少见。

（2）检查胎盘胎膜：将胎盘辅平，先检查母体面有无缺损，若可疑，可用 Kustner 牛乳测试法，从脐静脉注入牛乳，若见牛乳自母体面溢出，即溢出部位有缺损。然后将胎盘提起检查胎膜是否完整，再检查胎盘胎儿面边缘有无血管断裂以及时发现副胎盘。此外，还应检查胎盘胎膜有无其他异常。

（3）检查软产道：胎盘娩出后，应仔细检查会阴、小阴唇内侧，尿道口周围，阴道及宫颈有无裂伤，如有裂伤，应立即缝合。会阴裂伤按其程度分为三度：Ⅰ度，会阴皮肤黏膜损伤；Ⅱ度，裂伤达会阴体肌层，但肛门括约肌完整；Ⅲ度，裂伤损伤肛门括约肌，甚至直肠前壁亦有裂伤。

4. 新生儿护理

新生儿应注意测体重、身长及头围，胎头有无产瘤，有无产伤，有无畸形等，采用 Apgar 评分评估新生儿的生理状况。

（1）清理呼吸道：断脐后，新生儿放婴儿台上继续清理呼吸道的黏液和羊水，清理干净后如新生儿仍未啼哭，可轻拍足底刺激啼哭以助肺扩张。

（2）Apgar 评分：可判断有无新生儿窒息及窒息的轻重，以出生以后 1 分钟的心率、呼吸、肺张力、喉反射、皮肤颜色 5 项体征为依据，每项 0～2 分（表 6-2），满分为 10 分。8～10 分属正常新生儿，4～7 分为轻度缺氧，0～3 分为重度缺氧，需紧急抢救，有缺氧的新生儿应在出生后 5 分钟再次评分。Apgar 评分以呼吸为基础，皮肤颜色最敏感，心率是最后消失的指标。临床恶化顺序为皮肤颜色→呼吸→肌张力→反射→心率。复苏有效顺序为心率→反射→皮肤颜色→呼吸→肌张力。肌张力恢复越快，预后越好。

表 6-2　新生儿 Apgar 评分法

体征	应得分数		
	0 分	1 分	2 分
每分钟心率	0	少于 100 次	100 次及以上
呼吸	0	浅慢不规则	佳
肌张力	松弛	四肢稍屈	四周活动
喉反射	无反射	有些活动	咳嗽、恶心
皮肤颜色	苍白	青紫	红润

（3）脐带处理：胎儿娩出后 1～2 分钟内断扎脐带，距脐带根部 15～20 cm 处断脐，母体端放入弯盘，用 75% 酒精擦脐根周围，在距脐根 0.5 cm 处用粗线结扎第一道，再在距脐根 1～1.5 cm 处结扎第二道，注意扎紧但不要造成脐带断裂。在第二道线外 0.5 cm 处剪断。挤净脐断面上的血，用 20% 高锰酸钾溶液烧灼断

面，注意勿触及新生儿皮肤以免灼伤，再以无菌纱布覆盖包扎。也可用气门芯、脐带夹、血管钳等方法替代结扎。断脐后接产者应将新生儿抱给产妇看，让其看清男婴或女婴并称体重，做好有关标记和记录，按足印及母亲拇指印于新生儿病历上。

5. 协助胎盘胎膜娩出并检查

确认胎盘已完全剥离后，于宫缩时左手握住宫底并按压，右手轻轻拉脐带，协助娩出胎盘，当胎盘娩至阴道口时，双手接住胎盘向一个方向旋转并向外缓慢牵拉，协助胎盘胎膜完整剥离排出（图 6-9）。若出现胎膜断裂，可用止血钳夹住断裂上端的胎膜继续牵拉直至完全排出。检查胎盘胎膜是否完整。如发现有副胎盘、部分胎盘或大块胎膜残留时，应在无菌操作下（重新消毒换手套）伸手入宫腔内取出残留组织。

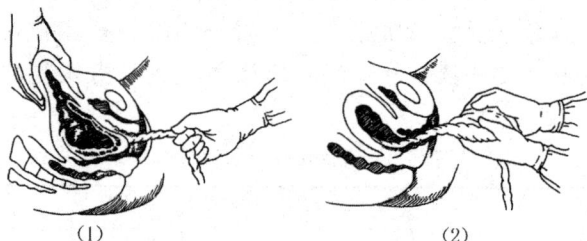

（1）　　　　　　　　　　　（2）

图 6-9　协助胎盘胎膜娩出

6. 预防产后出血

对既往有产后出血史或有导致宫缩乏力因素存在，如多产妇（尤其是分娩次数≥5 次）、双胎、羊水过多、滞产等，可在胎头或胎肩娩出时，静脉注射麦角新碱 0.2 mg 或缩宫素 10 U 加生理盐水 20 mL，加强宫缩减少出血。也可在胎儿娩出后立即经脐静脉快速注入生理盐水 20 mL 加缩宫素 10 U，促使胎盘迅速剥离减少出血。若胎盘未完全剥离而出血多时应行手取胎盘术。若胎儿娩出后30 分钟，胎盘未娩出，阴道流血不多，可先轻按子宫或给予宫缩剂，无效时再行手取胎盘术。如胎盘娩出后出血多，可经下腹壁直接注入子宫肌壁内或肌内注射缩宫素 10～20 U，并建立输液通道，将缩宫素 20 U 加入 5％葡萄糖液 500 mL 中静脉滴注。

7. 一般护理

（1）第三产程结束后，为产妇擦洗，更换衣服、床被单、垫好会阴垫，保暖，提供易消化营养丰富的饮食以帮助恢复体力。

（2）帮助母婴接触及进行早吸吮：分娩后应尽早将新生儿抱给母亲，通过皮肤接触、眼睛对视等促进亲子间的互动，胎儿娩出后半小时内进行第一次吸吮以助建立母乳喂养。

（3）分娩后应在产房中观察产妇2小时，此时为发生产后出血儿率最高的时间，应注意观察子宫收缩、宫底高度、膀胱充盈、阴道流血量，每15~30分钟测量一次产妇血压、脉搏，按压宫底排出宫腔内积血。询问产妇有无头晕、乏力等不适及有无肛门坠胀感，如产妇出现肛门坠胀感，应警惕阴道后壁血肿，即行肛诊并予以处理。观察2小时无异常者，可护送回病房休息，并勤巡视，督促产妇尽早排尿。产后6小时仍不能排尿者，应予以处理，必要时行导尿。

第七节　胎儿的监护

分娩期胎儿监测的重点是了解胎儿宫内的安危，其目的是早期发现和处理在分娩过程中的异常情况如胎儿窘迫等，以减少围生儿的死亡率和患病率。

一、胎儿大小、胎方位、胎儿下降

在临产前或临产初期，通过测量孕妇的宫高及腹围或通过B超测定胎儿的双顶径、股骨长等可以了解胎儿的大小，以判断其阴道分娩的难易；通过肛门指诊（或阴道检查）可清楚地了解胎儿下降的程度，在宫口开大到一定程度后，还可通过胎头矢状缝和囟门的位置等了解胎方位及回转的情况，从而可判断产程进展是否顺利。

二、胎心监测

胎心是了解胎儿宫内情况最常用和最重要的内容，胎心监测除了测定胎心率外，还应注意其规律性及与胎动和宫缩的关系。胎心监测分听诊法和仪器法两大类。

（一）胎心听诊法

胎心听诊法是最常用的胎心检查方法，简单而准确，并可加强医护人员与产妇的交流，不受任何环境和条件的制约。

胎心听诊应在宫缩间歇期进行，最好是在宫缩刚刚结束即开始听诊以了解宫缩与胎心的关系，每次听诊至少 1 分钟，并注意胎心的次数、规律性及心音的强度。正常分娩时，潜伏期每 1～2 小时听一次，活跃期每 15～30 分钟听一次，第二产程每 5～10 分钟听一次。若有异常应增加听诊次数。正常胎心率在 120～160 次/分之间；＞160 次/分为胎心过速；＜100 次/分为胎心过缓，确立诊断时必须连续观察 10 分钟以上。

为了反映胎心率的动态变化与宫缩的关系，有学者建议采用间隔 5 秒连续听诊法。方法是每隔 5 秒听取 5 秒的胎心数，宫缩后立即开始，连续听 2 分钟或至下次宫缩开始，每次连续听取 2～3 次宫缩间歇的胎心率。将所得数据记录在胎心描记纸上，连续成线即成胎心听诊图，此听诊图可部分反映胎心基线率、长时间变异以及胎心与宫缩相关的周期性变异。有学者在此基础上，结合 Krebs 的产时胎心电子监护评分法，制定了间隔 5 秒连续胎心听诊评分法，见表 6-3。

表 6-3　间隔 5 秒连续胎心听诊评分法

胎心基线	0 分	1 分	2 分
胎心基线率（bp5s）	≤7；≥16	14～15；8～9	10～13
基线变异；振幅（bp5s）	0；≥4	3	1～2

续表

胎心基线	0 分	1 分	2 分
转折点频率*	0	1~2	≥3
胎心率周期性	宫缩两次胎心不能恢复至正常基线率	宫缩两次胎心可以恢复至正常基线率	宫缩一次后胎心即可恢复至基线水平

* 转折点指胎心连线的曲折次数

本法满分为 8 分，7~8 分为正常，5~6 分为可疑，≤4 分为异常。

此外，尚可采用连续 5 秒听诊法，Whitfield 首先采用此方法观察胎心率的变异。方法是由助手将每次听诊时间内的每 5 秒的胎心数连续记录在监护纸上，每次持续 10 分钟：①在无胎动、无宫缩时，连续听诊 30 秒，以了解胎心基线率和基线变异；②在胎动时连续听诊 30 秒，观察有无增速，如有增速，且增速≥1 次/5 秒，持续时间≥15 秒，即为正常；③宫缩高峰后听胎心 30 秒，观察有无减速，如多次出现减速，即相当于 OCT 阳性。

（二）胎心监护仪法

胎心听诊法虽然简单易行且较准确，但仍然存在人为的差错，对缺氧时胎心细微而敏锐的变化常难以发现，所以有条件时尤其是产程中有高危因素存在时，宜采用胎心监护仪为观察的方法。胎心电子监护可了解胎心基线、基线变异、宫缩对胎心变化的影响。

分娩时的胎心监护实际上相当于 OCT。原则上每个产妇均应采用，监护的时间和次数根据产妇的情况决定。监护的主要内容是观察胎心与宫缩的关系。当监护仪描绘的曲线出现下列情况提示有胎儿窘迫的可能：①频发早期减速（ED）或胎心率下降至每分钟<120 次；②频发晚期减速（LD）（发生率>宫缩的 20%）或延长晚期减速，提示胎儿有缺氧和酸中毒；③变异减速（VD）多提示有脐带受压，频发变异减速或延缓恢复，胎心率减速低达 60 次/分；④基线变异平坦，如合并频发晚期减速，则胎儿已处于严重缺氧状态；⑤持续胎心率<100 次/分，表示胎儿严重缺氧，如合并频发晚期减速，则胎儿已处于危急状态；⑥胎动后胎心率

增速<10 次/分。

根据不同的胎心监测的结果，应给予不同的处理原则，对产妇区别对待。

（1）下列情况应延长监护时间或增加监护次数：①在产程早期即出现 LD 者；②基线率在上限（160 次/分）或下限（110～120 次/分）波动者；③较多的晚期减速，但吸氧或改变体位后可以消失者；④宫缩过频而且出现 LD 者。

（2）下列情况应提高警惕并进行严密的观察和处理：①胎心率进行性增高，甚至达到 170～180 次/分，持续 1 小时以上者；②连续 1～2 小时不出现伴有胎动的加速者；③反复出现的 VD 并有加重的趋势，或出现 LD 者。

三、胎儿头皮血气分析

分娩时，当宫口开大到 1.5 cm 以上时，可破膜后取胎儿头皮血测定 pH 值、PO_2 和 PCO_2 等，其中以 pH 值最重要。在怀疑胎儿窒迫时可用之。正常胎儿头皮血 pH 值在 7.25～7.35 之间，若 pH 值在 7.20～7.25 提示胎儿已有缺氧，pH 值<7.20 则表示情况危急，应立即结束分娩。

第七章 产力异常的护理

第一节 子宫收缩乏力

产力包括子宫收缩力、腹壁肌和膈肌收缩力及肛提肌收缩力，其中以子宫收缩力为主。在分娩过程中，子宫收缩的节律性、对称性及极性不正常或强度、频率有所改变，称为子宫收缩力异常。临床上分为子宫收缩乏力和子宫收缩过强两类，每类又分为协调性子宫收缩和不协调性子宫收缩。

一、原因

（一）精神因素

精神过度紧张使大脑皮质功能紊乱，睡眠少、临产后进食少以及体力消耗过多，均可导致宫缩乏力。多见于初产妇，尤其是高龄初产妇。

（二）头盆不称或胎位异常

胎先露部下降受阻，不能紧贴子宫下段及宫颈，因而不能引起反射性子宫收缩，导致继发性子宫收缩乏力。

（三）子宫因素

子宫发育不良、子宫畸形、子宫过度膨胀（如双胎、羊水过多、巨大儿等）、子宫肌纤维变性或子宫肌瘤等，均可引起宫缩乏力。

（四）内分泌失调

临产后，产妇体内的雌激素、催产素、前列腺素、乙酰胆碱等分泌不足，孕激素下降缓慢，子宫对乙酰胆碱的敏感性降低等均可导致子宫收缩乏力。

（五）对产妇的处理不当

如过早过量使用镇静止痛药物，对产妇的饮食、休息护理不当、对膀胱充盈未予处理等，也可导致宫缩乏力。

二、临床分类及表现

按发生时间分为原发性和继发性两种。原发性宫缩乏力是指产程开始子宫收缩乏力，宫口不能如期扩张，胎先露不能如期下降，以致产程不能进展或进展极慢。继发性宫缩乏力是指产程开始收缩正常，只是在产程进展到某阶段子宫收缩转弱，产程由正常进展变为停滞不前或进展缓慢。

按生理机制分为协调性和不协调性两种。

（一）协调性子宫收缩乏力（低张性宫缩乏力）

子宫收缩具有正常的节律性、对称性和极性，但收缩力弱，宫腔压力低（<15 mmHg），持续时间短，间歇时间长而不规律，宫缩<2 次/10 分钟。子宫收缩达高峰时，子宫体不隆起和变硬，用手指压宫底部肌壁仍可出现凹陷，导致产程延长或停滞。产妇多无不适感，可因产程延长或滞产使产妇休息差，进食少，而出现脱水、电解质紊乱、尿潴留等表现。由于宫腔内压力低，对胎儿的影响不大。

（二）不协调性子宫收缩乏力（高张性宫缩乏力）

子宫收缩的极性倒置，宫缩不起自两侧子宫角部，宫缩的兴奋点来自子宫的一处或多处，节律不协调。宫缩时下段强、上段弱，宫缩间歇子宫壁不能完全放松，收缩不协调，影响子宫有效地收缩和缩复，致使宫口不能扩张，胎先露不能下降，属无效宫缩。产妇自觉下腹部持续疼痛、拒按、烦躁不安，可出现脱水、电解质紊乱、肠胀气、尿潴留等表现，胎心音听诊不清或不规律。

（三）产程曲线异常

1. 第一产程

（1）潜伏期延长：从临床开始至宫口开大 3 cm 为潜伏期。初产妇正常约需 8 小时，超过 16 小时称潜伏期延长。

（2）活跃期延长：从宫口开大 3 cm 至宫口开全为活跃期。初产妇正常约需 4 小时，超过 8 小时称活跃期延长。

（3）活跃期停滞：进入活跃期后，宫颈口不再扩张达 2 小时以上，称活跃期停滞。

（4）胎头下降延缓或阻滞：活跃晚期至宫口开大 9～10 cm，初产妇胎头正常平均每小时下降约 1.2 cm。若胎头下降速度小于每小时 1 cm 称胎头下降延缓；胎头停留在原处不下降达 1 小时以上，称胎头下降停滞。

2. 第二产程

（1）第二产程延长：第二产程初产妇＞2 小时、经产妇＞1 小时尚未分娩者，称第二产程延长。

（2）第二产程停滞：第二产程胎头下降无进展达 1 小时或以上，称第二产程停滞。

3. 第三产程

从胎儿娩出后至胎盘娩出称第三产程，正常约需 5～15 分钟。若胎儿娩出 30 分钟后胎盘仍未娩出称胎盘滞留。

4. 滞产

总产程＞24 小时称滞产。

三、对母儿的影响

（一）对产妇的影响

因产程延长、产妇休息不好、进食少、精神疲惫与体力消耗，可出现疲乏无力、肠胀气、尿潴留等，重者可引起脱水及酸中毒、低血钾，加重宫缩乏力。因第二产程延长、胎头持续压迫膀胱或直肠，可导致组织缺血、水肿、坏死而形成生殖道瘘。因子宫收缩乏力不利于胎盘剥离娩出，及子宫血窦关闭易发生产后出血。产程进展慢或滞产、多次肛诊或阴道检查、胎膜早破、产后出血等均可增加感染的机会。

（二）对胎儿、新生儿的影响

因产程延长、子宫收缩不协调而致胎盘血液循环受阻、供氧不足，或因胎膜早破、脐带受压或脱垂易发生胎儿窘迫，造成新生儿窒息或死亡。又因产程延长、手术机会增多，易引起新生儿产伤、新生儿窒息及颅内出血等。

四、处理原则

对协调性宫缩乏力，首先应寻找原因并针对原因给予相应处理。若发现头盆不称、胎位异常、估计胎儿不能从阴道分娩者，应及时行剖宫产。估计能从阴道分娩者，则为孕妇提供休息的条件，补充营养、水及电解质，纠正酸中毒，加强子宫收缩。根据产程进展和胎先露的下降情况，作出恰当的处理。

不协调性宫缩乏力的处理原则是调整宫缩，恢复子宫收缩的极性。给予度冷丁 100 mg 肌内注射，使孕妇充分休息后多数能恢复为协调性宫缩。若经过上述处理不协调性宫缩未能纠正或伴有胎儿窘迫或头盆不称者，均应行剖宫产术。若不协调宫缩已被控制但子宫收缩仍弱，则可采用协调性宫缩乏力时加强子宫收缩的方法。

五、护理评估

（一）病史

通过询问或查阅产前检查记录评估待产妇的年龄、身高、健康史、孕产史、骨盆测量值、胎儿大小、头盆关系、羊水多少等。临产后重点评估待产妇的休息、睡眠、进食及排泄情况、精神状态、是否高度紧张和恐惧，评估宫缩开始的时间、频率、强度及其对宫缩的耐受程度，评估产妇及家属对分娩方式和新生儿的期望情况。

（二）身心状况

通过一般体格检查，评估产妇的体重、血压、脉搏、呼吸、神志、精神状态、皮肤弹性等。通过手法触摸或用胎儿电子监护仪监测评估宫缩的节律性、持续时间、间歇时间及宫缩的强度。评估待产妇的自觉症状及行为表现，注意产妇有无烦躁不安、呼痛不已、疲乏无力、肠胀气、尿潴留、焦虑、恐惧等表现。评估胎儿宫内状况，注意观察胎心音的变化情况，评估产程的进展情况。

协调性宫缩乏力者，产程刚开始时孕妇无特殊不适，精神好，进食正常，睡眠可，当产程延长或产程进展缓慢，则出现焦虑情绪、睡眠差、进食少，甚至出现肠胀、排尿困难等。孕妇及家属对阴道分娩失去信心，通常要求剖宫产以及早结束分娩。

不协调性宫缩乏力者，于临床开始就因腹痛而呼叫不已，烦躁不安。不肯进食，休息差，孕妇显得疲乏无力，拒绝触摸宫缩。胎心音过快或偏慢或不规则，CST 检查出现重度变异减速或出现晚减。检查发现产程进展缓慢甚至停滞，孕妇及家属显得紧张、焦虑和恐惧。

（三）辅助检查

（1）尿液检查：可出现尿酮（＋）。

（2）生化检查：可出现 K^+、Na^+、Ca^{2+}、Cl^- 值的改变，二氧化碳结合力降低。

六、护理诊断

（一）疼痛

其与宫缩不协调、子宫肌纤维间歇期不完全放松有关。

（二）疲乏

其与产程延长、进食休息差、孕妇体力消耗及水电解质紊乱等有关。

（三）有胎儿受伤的危险

其与产程延长及不协调性宫缩致胎盘血循环受阻有关。

（四）有体液不足的危险

其与进食少、产程延长致脱水有关。

（五）有感染的危险

其与产程延长或停滞、多次肛诊或阴道检查、破水时间长等有关。

（六）焦虑/恐惧

其与产程延长或停滞致分娩压力增加有关。

（七）潜在并发症——产后出血

其与宫缩乏力不利胎盘剥离娩出及子宫血窦关闭有关。

七、护理目标

（1）促进待产妇的身心舒适。

（2）维持水电解质平衡。

（3）增进母体与胎儿的健康。

（4）不发生感染及产后出血。

八、护理措施

（一）预防子宫收缩乏力的发生

1. 加强孕期保健

对孕妇进行产前教育，使其了解妊娠、分娩的生理过程，使其掌握临产的征象，避免过早住院待产。定期产前检查，发现异常及时处理。

2. 加强分娩期护理

为孕妇提供一舒适、安静的待产环境，允许家人陪伴，以减轻孕妇的焦虑和恐惧心理。护理人员应多陪伴孕妇，并多与其交谈，鼓励她们说出心中的感受，及时回答她们所提出的问题，随时将产程进展的情况及胎儿宫内状况告知孕妇与家属，使孕妇心中有数，对分娩充满信心，并鼓励家属为产妇提供心理支持。注意观察待产妇的进食、休息、大小便情况。嘱其进食易消化、富含营养、高热量的半流质食物，并多饮水；督促孕妇2～4小时解小便一次，并观察尿量的多少，以免膀胱充盈影响宫缩；指导孕妇宫缩时使用腹部按摩法、放松以及深呼吸等技巧以减轻宫缩痛。

定时听诊胎心音，触摸宫缩，肛诊了解宫口扩张、先露下降的情况。及时正确地描绘产程图，发现异常及时报告医师。

（二）配合治疗，积极处理

若为协调性宫缩乏力，应协助医师寻找病因，再针对病因进行恰当处理。有明显头盆不称者，应做好剖宫产的术前准备。无头盆不称拟定经阴道分娩者，应积极改善孕妇的全身状况，遵医嘱给予度冷丁（潜伏期）或安定（活跃期）镇静休息；进食少者可遵医嘱给予葡萄糖、维生素 C 静脉滴注，伴酸中毒时应补充碳酸氢钠溶液。排尿困难者先行诱导法，无效则采用导尿术以排空膀胱，促进子宫收缩。经镇静、纠酸补液 2～4 小时后，宫缩未加强，初产妇宫颈开大＜4 cm 且胎膜未破，可给予肥皂水灌肠，促进肠蠕动，排出粪便及积气，刺激宫缩。如经过上述处理宫缩仍弱，可选用下列方法加强宫缩。

1. 人工破膜

宫口开大 3 cm 或以上、无头盆不称、胎头已衔接者，可行人工破膜。破膜后，胎头直接紧贴子宫下段及宫颈，引起反射性子宫收缩，从而加速产程进展。注意破膜时需检查有无脐带先露，且应在宫缩间歇进行，并观察羊水的性状及羊水量，同时做好记录。破膜后立即听胎心音，现有学者主张胎头未衔接者也可行人工破膜，认为破膜后可促进胎头下降入盆，对此种情况，破膜后术者的手指应停留在阴道内，经过 1～2 次宫缩，待胎头入盆后再将手指取出，并可参考 Bishop 提出的宫颈成熟度评分法（表 7-1）估计加强宫缩措施的效果。若孕妇得分在 3 分及 3 分以下，人工破膜的效果均不好，应采用其他方法；4～6 分的成功率约为 50％；7～9 分的成功率约为 80％；9 分以上均为成功。

2. 遵医嘱静脉推注安定 10 mg

安定能使宫颈平滑肌松弛，软化宫颈，促进宫颈扩张。静脉推注安定时应注意速度要慢，一般是 3～5 分钟推完。

3. 静脉滴注催产素

应注意其禁忌证：①头盆不称。②不协调性宫缩乏力。③胎位异常。④骨盆狭窄。⑤子宫有手术瘢痕。⑥胎儿宫内窘迫。

表 7-1　Bishop 宫颈成熟度评分法

指标	分数			
	0	1	2	3
宫口开大（cm）	0	1～2	3～4	5～6
宫颈管消退（%）（未消退为 2 cm）	0～30	40～50	60～70	80～100
先露位置（坐骨棘水平＝0）	－3	－2	－1～0	＋1～＋2
宫颈硬度	硬	中	软	
宫口位置	后	中	前	

　　静脉滴注催产素时需专人守护，随时调节浓度；宜从小剂量开始使用，即催产素 1～2 U 加入 500 mL 液体中，从 8 滴/分开始，根据宫缩进行调整，通常不超过 30 滴/分；对不敏感者可逐渐增加催产素的剂量，但通常不超过 5 U/500 mL 液体，维持宫缩间隔 2～3 分钟，持续时间 40～60 秒。密切观察宫缩、胎心音、孕妇的血压及一般情况，若出现不协调性宫缩或出现胎心音异常、孕妇出现水中毒等表现时则应停药。经过上述处理后，一般宫缩加强，产程进展顺利，若在观察处理的过程中出现胎儿宫内窘迫，虽经上述处理后宫缩已转为正常，但产程进展不佳，应做好剖宫产的术前准备。若第三产程出现继发性宫缩乏力，无头盆不称应给予静脉滴注催产素加强宫缩，等待自然分娩或行阴道助产术。第二产程中预防产后出血，当胎儿前肩娩出时，即给予催产素 10～20 U 肌内注射或静脉滴注，待胎盘娩出后可加大宫缩剂的剂量，以预防产后出血。在产程观察中应尽量减少肛诊次数或避免不必要的阴道检查，需做阴道检查时应严格无菌操作。凡破膜时间＞12 小时、总产程＞24 小时、肛诊或阴道操作多者，应按医嘱给予抗生素预防感染。

　　对不协调性宫缩乏力者，遵医嘱给予度冷丁 100 mg 或吗啡

10～15 mg肌内注射，使孕妇充分休息。耐心细致地向孕妇解释疼痛的原因，指导孕妇采用放松技巧、深呼吸、按摩下腹部等方法减轻疼痛，增加舒适感。将处理方法及时告诉孕妇，并做好解释工作，争取孕妇及家属的配合。多数孕妇经镇静处理后均能恢复为正常宫缩。若宫缩仍不协调或伴胎儿窘迫、头盆不称等情况，应及时通知医师，并做好剖宫产手术和抢救新生儿的准备工作。若宫缩已恢复协调性但不强，则采用协调性宫缩乏力时加强子宫收缩的方法。

4.提供心理支持，减轻焦虑、恐惧心理

帮助孕妇及家属了解引起宫缩乏力的原因及其对母亲与胎儿的影响，以缓解其焦虑；解释目前发生的状况和处理及有关的治疗护理计划，给予精神上的支持；鼓励待产妇及家属表达出担心及关心的事情，提供减轻疼痛的方法，有利于待产妇身心放松、焦虑减轻、节省体力，以应付分娩过程。

九、评价

（1）待产妇能重新获得有效的宫缩型态。

（2）待产妇自觉疼痛、焦虑、恐惧感减轻，舒适度增加。

（3）待产妇的水电解质平衡，母婴平安度过分娩。

（4）产妇的体温、脉搏、呼吸、血压及血象正常，未发生感染及产后出血。

第二节　子宫收缩过强

一、分类

（一）协调性子宫收缩过强

子宫收缩的节律性、对称性和极性正常，仅子宫收缩力过强、过频。若产道无梗阻，宫颈在短时间内迅速开全，分娩在短时间内结束，总产程不足 3 小时，称为急产。经产妇多见。

（二）不协调性子宫收缩过强

1. 强直性子宫收缩

并非子宫肌组织功能异常，几乎均是由外界因素引起的宫颈内口以上部分的子宫肌层出现强直性痉挛性收缩。

2. 子宫痉挛性狭窄环

指子宫壁某部肌肉痉挛性不协调性收缩所形成的环状狭窄，持续不放松。多在子宫上下段交界处，也可在胎体某一狭窄部，以胎颈、胎腰处常见（图 7-1）。

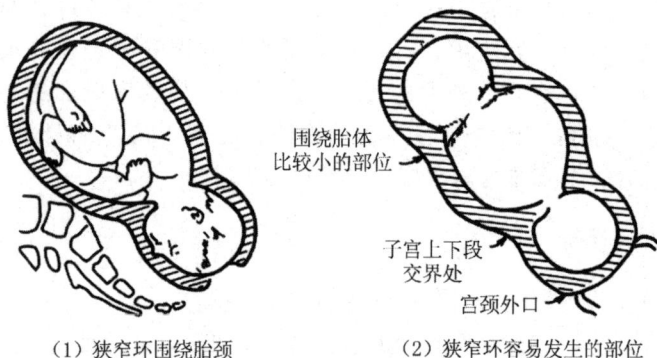

围绕胎体比较小的部位

子宫上下段交界处

宫颈外口

（1）狭窄环围绕胎颈　　　（2）狭窄环容易发生的部位

图 7-1　子宫痉挛性狭窄环

二、临床表现

（一）协调性子宫收缩过强

产妇往往有痛苦面容，大声叫喊。宫缩 1～2 分钟一次，持续时间达 60 秒或更长。听诊胎心音可出现加快、减慢或不规则等胎儿缺氧的表现。

（二）强直性子宫收缩

产妇出现持续性腹痛、烦躁不安、拒按。胎方位触诊不清，胎心音听不清，有时可在脐下或平脐处见一环状凹陷，即病理性缩复环，有压痛，可随宫缩而上升，还可出现血尿。

（三）子宫痉挛性狭窄环

产妇出现持续性腹痛、烦躁不安、宫颈扩张缓慢，胎先露部下降停滞，胎心音时快时慢。阴道检查可触及狭窄环，特点是此环不随宫缩上升。

三、对母儿的影响

（一）对母体的影响

子宫收缩过强、过频、产程过快，易引起软产道损伤，若有梗阻则可发生子宫破裂，危及母体生命。接产时来不及消毒易发生产褥感染。产后子宫肌纤维缩复不良可导致产后出血、胎盘滞留。子宫痉挛性狭窄环虽不是病理性缩复环，但因产程延长、产妇疲乏无力也容易导致产妇衰竭，手术产的机会增多。

（二）对胎儿及新生儿的影响

强烈而过频的子宫收缩影响子宫胎盘血液循环，易发生胎儿窘迫、新生儿窒息甚至胎死宫内。胎儿娩出过快或产程停滞可引起新生儿颅内出血，如来不及消毒即分娩易发生新生儿感染。分娩时若新生儿坠地可导致骨折、外伤。

四、处理原则

（一）急产

凡有急产史的孕妇，在预产期前 1~2 周不宜外出，可提前往院待产。产程发动时即应做好接生准备，并积极预防母儿并发症。

（二）强直性子宫收缩

一旦确诊立即给予宫缩抑制剂，若属梗阻性应立即行剖宫产术。

（三）子宫痉挛性狭窄环

仔细寻找原因，及时给予纠正，解除痉挛，根据母儿情况决定分娩方式。

五、护理评估

（一）病史

认真查阅产前检查记录，了解骨盆及胎儿的大小，注意有无头盆不称及妊娠并发症等情况。仔细询问分娩发动的时间、宫缩频率、强度及孕妇的自我感受，注意评估孕妇的精神状态、产程中有无阴道操作及应用催产素等病史，如有催产素的使用，应评估其所用的剂量、每分钟滴数、有无应用禁忌证等。

（二）身心状态

急产者，因孕妇毫无思想准备，突感腹部阵痛难忍显得束手无策，大声叫喊，尤其是在周围没有医务人员及家人的情况下，孕妇极感恐惧、无助，担心胎儿及自身的安危。不协调性宫缩过强使孕妇持续性腹痛，疼痛难忍，显得烦躁不安。因宫颈扩张缓慢、产程长、大声叫喊、躁动等导致体力消耗，使产妇往往出现衰竭的表现。如产道梗阻或不恰当地使用催产素，下腹部可出现病理性收缩环，孕妇出现自解小便困难或血尿等先兆子宫破裂的征象。

（三）诊断检查

1. 一般检查

测体温、脉搏、呼吸、血压及孕妇的一般情况。

2. 产科检查

发现宫缩持续时间长，间歇时间短，松弛不良，宫缩时宫内压力高，宫体硬。胎方位不清，胎心音时快时慢或听不清。如产道有梗阻，可在腹部见到一环状凹陷，可随子宫收缩而上升，膀胱充盈，子宫下段有压痛。

3. 肛诊或阴道检查

协调性宫缩过强，产程进展快，胎头下降迅速；不协调性宫缩过强，宫颈口扩张缓慢，胎头不下降，产程停滞。痉挛性子宫收缩过强，经阴道检查可触及狭窄环，此环不随宫缩而上升。

4. 实验室检查

尿常规检查可出现肉眼或镜下血尿，生化检查可出现电解质紊乱。

六、护理诊断

（一）疼痛

其与宫缩过强有关。

（二）焦虑

其与担心胎儿及自身的安危有关。

（三）有胎儿及新生儿受伤的危险

其与宫缩过强、胎盘血液循环受阻、胎儿缺氧、胎儿娩出过快或产程停滞致新生儿颅内出血、急产来不及接生使新生儿坠地等有关。

（四）有组织损伤的危险

其与产程过快致软产道裂伤、强直性子宫收缩致子宫破裂有关。

（五）有感染的危险

其与产程过快来不及消毒有关。

（六）潜在并发症——出血性休克

其与强直性子宫收缩致子宫破裂有关。

七、护理目标

（1）待产妇能应用减轻疼痛的常用技巧来减轻疼痛。

（2）待产妇及家属的焦虑程度减轻或缓解。

（3）不因护理不当而出现胎儿及新生儿损伤。

（4）不因护理不当而出现母体并发症。

八、护理措施

（一）预防宫缩过强所致的母儿损伤

（1）有急产史的孕妇提前 2 周住院待产，嘱其不要外出，以防院外分娩造成损伤和意外。加强巡视，一旦出现产兆应立即转入待产室，并嘱其卧床休息，需解大小便时先查宫口开大及胎先露下降的情况，不可随意去厕所，以防分娩在厕所造成意外伤害。

（2）持续评估宫缩，密切观察产程进展。常规监测宫缩的强度、频率、胎心率及母体生命体征的变化，密切观察产程进展情况，若发现异常及时通知医师，并协助医师做好恰当处理。如属急产，教会产妇在宫缩时做深呼吸动作，可减缓分娩，提早做好接生及抢救新生儿的准备。分娩时尽可能做会阴侧切，以防会阴扩张不充分而发生撕裂，产后仔细检查产道，有损伤时予以及时缝合。新生儿按医嘱给予维生素 K_1 肌内注射，预防颅内出血。发现不协调性宫缩时，应立即停滴催产素或停止阴道检查等一切刺激；按医嘱给予宫缩抑制剂或镇静剂，以抑制宫缩或缓解痉挛；根据宫缩恢复的情况、胎儿宫内的情况、宫口开大的情况等选择适当的分娩方式，可经阴道分娩者做好阴道助产及新生儿抢救的准备，需剖宫产者应尽快完善术前准备。

（二）缓解疼痛，减轻焦虑

采取支持性措施，促进孕妇舒适，为孕妇提供舒适的待产环境。嘱其左侧卧位并给予吸氧，以提高血氧含量，减轻胎儿缺氧。多陪伴孕妇并多与其交谈，以分散其注意力，随时向孕妇及家属解释目前的产程进展、胎儿宫内状况及治疗护理计划，以减轻其焦虑的程度。指导其深呼吸或采用放松技巧、按摩下腹部及腰骶部以减轻疼痛。帮助孕妇及时拭干身上的汗液，换上干净衣服，以促进其舒适感。

（三）预防感染

对来不及消毒即分娩的产妇，产后常规给予抗生素预防感染，新生儿应尽早肌内注射破伤风抗毒素。产后密切观察子宫复旧、生命体征及伤口的情况，发现异常及时处理。

九、评价

（1）待产妇及时恢复正常的宫缩型态。

（2）待产妇能正确应用减轻疼痛的技巧，其疼痛、焦虑的程度减轻，自诉舒适感增加。

（3）产妇生命体征正常，未出现感染及产后出血征象。

（4）产妇分娩经过顺利，母婴平安。

第八章　产道异常的护理

第一节　骨产道异常

骨盆的形态异常或径线过短可影响胎儿通过产道，阻碍产程进展，造成梗阻性难产。骨盆狭窄可以是一个径线过短或多个径线过短，也可以是一个平面狭窄或多个平面狭窄，临床上需要综合分析，作出判断。

一、狭窄骨盆的类型

（一）扁平骨盆
1. 单纯扁平骨盆

骶骨岬向前下突出，使骨盆入口的前后径缩短而横径正常（图8-1）。

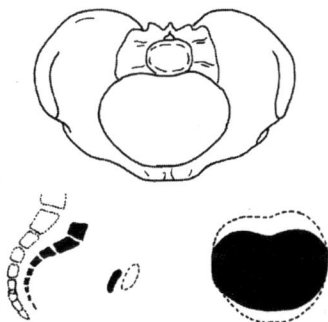

图 8-1　单纯扁平骨盆

2. 佝偻病性扁平骨盆

童年患佝偻病致骨盆变形，骶骨岬向前突出严重，骶骨末端直向后方平伸，失去正常的弯曲度，骨盆入口的前后径明显缩短。髂骨外翻，髂棘间径常等于或大于髂嵴间径。坐骨结节外翻，耻骨弓角度增大，骨盆出口的横径变宽大（图8-2）。

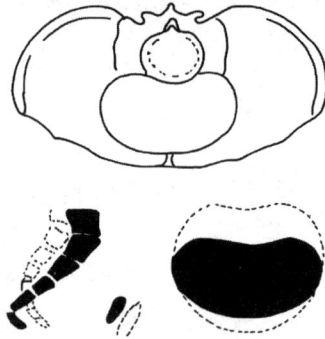

图 8-2　佝偻病性扁平骨盆

（二）漏斗型骨盆

骨盆入口平面的各径线均正常，骨盆壁向内倾斜呈漏斗状，中骨盆及出口平面均明显狭窄，坐骨棘间径＜10 cm，坐骨结节间径＜8 cm，耻骨弓角度＜90°，出口横径加后矢状径之和＜15 cm。

（三）横径狭窄型骨盆

与类人猿型骨盆相似，骨盆各平面的横径均短，前后径稍长，骶耻外径值可正常，骶棘间径及髂嵴间径均缩短。

（四）均小骨盆

保持正常女性的骨盆形态，各径线均小于正常值 2 cm 或更多。

（五）畸形骨盆

骨盆失去正常的形态和对称性。

二、分类、临床表现及处理原则

（一）骨盆入口平面狭窄

其见于扁平骨盆、均小骨盆、横径狭窄型骨盆，骶耻外径＜18 cm，前后径＜10 cm，对角径＜11.5 cm。胎头高浮不能如期衔接，胎头跨耻征阳性或胎头呈不均倾入盆。因前羊水囊受力不均，易发生胎膜早破。因胎头不能入盆，先露部不能紧贴子宫下段及宫颈，可出现继发性宫缩乏力，潜伏期或活跃早期延长。

1. 明显头盆不称

骶耻外径<16 cm，入口前后径<8.5 cm，应在接近预产期或临产后行剖宫产结束分娩。

2. 轻度头盆不称

骶耻外径为 16～18 cm，骨盆入口的前后径为 8.5～9.5 cm，足月活胎的体重小于 3000 g，胎心音正常，应在严密监护下试产。若试产 2～4 小时胎头仍未入盆或有胎儿宫内窘迫者，应及时行剖宫产结束分娩。

胎头呈不均倾式嵌入骨盆入口，若前顶骨先嵌入，矢状缝偏后，称前不均倾，需行剖宫产结束分娩；若后顶骨先嵌入，矢状缝偏前，称后不均倾，可能经阴道分娩。

（二）中骨盆及骨盆出口平面狭窄

其见于漏斗骨盆、横径狭窄型骨盆。骨盆测量：中骨盆平面的横径<10 cm，前后径<10.5 cm；出口平面的横径<8 cm，横径＋后矢状径<15 cm。阴道检查或肛诊：坐骨切迹<2 横径，坐骨棘明显突出，耻骨弓角度≤80°，骶骨弧度呈深或浅弧形，骶尾关节活动度差或尾骨呈鱼钩型。胎头进入骨盆入口平面下降至中骨盆时，胎头俯屈和内旋转受阻，易发生持续性枕横位或枕后位，产程进入活跃晚期及第二产程后进展迟缓甚至停滞。

处理原则：明显的中骨盆及骨盆出口平面狭窄不宜试产，应行剖宫产结束分娩。

（三）三个平面狭窄

多见于均小骨盆。胎儿小、产力好、胎位正常者可借助胎头极度俯屈和变形经阴道分娩，中等大小以上的胎儿经阴道分娩则有困难。

处理原则：同入口平面狭窄。

（四）畸形骨盆

因畸形骨盆的种类多、狭窄程度有重有轻，故临床表现也各有不同，可出现与入口平面或中骨盆及骨盆出口平面狭窄类似的表现。

处理：应根据畸形骨盆的种类、狭窄程度、胎儿大小、产力等情况具体分析，若畸形严重、头盆不称明显者，应及时行剖宫产术。

三、骨盆狭窄对母儿的影响

（一）对母体的影响

骨盆入口狭窄影响先露部衔接，易发生胎位异常；临产后胎先露下降受阻，造成继发性子宫收缩乏力，产程延长或停滞；或因子宫收缩过强出现病理性缩复环，进一步发展可致子宫破裂，危及产妇生命。中骨盆狭窄影响胎头内旋转及俯屈，发生持续性枕后位、枕横位造成难产，胎头长时间嵌顿于产道内压迫软组织，造成组织水肿、坏死，可致生殖道瘘。由于容易发生胎膜早破、产程延长等，阴道检查与手术机会增多，感染发生率高，也容易发生子宫收缩乏力而导致产后出血。

（二）对胎儿及新生儿的影响

头盆不称容易发生胎膜早破或脐带脱垂，故易发生胎儿窘迫、胎死宫内、新生儿窒息及新生儿死亡，产程延长、胎头受压、缺血缺氧容易发生新生儿颅内出血，产道狭窄、手术助产机会增多易发生新生儿产伤及感染。

四、护理评估

（一）病史

询问孕妇幼年有无佝偻病、脊髓灰质炎、脊柱和髋关节结核以及外伤史。若为经产妇，应了解既往有无难产史及其发生的原因、新生儿有无产伤史等。

（二）身心状况

评估本次妊娠的经过及身心反应，了解孕妇是否参加过孕妇学校的系统培训。评估待产妇有无头盆不称的临床表现，如临产后胎头仍未衔接、产程进展缓慢或停滞等。评估宫缩的强弱、产程进展及胎心音。评估孕妇的饮食、休息、大小便等情况。

（三）诊断检查

（1）一般检查：测量身高，若孕妇身高＜145 cm，应警惕均小骨盆；观察孕妇的体形、步态，有无跛足、有无脊柱及髋关节畸形、米氏菱形窝是否对称、有无尖腹及悬垂腹等。

（2）腹部检查：观察腹部形态是纵椭圆形或横椭圆形，通过四步触诊判断胎方位、胎先露是否入盆，尺测宫高、腹围，估计胎儿的大小，估计头盆关系。具体方法是：孕妇排空膀胱，仰卧，两腿伸直，检查者将手放在耻骨联合上方，将浮动的胎头向骨盆方向推压，若胎头低于耻骨联合平面则表示胎头可以入盆，头盆相称，称为跨耻征阴性；若胎头与耻骨联合在同一平面，表示可疑，称为跨耻征可疑阳性；若胎头高于耻骨联合平面则表示头盆明显不称，称为跨耻征阳性（图8-3）。

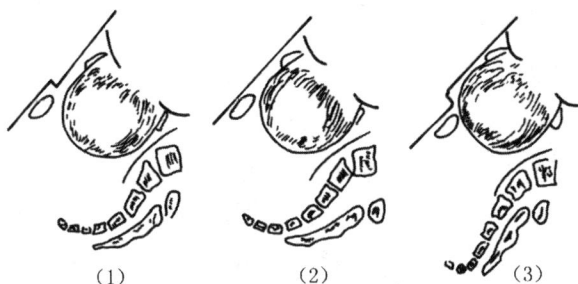

　　　　（1）　　　　　　　（2）　　　　　　　（3）

图 8-3　检查头盆相称程度以了解骨盆的大小

（3）骨盆测量：见本书第六章。

（4）B超检查：观察胎先露与骨盆的关系，测量胎头的双顶径、胸径、腹径、股骨长度等估计胎儿的大小，并可观察胎儿宫内状况。

五、护理诊断

（一）有感染的危险

其与胎膜早破、产程延长、手术操作等有关。

（二）有胎儿及新生儿受伤的危险

其与胎膜早破、脐带脱垂、胎头长时间受压、手术产等有关。

（三）有皮肤、黏膜完整性受损的危险

其与胎头长时间嵌顿于产道内压迫软组织，或胎头通过狭窄的耻骨弓造成会阴过度伸展有关。

（四）焦虑/恐惧

其与担心胎儿安危、害怕手术有关。

（五）潜在并发症

子宫破裂。

六、护理目标

（1）产妇体温、脉搏、血白细胞正常，不出现感染征象。

（2）待产妇平安分娩，母婴健康，无并发症的发生。

（3）待产妇的焦虑、恐惧感减轻，能积极配合处理。

七、护理措施

（一）协助医师处理

（1）对有明显头盆不称不能经阴道分娩者，应向孕妇及家属解释头盆不称对母儿的影响及手术的必要性，取得孕妇及家属的同意和配合，并遵医嘱做好其他术前准备。

（2）对相对头盆不称者遵医嘱在严密监护下试产，在试产过程中要加强护理。①专人守护，作好心理护理：向孕妇及家属讲清阴道分娩的可能性及优点，以增强试产的信心；认真解答孕妇及家属提出的疑问，随时告之产程进展及目前胎儿的状况，以减轻其焦虑情绪。②保证良好的产力：保证待产妇的营养、休息与睡眠，提供一些减轻疼痛的方法，如按摩下腹部。少做肛诊，禁灌肠，禁食固体食物，必要时遵医嘱静脉补充水、电解质及维生素 C。试产过程中一般不用镇静、镇痛药物。密切观察宫缩情况，若出现宫缩乏力、胎膜未破者可考虑人工破膜或静脉滴注催产素，需调出有效宫缩，保证10 分钟内有 3 次以上的宫缩，且持续时间要≥30 秒。③密切观察胎儿情况及产程的进展：勤听胎心音，破膜后立即听胎心音，观察羊水的性状，必要时行阴道检查，了解产程的进展及有无脐带脱垂。对胎膜已破而胎头高浮者，应嘱其绝对卧床休息，并抬高臀部，以防脐带脱垂。试产 2～4 小时，胎头仍未衔接或伴有胎儿窘迫应停止试产，通知医师并做好剖宫产的术前准备。④注意子宫破裂的先兆：在试产过程中应严密观察宫缩的强度及频率，注意子宫下段有无压痛、有无病理性缩复环的出现，发现异常立即停止试产并及时通知医师，协助医师做好相应处理。

（3）中骨盆狭窄：若宫口已开全，胎头双顶径已达坐骨棘水平或更低，应做好吸引器、产钳等阴道助产的准备及新生抢救的准备；若胎头未达坐骨棘水平或有胎儿窘迫征象，应做好剖宫产的术前准备。

（4）骨盆出口平面是产道的最低部位，应在临产前对胎儿的大小、头盆关系作出充分估计，决定分娩方式，出口平面狭窄者不宜试产。若出口横径＋后矢状径＞15 cm，多数可经阴道分娩；两者之和在 13～15 cm 之间者多数需阴道助产，需做好阴道助产的准备；两径之和＜13 cm 者，遵医嘱做好剖宫产的术前准备。

（二）预防产道损伤、产后出血及产褥感染

行阴道助产者，常规行会阴侧切并注意保护会阴，以防会阴深度裂伤。胎儿娩出后及时注射宫缩剂，胎盘娩出后常规按摩子宫以预防产后出血。按医嘱使用抗生素，保持外阴清洁，每日会阴抹洗二次，使用消毒会阴垫并及时更换。胎先露长时间压迫阴道或出现血尿时，应及时留置导尿管，并保持尿管通畅，以防止生殖道瘘。留置导尿管者应定期更换引流袋，注意防止尿路感染。密切观察恶露的性状、伤口愈合的情况、体温、脉搏等情况，以便及早发现感染征象。

八、评价

（1）母婴平安度过分娩，无并发症的发生。

（2）产后体温、脉搏、血白细胞正常，伤口愈合良好，无感染征象出现。

（3）待产妇的焦虑、恐惧感减轻，能积极配合治疗与护理。

第二节　软产道异常

软产道异常导致难产者少见，容易被忽视，故应在早孕检查时常规行双合诊检查，了解软产道有无异常，以估计阴道分娩的可能性。

一、软产道异常分类

（一）外阴异常

1. 外阴瘢痕、外阴坚韧

因会阴弹性差，可妨碍胎先露下降，导致严重的会阴裂伤。

2. 外阴水肿

多见于妊高征患者。

3. 外阴静脉曲张

多见于长时间站立工作的经产妇，分娩时破裂易引起出血。

（二）阴道异常

1. 阴道横隔

横隔多位于阴道上段。在横隔中央或稍偏一侧多有一小孔，易被误认为宫颈外口。阴道横隔可影响胎先露下降。

2. 阴道纵隔

若伴有双子宫、双宫颈，位于一侧子宫内的胎儿下降、通过该侧阴道娩出时，纵隔被推向对侧，分娩多无阻碍。当阴道纵隔发生于单宫颈时，若纵隔薄可自行断裂，不影响分娩；若纵隔厚可阻碍胎头下降。

3. 阴道狭窄

由产伤、药物腐蚀、手术感染致使阴道瘢痕挛缩，形成阴道狭窄，可阻碍胎头下降。

4. 阴道尖锐湿疣

妊娠期尖锐湿疣生长迅速、体积大、范围广泛者可阻碍分娩，容易发生阴道裂伤、血肿及新生儿感染。

（三）宫颈异常

1. 宫颈外口粘合

妨碍胎头下降和宫口开大。

2. 宫颈水肿

多见于持续性枕后位或滞产，宫口未开全时过早使用腹压，致使宫颈前唇长时间被压于胎头与耻骨联合之间，血液回流受阻引起水肿，影响宫颈口扩张。

3. 宫颈坚韧

常见于高龄初产妇，宫颈组织缺乏弹性或精神过度紧张使宫颈挛缩，宫颈不易扩张。

4. 宫颈瘢痕

宫颈陈旧性损伤，如宫颈锥形切除术后、宫颈裂伤修补术后、宫颈深部电烙术后等所致的宫颈瘢痕，通常于妊娠后可以软化，重者可影响宫颈扩张。

5. 子宫颈癌

宫颈硬而脆，缺乏伸展性，临产后影响宫颈扩张。

6. 宫颈肌瘤

生长在子宫下段及宫颈的较大肌瘤，占据盆腔或阻塞骨盆入口时，影响胎先露部进入骨盆入口；若肌瘤在骨盆入口以上而胎头已入盆，则肌瘤不阻塞产道。

二、护理评估

(一）病史

询问孕妇孕前有无外阴、阴道、宫颈的手术史，怀孕早期有无进行双合诊检查及检查结果有无异常发现。

(二）身心状况

临产后仔细评估宫缩的强弱和产程进展的情况，如出现产程进展缓慢甚至停滞，应仔细查找原因，以及早发现软产道异常。评估产妇的精神状态、对分娩方式的渴求等。

(三）诊断检查

1. 一般检查

注意外阴的发育情况，观察外阴有无瘢痕、水肿、静脉曲张等情况，评估会阴的弹性程度。

2. 肛诊或阴道检查

注意阴道有无横隔、纵隔及隔的厚薄情况，阴道是否狭窄、阴道内有无赘生物，宫颈的弹性、宫颈厚薄、宫颈有无水肿等。

三、护理诊断

(一）有感染的危险

其与胎膜早破、产程延长、手术操作等有关。

(二）有胎儿及新生儿受伤的危险

其与胎膜早破、脐带脱垂、胎头长时间受压、手术产等有关。

(三）有皮肤、黏膜完整性受损的危险

其与胎头长时间嵌顿于产道内压迫软组织，或胎头通过狭窄的耻骨弓造成会阴过度伸展有关。

(四）焦虑/恐惧

其与担心胎儿安危、害怕手术有关

(五）潜在并发症

子宫破裂。

四、护理目标

（1）产妇体温、脉搏、血白细胞正常，不出现感染征象。

（2）待产妇平安分娩，母婴健康，无并发症的发生。

（3）待产妇的焦虑、恐惧感减轻，能积极配合处理。

五、护理措施

（一）协助医师做好相应处理

1. 外阴异常

外阴瘢痕、外阴坚韧在妊娠后多能变软，如影响分娩可行会阴切开术，严重者宜行剖宫产术，以防会阴严重裂伤。外阴水肿在分娩前可用50%硫酸镁湿热敷，每日2～3次，每次20分钟，如已临产可在消毒下行针刺放液，产后注意会阴护理，预防感染。外阴静脉曲张者，行会阴切开术时尽量避开曲张静脉，切开后及时缝扎血管，以减少出血。

2. 阴道异常

（1）阴道横隔、纵隔：当隔膜较薄时，可因先露扩张和压迫自行断裂，隔膜过厚影响胎儿娩出时可给予切开；如阴道横隔位置过高且过厚，则需遵医嘱做好剖宫产的术前准备。

（2）阴道狭窄：位置低或瘢痕小者可行大的会阴切开术，经阴道分娩；位置高、范围广者宜行剖宫产术。

（3）阴道尖锐湿疣：为预防新生儿感染，宜行剖宫产术。

3. 宫颈异常

（1）宫颈外口粘合：当宫颈管已消失宫口却不扩张，仍为一很小的孔，通常用手指稍加力分离粘合的小孔，宫颈口即可在短时间内开全，但有时为使宫口开大需行宫颈切开术。

（2）宫颈水肿：抬高待产妇的臀部，减轻胎头对宫颈的压力；或遵医嘱用1%普鲁卡因或0.5%～1%利多卡因10 mL加东莨菪碱0.3 mg作宫颈四点注射（3，6，9，12点）；或静脉推注安定10 mg镇静。经上述处理后观察2～4小时，若宫口不继续开大者宜行剖宫产术。

(3) 宫颈坚韧：可遵医嘱静脉推注安定；或用 1％普鲁卡因或 0.5％～1％利多卡因 10 mL 行宫颈封闭，严密观察产程的进展，若无效应行剖宫产术。

(4) 子宫颈癌：若经阴道分娩可发生大出血、裂伤、感染及癌扩散的危险，故不应经阴道分娩，宜行宫体剖宫产术，术前给予抗生素预防感染，术后给予放射治疗。

(5) 宫颈肌瘤：若阻碍胎头入盆或胎头下降，宜采用剖宫产术。

(二) 提供心理支持

随时让孕妇了解目前产程的进展及胎儿宫内的健康状况，及时解答孕妇提出的疑问，以减轻孕妇的焦虑情绪。需行剖宫产者，应向孕妇解释手术的原因，争取孕妇及家属的配合。拟定阴道分娩者，应向孕妇及家属讲清阴道分娩的可能性及优点，以增强其信心。

(三) 严密观察胎儿情况及产程的进展

勤听胎心音，勤摸宫缩，定时肛诊，以了解产程进展的情况，发现异常及时通知医师查看，并做出相应处理。经阴道分娩者做好阴道助产及抢救新生儿的准备。

(四) 促进产妇健康舒适，防止并发症

给予待产妇足够的营养、水分、休息和睡眠，提供减轻疼痛的技巧，必要时给予静脉补液。

胎儿娩出后宫底注射催产素，胎盘娩出后及时按摩子宫、缝合会阴伤口以减少产后出血。有阴道操作者，遵医嘱给予抗生素预防感染。产后保持会阴清洁，注意观察体温、脉搏变化及伤口愈合的情况。

第九章　胎儿与胎位异常的护理

第一节　胎儿发育异常

一、胎儿发育异常的类型

（一）巨大胎儿

体重达到或超过 4000 g 的胎儿称为巨大胎儿。约占出生总数的 6%，见于父母身材高大者、过期妊娠、妊娠合并糖尿病、孕期营养过度者，亦多见于经产妇。近年来因营养过度而致巨大儿孕妇有逐渐增加的趋势，临产表现为：妊娠期子宫增大较快，妊娠后期孕妇常出现呼吸困难，自觉腹部沉重及两肋部胀痛。临床若经阴道分娩常发生头盆不称，致使产程延长。

（二）脑积水

胎头脑室内外有大量脑脊液（500～3000 mL 或更多）潴积于颅腔内，使颅腔体积增大，颅缝明显增宽，囟门显著增大，称为脑积水。脑积水常伴有脊柱裂、足内翻等畸形，发生率为 0.5‰。临床表现为：明显头盆不称，跨耻征阳性，如不及时处理可导致子宫破裂。

（三）其他胎儿异常

1. 联体双胎

联体双胎发生率为 0.02‰，B 超可确诊。

2. 胎儿颈、胸、背、腹、臀等处发生肿瘤或发育异常

其使局部体积增大造成难产，通常于第二产程胎先露下降受阻，经阴道检查时被发现。

二、处理原则

（一）巨大儿

定期产前检查，一旦发现为巨大儿应查明原因。如系糖尿病孕妇，则需积极治疗，于孕 36 周后根据胎儿成熟度、胎盘功能及血糖控制情况择期引产或行剖宫产。临产后，根据孕妇及胎儿的具体情况综合分析，选择阴道分娩或剖宫产术，以减少围生儿的死亡率。

（二）胎儿畸形

定期产前检查，一旦确诊及时引产终止妊娠，以母体免受伤害为原则。若在第二产程发现胎儿畸形，应尽量辨清胎儿异常的具体部位，选用对母体最安全的方法结束分娩。

三、护理评估

（一）病史

了解有无分娩巨大儿、畸形儿的家族史、孕产史，有无糖尿病病史。查阅产前检查资料，了解孕妇身高、骨盆测量值、胎方位，估计胎儿大小、有无羊水过多、有无胎儿畸形等，在产程中应注意评估产程进展及胎儿的情况等。

（二）身心状态

胎儿发育异常可造成头盆不称、产程延长、产程停滞等一系列表现。孕妇因产程延长、产程停滞，使分娩的压力增大，常表现出烦躁不安、激动易怒。因胎儿畸形导致此次妊娠失败，使孕妇感到很悲伤，表现为沉默寡言或哭泣流泪。

（三）诊断检查

1. 腹部检查

腹部明显膨隆、宫底高、先露高浮、胎体粗大、只听到一个胎心音可能为巨大儿。若为头先露，在耻骨联合上方可扪及宽大、骨质薄软、有弹性的胎头，胎头过大与胎体不相称，胎头高浮，跨耻征阳性，胎心音在脐上听得最清楚，应考虑为脑积水。

2. 肛诊及阴道检查

若感胎头很大、颅缝宽、囟门大且紧张、颅骨骨质薄而软、触之有乒乓球的感觉可诊断为脑积水。

3. B超

可估计胎儿的大小，判断胎儿有无明显的畸形，如脑积水、无脑儿、先天性多囊肾、胎儿腹水等。

四、护理诊断

（一）焦虑

其与担心胎儿的安危及自身受到伤害有关。

（二）悲伤

其与胎儿畸形有关。

（三）有感染的危险

其与手术操作有关。

（四）潜在并发症——子宫破裂

其与头盆不称有关。

五、护理目标

（1）产妇自诉焦虑程度减轻。

（2）产妇能顺利度过悲伤期。

（3）产后体温、脉搏、血白细胞正常，伤口愈合良好，无感染征象出现。

（4）产妇顺利通过分娩，无并发症发生。

六、护理措施

（一）巨大儿拟定剖宫产

应遵医嘱作好择期剖宫产术的术前准备。拟定阴道分娩者应严密观察宫缩及产程进展的情况，注意胎心音变化，发现产程进展缓慢、胎心音＞160次/分、＜120次/分或不规则，应及时通知医师，并作好急诊剖宫产术的术前准备。

（二）胎儿畸形

一旦确诊为胎儿畸形，应及时引产终止妊娠，以保护母体免受损害为原则。脑积水若为头先露，当宫口开大 3 cm 时即行脑室穿刺抽出脑脊液，也可在临产前在 B 超指示下经腹腔穿刺抽出脑脊液，以缩小头颅体积而有利于娩出。若为臀先露，可经脊椎裂孔插管至脑室后缓慢放出脑脊液，使头颅体积缩小后便于牵出胎儿，如胎儿有腹水，应给予腹部穿刺放出腹水缩小体积后娩出。畸胎引产分娩发动后，应严密观察宫缩及产程进展的情况，发现异常及时通知医师，并协助处理。保持良好的营养状况，维持水电解质平衡，必要时给予补液。指导产妇采用深呼吸、按摩下腹部、放松等方法来减轻疼痛和分娩压力。接产时正确保护会阴，尽量避免会阴裂伤。

（三）加强心理护理

对巨大胎儿拟定经阴道分娩者，应及时向孕妇提供产程进展的信息，以增加其信心，及时向孕妇提供胎儿宫内的健康状况，以减轻其焦虑程度。

对畸胎分娩的产妇更应给予关心和照顾，尽量避免提及胎儿，避免与有新生儿的产妇同室，避免刺激性语言，以防引起产妇伤感。多与产妇交谈，鼓励其诉说心中的不悦，鼓励家人多陪伴，帮助其尽快度过悲伤期。

七、评价

（1）产妇的焦虑情绪已减轻。

（2）产妇已顺利度过悲伤期。

（3）产妇的体温、脉搏正常，没有发生感染征象。

（4）产妇平安分娩，没有发生并发症。

第二节　持续性枕后位、枕横位

在分娩过程中，胎头以枕后位或枕横位衔接，在下降过程中，胎头枕部因强有力的宫缩大多能向前转 135°或 90°，成枕前位而自然分娩。若胎头枕骨持续不能转向前方，直至分娩后期仍然位于母体骨盆的后方或侧方，致使分娩发生困难者，称为持续性枕后位或持续性枕横位。

一、原因

（一）骨盆狭窄

常见于漏斗型骨盆或横径狭窄型骨盆。这类骨盆的特点是入口平面前半部较狭窄，不适合胎头枕部衔接，后半部较宽，胎头容易以枕后位或枕横位衔接。这类骨盆常伴有中骨盆狭窄，影响胎头内旋转而成持续性枕后位或枕横位。

（二）胎头俯屈不良

以枕后位衔接，胎儿脊柱与母体脊柱接近，不利于胎头俯屈，前囟成为胎头的最低点，遇到盆底阻力而转向骨盆的前方，枕部则转向骨盆的后方或侧方，形成持续性枕后位或枕横位。

（三）其他

子宫收缩乏力、前置胎盘、前壁子宫肌瘤、复合先露、胎儿过大、胎儿发育异常、膀胱过度充盈均影响胎头俯屈及内旋转，而形成持续性枕后位或枕横位。

二、临床表现

因先露部不能紧贴宫颈及子宫下段，常导致宫缩乏力及产程进展缓慢；因枕骨持续位于骨盆后方压迫直肠，产妇自觉肛门坠胀及排便感，过早屏气用力；过早使用腹压易导致宫颈水肿、胎头水肿、产妇疲劳，影响产程的进展，常致活跃期停滞或第二产程延长。

三、对母儿的影响

（一）对母体的影响

因产程延长常需手术助产，易发生软产道损伤，增加产后出血及感染的机会。若胎头长时间压迫软产道，可发生缺血、坏死、脱落，形成生殖道瘘。

（二）对胎儿的影响

由于第二产程延长和手术助产的机会增多，常引起胎儿窘迫和新生儿窒息。

四、护理评估

（一）病史

仔细查阅产前检查记录，了解骨盆的大小，注意有无骨盆狭窄。

（二）身心状况

评估宫缩的强弱、产程进展的情况、胎儿宫内的健康状况、胎儿的大小、胎方位，注意产妇有无肛门坠胀及排便感，有无过早屏气用力、宫颈水肿等表现，评估膀胱充盈的情况、待产妇的精神状况和心理感受。

（三）诊断检查

1. 腹部检查

在宫底部触及胎臀，胎背偏向母体的后方或侧方，在对侧可明显触及胎儿肢体，胎心音在脐下偏外侧听得最清楚。

2. 肛诊或阴道检查

当宫口部分开大或开全时，肛诊感到盆腔后部空虚。胎头矢状缝在骨盆斜径上，前囟在骨盆左（右）前方，后囟即枕部在骨盆左（右）后方，提示为枕后位；胎头矢状缝位于骨盆横径上，后囟在骨盆左（右）侧方，则为枕横位。阴道检查耳廓朝向骨盆后方为枕后位，耳廓朝向骨盆侧方为枕横位。

3. B超检查

可以探测胎头的位置，判断胎方位。

五、护理诊断

（一）焦虑/恐惧

其与产程延长、担心胎儿安危、害怕手术有关。

（二）有胎儿受伤的危险

其与产程延长、阴道助产有关。

（三）有软产道损伤的危险

其与第二产程延长、阴道助产有关。

（四）有感染的危险

其与产程延长、肛诊次数多、阴道检查及手术助产有关。

（六）潜在并发症：产后出血

其与继发性宫缩乏力有关。

六、护理目标

（1）待产妇的焦虑、恐惧感减轻。

（2）母婴平安，无并发症发生。

七、护理措施

（一）加强分娩期的监护与护理，减少母儿并发症

1. 第一产程

严密观察产程，注意胎头下降、宫颈扩张程度、宫缩强弱及胎心音情况。保持待产妇良好的营养状况与休息，维持水电解质平衡，必要时给予补液，指导产妇朝向胎背的对侧方向侧卧，以利于胎头枕部转向前方。嘱产妇不要过早屏气用力，以免引起宫颈前唇水肿及体力消耗。若宫缩不强，应遵医嘱尽早静脉滴注催产素以加强宫缩。若出现宫颈水肿，可遵医嘱行宫颈封闭，宫颈封闭后 2 小时内可不必加强宫缩，以免加重水肿。督促产妇及时排空膀胱，以免影响胎头下降及宫缩。指导产妇运用呼吸、按摩及放松技巧，以减轻疼痛所引起的不适，并给予吸氧。若发现产程停滞、胎头位置较高或出现胎儿窘迫现象，应及时通知医师查看，并做好剖宫产术的术前准备。

2. 第二产程

严密观察宫缩、胎头下降及胎心音情况，给予产妇持续吸氧，并指导其正确地向下屏气用力，帮助其擦干身上的汗液，以增加舒适感。若发现宫缩减弱，应及时给予静脉滴注催产素。若第二产程进展缓慢，初产妇已近 2 小时，经产妇已近 1 小时，或出现胎

儿窘迫征象，应立即通知医师行阴道检查，以尽早结束分娩。若胎头双顶径已达坐骨棘水平或更低时，可协助医师行手法转位，将胎头枕部转向前方，使矢状缝与骨盆出口的前后径一致，或自然分娩，或阴道助产。若转成枕前位困难，可向后转成正枕后位，再行产钳助产，但需作较大的会阴侧切，以免造成会阴裂伤；若胎头双顶径在坐骨棘平面以上，应尽快完善剖宫产的术前准备，以剖宫产结束分娩。拟经阴道分娩者作好阴道助产及新生儿抢救的准备，新生儿出生后正确给予 Apgar 评分并仔细检查有无产伤。

3. 第三产程

胎儿娩出后应立即注射宫缩剂，胎盘娩出后仔细检查胎盘、胎膜的完整性，若有缺失则及时行宫腔探查，以防发生产后出血，有软产道裂伤者及时修补。凡行手术助产及有软产道裂伤者应遵医嘱给予抗生素预防感染。

（二）提供心理支持

多与产妇交谈，鼓励其说出心中的感受，及时回答产妇及家属提出的问题，及时提供产程进展及胎儿宫内状况的信息，以减轻其焦虑情绪。如需剖宫产及阴道助产者，应向产妇及家属解释手术的理由及其必要性，向产妇及家属介绍医院的设备条件及技术水平，使其对手术的安全性不必太担心。

八、评价

（1）产妇自诉焦虑、恐惧的程度已减轻。

（2）产妇已顺利通过分娩，无并发症发生，新生儿健康。

第三节　高直位、前不均倾位

胎头以不屈不仰的姿势衔接于骨盆入口，其矢状缝与骨盆入口的前后径一致，称为高直位，发生率约为 1.08%。胎头枕骨靠近耻骨联合者为高直前位；胎头枕骨靠近骶岬者为高直后位。枕横位的胎头（矢状缝与骨盆入口的横径一致）若以前顶骨先入盆，称为前不均倾位，发生率约为 0.39％～0.78％。

一、临床表现

（一）高直位

由于临产后胎头不俯屈，胎头进入骨盆入口的径线增大，胎头迟迟不衔接，使胎头不下降或下降缓慢，宫颈扩张也缓慢，致使产程延长，常感耻骨联合部位疼痛。

（二）前不均倾位

因胎头迟迟不能入盆，宫颈扩张缓慢或停滞使产程延长。前顶骨紧嵌于耻骨联合后方，压迫尿道及宫颈前唇，导致尿潴留、宫颈前唇水肿及胎膜早破，胎头受压过久可出现胎头水肿。

二、诊断检查

（一）腹部检查

（1）高直前位时，胎背靠近腹前壁，不易触及胎儿肢体，胎心位置稍高，在腹中部听得最清楚。高直后位时，胎儿肢体靠近腹前壁，有时在耻骨联合上方可清楚地触及胎儿下颏。

（2）前不均倾位：在临产早期，于耻骨联合上方可扪到胎头前顶部。随产程进展胎头继续侧屈，使胎头与胎肩折叠于骨盆入口处，于耻骨联合上方只能触到一侧胎肩而触不到胎头。

（二）阴道检查

1. 高直位

胎头矢状缝与骨盆的前后径一致，前囟在耻骨联合后，后囟在骶骨前，为高直后位，反之为高直前位。

2. 前不均倾位

胎头矢状缝在骨盆入口的横径上，向后移靠近骶岬。前顶骨紧紧嵌在耻骨联合后方，致使骨盆腔后半部空虚。

（三）B超检查

高直位时，可探清胎头双顶径与骨盆入口的横径一致，胎头矢状缝与骨盆入口的前后径一致。

三、护理措施

严密观察产程的进展，若在观察过程中发现胎头迟迟不能入盆、宫颈扩张缓慢、产程延长等异常表现时，应及早通知医师，并协助医师仔细检查。若诊断为高直后位或前不均倾位，应遵医嘱尽快完善术前准备，以剖宫产结束分娩。若诊断为高直前位，应遵医嘱给予试产，加强宫缩促使胎头俯屈，胎头转为枕前位时可经阴道分娩或助产。

第四节　臀先露

臀先露是最常见的异常胎位，约占足月分娩总数的 3%～4%，因为胎头比胎臀大，且分娩时后出胎头无明显变形，故易致分娩困难，加之脐带脱垂较多见，围生儿的死亡率是枕先露的 3～8 倍。

一、原因

尚不十分明确，可能与下列因素有关。

（一）胎儿在宫腔内的活动范围大

羊水过多、经产妇腹壁松弛以及早产儿羊水相对偏多，使胎儿易在宫腔内自由活动而形成臀先露。

（二）胎儿在宫腔内的活动范围受限

子宫畸形、胎儿畸形（如脑积水、无脑儿等）、双胎及羊水过少等，易发生臀先露。

（三）胎头衔接受阻

狭窄骨盆、前置胎盘、肿瘤阻塞盆腔等，易发生臀先露。

二、临床分类

根据两下肢所取的姿势分为以下几种。

（一）单臀先露或腿直臀先露

胎儿双髋关节屈曲，双膝关节直伸，以臀部为先露。最多见。

（二）完全臀先露或混合臀先露

胎儿双髋关节及膝关节均屈曲，有如盘膝坐，以臀部和双足为先露。较多见。

（三）不完全臀先露

以一足或双足、一膝或双膝或一足一膝为先露，膝先露是暂时的，产程开始后转为足先露。较少见。

三、临床表现

孕妇常感肋下有圆而硬的胎头，由于胎臀不能紧贴子宫下段及宫颈，常导致子宫收缩乏力、宫颈扩张缓慢，致使产程延长。

四、对母儿的影响

（一）对母体的影响

因胎臀形状不规则，不能紧贴子宫下段及宫颈，易发生胎膜早破或继发性宫缩乏力，使产褥感染、产后出血增多。若宫口未开全而强行牵引，易致宫颈裂伤。

（二）对胎儿的影响

因易发生胎膜早破、脐带脱垂、脐带受压等，可致胎儿窘迫甚至死亡。后出胎头困难可发生新生儿窒息。臀位娩出助产时易发生新生儿产伤，如上肢骨折、臂丛神经损伤等。

五、处理原则

（一）妊娠期

若妊娠 30 周后仍为臀先露，应予以纠正。

（二）分娩期

应根据产妇的年龄、胎产次、骨盆大小、胎儿大小、胎儿是否存活、臀先露的类型以及有无合并症，于临产初期作出正确判断，以决定分娩方式。

选择性剖宫产的指征：骨盆狭窄，软产道异常，胎儿体重大于 3500 g，胎儿窘迫，高龄初产，有难产史，不完全臀先露。

六、护理评估

（一）病史

了解孕产史。查阅产前检查资料，评估胎儿大小、胎先露、胎方位，注意有无羊水过多、前置胎盘、盆腔肿瘤等，在分娩过程中仔细评估宫缩强度及频率，评估胎先露下降及宫口开大的情况，评估胎儿宫内的状况。

（二）身心状况

因臀先露不能紧贴子宫下段及宫颈，易发生宫缩乏力至胎先露下降缓慢，产程延长。产妇因产程延长、疲乏易失去分娩信心而产生急躁情绪。因臀先露易发生胎膜早破、脐带脱垂，后出胎头困难易发生新生儿窒息，助产易发生新生儿损伤，使产妇担心胎儿的安危，而对未知的分娩结果感到十分焦虑，常表现出烦躁不安、哭泣和流泪。

（三）诊断检查

1. 腹部检查

于子宫底部可触及圆而硬、有浮球感的胎头，于耻骨联合上方可触及宽而软的胎臀或不规则的肢体，胎心在脐上方左侧或右侧听得最清楚。

2. 肛门检查

可触及软的胎臀及不规则的肢体。

3. 阴道检查

如宫口开大，可查到胎臀、肛门、外生殖器及胎足。

4.B 超检查

可确定胎位。

七、护理诊断

（一）焦虑

其与担心胎儿的安危有关。

（二）有胎儿受伤的危险

其与脐带脱垂、后出胎头困难、新生儿产伤有关。

（三）有软产道损伤的危险

其与宫口未开全而强行牵拉有关。

（四）潜在并发症：产后出血

其与软产道裂伤或宫缩乏力有关。

（五）有感染的危险

其与胎膜早破或手术操作有关。

八、护理目标

（1）产妇的焦虑程度减轻。

（2）母儿平安度过分娩期，无并发症发生。

九、护理措施

（一）协助医师进行恰当处理，促进母儿健康，防止并发症

妊娠期加强产前检查，及早发现异常胎位。于妊娠 30 周前臀先露多能自行转为头先露，若妊娠 30 周后仍为臀先露应予以矫正，常用的矫正方法有如下几种。

1. 胸膝卧位

让孕妇排空膀胱，松解裤带，如图 9-1 所示姿势，每日 2 次，每次 15 分钟，连续做 1 周后复查。这种姿势可使胎臀退出盆腔，借助胎儿重心的改变，使胎头与胎背所形成的弧形顺着宫底的弧面滑动完成。

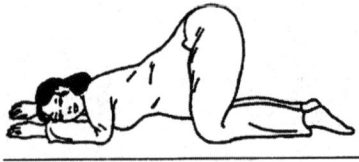

图 9-1　胸膝卧位

2. 激光照射或艾灸至阴穴

用艾灸或激光照射两侧至阴穴（足小趾外侧，距趾甲角 1 分处），每日 1 次，每次 15～20 分钟，5 次为一疗程。

3. 外倒转术

应用上述矫正方法无效者，于妊娠 32～34 周时可行外倒转术，因有发生胎盘早剥、脐带缠绕等严重并发症的可能，应用时要慎重，术前半小时口服舒喘灵 4.8 mg。行外倒转术时，最好在 B 型超声的监测下进行。孕妇平卧，露出腹壁，查清胎位，听胎心率。步骤包括松动胎先露部（两手插入先露部下方向上提拉，使之松动），转胎（两手把握胎儿两端，一手将胎头沿胎儿腹侧轻轻向骨盆入口推移，另一手将胎臀上推，与推胎头的动作配合，直至转为头先露）。动作应轻柔，间断进行，若术中或术后发现胎动频繁而剧烈及胎心率异常，应停止转动并退回原胎位，并观察半小时。

若经过上述矫正处理后无效，则应提前 1 周住院待产，在待产过程中嘱其多卧床休息，以防胎膜早破，密切注意产兆，若出现宫缩或发生破水应及时通知医师，拟行剖宫产术者迅速完善术前准备，拟经阴道分娩者，用平车将其转入待产室，按下列措施进行护理。

（1）第一产程：指导产妇采取左侧卧位，不宜站立走动。已破膜者绝对卧床休息，并抬高臀部。少做肛诊，禁忌灌肠，尽量避免胎膜破裂。一旦胎膜破裂立即听胎心音，若胎心音异常应及时通知医师，行肛诊，必要时行阴道检查，了解有无脐带脱垂。若有脐带脱垂，胎心音尚好，宫口未开全，为抢救胎儿应立即完善术前准备，以剖宫产结束分娩。若无脐带脱垂，应严密观察胎心音、产程进展及宫缩情况，出现宫缩乏力者应遵嘱加强宫缩。当宫口开大 4～5 cm 时，胎足即可经宫口脱出至阴道，为了使宫颈及阴道充分扩张，应进行"堵臀"处理。常规消毒后当宫缩时用无菌巾以手掌堵住阴道口，让胎臀下降，避免胎足先下降，待宫口及阴道充分扩张后才能让胎臀娩出，此法有利于后出胎头的顺利娩出。在"堵臀"过程中应每隔10～15分钟听一次胎心音，并注意宫口是否开全，宫口已开全时再"堵臀"易引起胎儿窘迫或子宫破裂。宫口近开全时应及时通知医师，并做好接产和抢救新生儿窒息的准备。

（2）第二产程：接产前给予导尿以排空膀胱，初产妇常规行会阴侧切术，经产妇应根据胎儿大小、会阴条件等决定是否行侧切术。

（3）第三产程：产程延长易并发宫缩乏力性出血。胎盘娩出后应注射催产素，防止产后出血。行手术操作及有软产道损伤者应及时缝合，并遵医嘱给予抗生素预防感染。产后密切观察子宫复旧及恶露的情况，注意生命体征变化，保持会阴清洁。

分娩方式有三种。①自然分娩：胎儿自然娩出，不作任何牵拉，极少见，仅见于经产妇、胎儿小、宫缩强、产道正常者。②臀助产术：当胎臀自然娩出至脐部后，胎肩及后出胎头由接产者协助娩出，一般应在脐部娩出后 2～3 分钟娩出胎头，最长不能超过 8 分钟。③臀牵引术：胎儿全部由接产者牵拉娩出，此种方法对胎儿的损伤大，不宜采用。

（二）提供心理支持，促进母体舒适

（1）孕期发现臀先露，应向孕妇讲解臀先露对母儿的影响，争取其配合以便及时矫正胎产式。

（2）如矫正失败，让孕妇也不必过分担心，根据孕母情况、胎儿大小及有无并发症，建议采取适当的分娩方式，也不会造成严重后果。

（3）如需剖宫产，应向孕妇及家属讲解剖宫产的必要性及安全性。

（4）拟经阴道分娩，在分娩期应多陪伴产妇，多与其交谈，鼓励其说出心中的感受，及时回答产妇及家属所提出的问题，及时告知产程进展及胎儿宫内的健康状况，以减轻其焦虑、恐惧情绪。对所进行的操作、处理给予必要的解释，鼓励家属陪伴。指导孕妇采用深呼吸、放松及按摩腹部等方法减轻疼痛感，促进其舒适。

（5）臀先露阴道分娩者，由于受产道挤压，可出现足、臀、外生殖器水肿、淤血等情况，应向产妇及家属解释清楚这只是暂时现象，由压迫所致，不必担心。

十、评价

（1）产妇的焦虑情绪已减轻或缓解。

（2）产妇已顺利通过分娩，没有发生并发症。

（3）新生儿健康。

第五节　肩先露

胎体纵轴与母体纵轴相垂直为横产式，胎体横卧于骨盆入口之上、先露为肩者称肩先露。约占妊娠足月分娩总数的0.1%～0.25%，是对母儿最不利的胎位。临床分为肩左前、肩左后、肩右前、肩右后4种胎方位，发生原因与臀先露相同。

一、临床表现

先露部胎肩不能紧贴子宫下段及宫颈，宫颈缺乏直接刺激，容易发生宫缩乏力，胎肩对宫颈压力不均，易发生胎膜早破。破膜后羊水迅速外流，胎儿上肢或脐带容易脱出，导致胎儿窘迫甚至死亡。随着宫缩不断加强，胎肩及胸廓的一部分被挤入盆腔内，胎体折叠弯曲，胎颈被拉长，上肢脱出于阴道口外，胎头和胎臀仍被阻于骨盆入口上方，形成嵌顿性或称忽略性肩先露。子宫收缩继续加强，子宫上段越来越厚，子宫下段被动扩张，越来越薄，由于子宫上下段肌壁的厚薄相差悬殊，形成环状凹陷，并随子宫收缩逐渐升高，甚至可以高达脐上，形成病理性缩复环，是子宫破裂的先兆，若不及时处理，将发生子宫破裂。

二、处理原则

（一）妊娠期

妊娠后期发现肩先露应及时矫正，矫正失败应提前住院。

（二）分娩期

根据胎产式、胎儿大小、胎儿是否存活、宫颈扩张程度、胎膜是否破裂、有无并发症等决定分娩方式。

三、护理评估

（一）病史

查阅产前检查记录，了解孕产史，评估胎产式、胎先露、胎儿大小、胎儿宫内健康状况，注意有无羊水过多、前置胎盘、盆腔肿瘤等。

（二）身心状况

可出现胎膜已破、宫缩乏力、胎儿上肢及脐带脱垂等表现，严重者可出现先兆子宫破裂，甚至出现子宫破裂的症状和体征，产妇因担心胎儿安危而表现出焦虑的情况，如胎儿已死，则出现哭泣等悲伤情绪。

（三）诊断检查

1. 腹部检查

子宫呈横椭圆形，子宫横径宽，子宫底低于妊娠周数。在母腹一侧可触及胎头，另一侧可触到胎臀，耻骨联合上方空虚。胎背朝向母体腹前壁为肩前位，胎儿肢体朝向母体腹前壁为肩后位。胎心音在脐周两侧最清楚。

2. 肛门检查及阴道检查

胎膜未破者，因胎先露部浮动在骨盆入口上方，肛诊不易触及。胎膜已破、宫口已扩张者，阴道检查可触到肩胛骨或肩峰、肋骨及腋窝，腋窝的尖端指向头端，据此可确定胎方位，有时可触及搏动的脐带或脱出的胎手，可用握手法鉴别胎儿的左手或右手。

3. B 超检查

能准确探清肩先露，并能确定具体的胎方位。

四、护理诊断

（一）焦虑

其与担心胎儿的安危有关。

（二）预感性悲伤

其与脐带脱垂、胎心音改变有关。

（三）有胎儿受伤的危险

其与可能出现的脐带脱垂、忽略性肩先露有关。

（四）有感染的危险

其与胎膜早破、胎儿上肢脱出及手术操作有关。

（五）潜在并发症：子宫破裂

其与处理不当、处理不及时有关。

（六）潜在并发症：产后出血

其与继发性宫缩乏力、软产道撕裂等有关。

五、护理目标

（1）产妇的焦虑情绪减轻。

（2）产妇能顺利度过悲伤期。

（3）不因护理不当而出现胎儿窒息或死亡。

（4）产妇不出现感染征象。

（5）待产妇能顺利通过分娩，不发生并发症。

六、护理措施

(一)妊娠期

妊娠后期发现横位应及时予以矫正。可采用胸膝卧位、艾灸或激光照射至阴穴；无效者应行外倒转术转成头先露，并包扎腹部以固定胎位；若外倒转术失败，应提前住院待产，于临产前行剖宫产术。在等待剖宫产期间，应嘱患者卧床休息，少活动，避免发生胎膜早破，加强巡视，密切注意产兆，注意胎心音。如出现宫缩或有胎儿窘迫征象，或出现胎膜破裂，应立即听胎心音，并抬高臀部。出现上述情况应立即通知医师，并尽快完善剖宫产的术前准备，以剖宫产结束妊娠。

(二)分娩期

根据产妇及胎儿状况采取相应的处理及护理措施。

(1)临产后，胎膜未破或破膜不久、胎儿存活者，应立即行剖宫产术。

(2)经产妇，若宫口开大 5 cm 以上，破膜不久，羊水未流尽，可在乙醚麻醉下行内倒转术，转成臀先露，待宫口开全助产娩出。

(3)胎儿已死亡，无先兆子宫破裂征象，应于宫口近开全时，在乙醚麻醉或静脉麻醉下行断头或碎胎术。

(4)如出现先兆子宫破裂或已经破裂，无论胎儿存活与否，均应行剖宫产术。

因肩先露除死胎及早产儿的胎体可折叠娩出外，足月活胎不可能经阴道娩出，故临床上绝大多数均以剖宫产结束分娩。死胎拟定经阴道分娩时，应严密观察宫缩的强度及频率，注意有无先兆子宫破裂的征象。

(三)提供心理支持

应向孕妇及家属讲解肩先露对母儿的危害性，以引起重视，积极配合处理；向孕妇及家属解释虽然肩先露对母儿有较大的威胁性，但只要予以重视，提前住院待产，在临产前结束分娩对母儿的影响并不大，以减轻其焦虑情绪。对孕期未进行过产前检查，因临产后出现异常情况（如脐带脱垂、胎儿上肢脱垂等）而急诊入院者，这时绝大部分胎儿已死亡，护理人员应多陪伴产妇，多与其交谈，鼓励家属陪伴，让她们面对现实，帮助她们尽快度过悲伤期。

（四）密切观察

产后注意观察子宫复旧及阴道流血的情况，注意生命体征变化，注意伤口愈合情况，遵医嘱给予抗生素预防感染，发现异常及时通知医师查看，并协助处理。

七、评价

（1）孕妇的焦虑情绪已减轻。

（2）产妇已顺利通过分娩，没有发生并发症。

（3）胎儿健康娩出。

（4）产后生命体征平稳，未发生产后出血及产褥感染。

第六节　面先露

面先露多于临产后发现，因胎头极度仰伸，使胎儿枕部与胎背接触。面先露以颏骨为指示点，有颏左前、颏左横、颏左后、颏右前、颏右横、颏右后 6 种胎位，以颏左前及颏右后位较多见，经产妇多于初产妇，发生率约为 2‰。

一、护理评估

（一）身心状况

颏前位时，因胎儿颜面部不能紧贴子宫下段及宫颈，常引起子宫收缩乏力，致使产程延长，颜面部骨质不易变形，容易发生会阴裂伤。颏后位时可发生梗阻性难产，如处理不及时可导致子宫破裂，危及母儿生命。因产程延长、处理检查机会增多、体力消耗，使产妇对分娩失去信心，担心自身及胎儿的安全，常表现出烦躁不安，对检查、处理不合作。因胎儿面部受压变形，颜面皮肤青紫、肿胀、尤以口唇明显，影响吸吮，严重时可发生会厌水肿而影响吞咽。新生儿出生后会保持仰伸姿势达数日之久，产妇及家属对此不了解，以为是畸形，常表现出悲伤情绪，甚至不愿意接受新生儿。

（二）诊断检查

1. 腹部检查

因胎头极度仰伸入盆受阻，胎体伸直，宫底位置较高。颏前位时，在母体腹前壁容易扪及胎儿肢体，胎心音在胎儿肢体侧的下腹部听得清楚；颏后位时，在耻骨联合上方可触及胎儿枕骨隆突与胎背之间有明显的凹沟，胎心音遥远而弱。

2. 肛诊及阴道检查

可触到高低不平、软硬不均匀的颜面部，宫口开大时可触及胎儿的口、鼻及眼眶。

3. B超检查

可以明确面先露并能探清胎位。

二、护理诊断

（一）焦虑

其与担心自身及胎儿的安危有关。

（二）潜在胎儿受伤

其与产程延长、胎儿面部受压变形有关。

（三）潜在并发症：子宫破裂

其与梗阻性难产有关。

三、护理目标

（1）产妇的焦虑情绪减轻或缓解。

（2）胎儿受伤的危险性降低。

（3）能及时发现面先露，不发生子宫破裂。

四、护理措施

（一）严密观察，及早发现面先露

在入院评估作腹部检查时，若在母体腹前壁触及胎儿肢体，或在耻骨联合上方触及胎儿枕骨隆突与胎背之间有明显凹沟，肛诊时触到高低不平、软硬不均的先露部，应考虑为面先露。应及时通知医师查看，以确定其胎方位并决定分娩方式。

（二）护理措施

按不同的分娩方式采取相应的护理措施，颏前位时，若无头盆不称，产力良好，有可能经阴道分娩；颏后位时，除经产妇、骨盆正常、胎儿小且产力强可能经阴道分娩外，均应行剖宫产术结束分娩。拟定剖宫产者，应遵医嘱完善术前准备。拟经阴道分娩者，应严密观察宫缩的强度及频率、胎先露下降、宫口开大及胎心音变化的情况，注意有无先兆子宫破裂的征象，发现异常及时通知医师，并作好剖宫产的术前准备。

（三）产后新生儿的护理

因胎儿面部受压变形，颜面皮肤青紫、肿胀，新生儿出生后应注意保持局部皮肤清洁，防止皮肤破损，若有皮肤破损，局部可涂1‰甲紫。吸乳困难者，可指导产妇将乳汁挤出后用小匙喂养；吞咽困难者，可用鼻饲法或静脉输液为新生儿补充营养。

（四）加强心理护理

多与产妇交谈，鼓励产妇说出心中的感受，鼓励家人多陪伴以给予精神支持，及时向产妇提供产程进展及胎儿宫内健康的信息，以减轻其焦虑程度。新生儿出生后，若有颜面部皮肤青紫、肿胀现象，应及时向产妇及家属解释这是由于胎儿面部在产道受压变形所致，只是暂时现象，会自然消退，不必担心。新生儿出生后胎头处于仰伸姿势，应向产妇讲清楚这是由于胎儿过度仰伸所致，不是畸形，数天后会恢复为正常姿势，以消除其紧张焦虑的情绪。

五、评价

（1）产妇自诉焦虑紧张情绪已减轻。

（2）产妇平安度过分娩，没有发生并发症。

（3）没有发生严重的新生儿并发症。

第十章 分娩并发症的护理

第一节 产后出血

一、概述

（一）定义

产后出血是指胎儿娩出后 24 小时内出血量超过 500 mL 者。产后出血是分娩期的严重并发症，居我国孕产妇死亡原因的首位。其发生率占分娩总数的 2%～3%，其中 80% 以上发生在产后 2 小时内。本节同时介绍晚期产后出血，即分娩 24 小时后，产褥期内发生的子宫大量出血，称为晚期产后出血，以产后 1～2 周发病最常见。

（二）病因

导致产后出血的主要原因有子宫收缩乏力、胎盘因素、软产道损伤、凝血功能障碍。其中，子宫收缩乏力是产后出血最常见的原因，占产后出血总数的 70%～80%。

1. 子宫收缩乏力

导致子宫收缩乏力的因素包括精神过度紧张、体质虚弱等全身因素，产程延长、前置胎盘、胎盘早剥等产科因素，多胎妊娠、羊水过多、巨大胎儿、子宫肌瘤等子宫因素以及过多使用镇静剂、麻醉剂等药物因素。

2. 胎盘因素

包括胎盘滞留、胎盘植入、胎盘部分残留等。

3.软产道损伤

容易导致软产道损伤的因素包括手术助产、急产、巨大胎儿分娩、软产道组织弹性差等。

4.凝血功能障碍

包括原发性血小板减少、再生障碍性贫血等原发凝血功能异常以及子痫、死胎、羊水栓塞、胎盘早剥等产科因素所致的继发凝血功能异常。

导致晚期产后出血的常见原因有胎盘及胎膜残留、蜕膜残留、胎盘附着面复旧不全、感染、剖宫产术后子宫切口裂开等，其中胎盘、胎膜残留为阴道分娩最常见的原因。

（三）治疗原则

针对出血原因迅速止血；补充血容量，纠正失血性休克；防治感染。

二、护理评估

（一）健康史

详细了解分娩经过，了解有无多胎妊娠、羊水过多、重症肝炎、精神过度紧张等，有无软产道裂伤、胎盘植入等。

（二）生理状况

1.产后出血的症状与体征

（1）症状：阴道大量流血，伴有面色苍白、出冷汗，主诉口渴、头晕、心慌、寒战等。若胎儿娩出后立即发生阴道流血，色鲜红能自凝，应考虑软产道裂伤；若胎儿娩出后数分钟发生阴道流血，色暗红，应考虑胎盘因素；若胎盘娩出后阴道流血，色暗红，子宫质软，子宫底扪不清，应考虑子宫收缩乏力；若阴道持续流血，且血液不能自凝，应考虑凝血功能障碍。失血表现明显但阴道流血不多者，应警惕阴道血肿的可能。剖宫产者，表现为胎盘剥离面广泛出血或切口裂伤处持续出血。

（2）体征：血压下降、脉搏细速，子宫收缩乏力性出血者，子宫轮廓不清，经按摩后子宫质地变硬，且按摩时伴有大量阴道流血。

2. 晚期产后出血的症状与体征

（1）症状：胎盘、胎膜残留以及蜕膜残留者多发生在产后10天左右，表现为血性恶露持续时间延长，反复出血或突然大量出血；胎盘附着面复旧不全者多发生于产后2周左右，表现为反复多次阴道流血或突然大量阴道流血；剖宫产术后切口愈合不良或裂开者，多发生在术后2~3周，表现为急性大量出血，严重者可发生休克，常伴有腹痛、发热、恶露异常等感染症状。

（2）体征：子宫大而软，宫口松弛，阴道及宫口可有血块堵塞或见残留组织；感染者子宫压痛明显。

3. 辅助检查

（1）产科检查：评估子宫收缩情况及宫底高度。

（2）出血量的估计：估计出血量的方法有称重法、容积法、面积法、休克指数法等。

（3）实验室检查：血常规，出、凝血时间，凝血酶原时间及纤维蛋白原测定。

（4）B型超声：晚期产后出血时可了解子宫大小、宫腔内有无残留物以及子宫切口愈合情况。

（5）血 β -hCG 测定：晚期产后出血者了解有无胎盘残留或滋养细胞疾病。

（6）病理检查：晚期产后出血者的宫腔刮出物送病理检查，了解有无蜕膜、绒毛组织等，协助诊断。

（三）心理－社会因素

评估产妇及家属有无惊慌、恐惧等心理问题及对治疗护理的配合程度。

（四）高危因素

1. 产后出血的高危因素

（1）产妇精神过度紧张或恐惧者。

（2）临产后过多使用镇静剂、麻醉剂或子宫收缩抑制剂者。

（3）妊娠并发症或合并症者，如前置胎盘、胎盘早剥、妊娠期高血压疾病、多胎妊娠、羊水过多、巨大胎儿、子宫肌瘤、宫内感染等。

（4）胎盘植入或产后胎盘滞留者。

（5）行阴道助产手术者。

（6）急产或软产道组织弹性差者。

（7）合并凝血功能障碍性疾病者，如原发性血小板减少、再生障碍性贫血、重症肝炎等。

（8）羊水栓塞、重度子痫、死胎等可引起弥散性血管内凝血，从而导致产后出血。

2. 晚期产后出血的高危因素

（1）胎盘植入者。

（2）前置胎盘者。

（3）卫生习惯不良者。

（4）胎膜早破、产程延长以及多次行阴道检查者。

（5）术中出血多导致贫血者。

（6）多次剖宫产史者。

（7）剖宫产横切口选择过高或过低者。

（8）剖宫产切口缝合不当者。

三、护理措施

（一）一般护理

除产科一般护理外，还应鼓励产妇多食高蛋白、富含铁和维生素的食物，如牛奶、鸡蛋、瘦肉、绿叶蔬菜、水果等，少量多餐。晚期产后出血者，若有组织物排出，应保留并送病理检查。

（二）止血的护理

1. 子宫收缩乏力性出血

可通过按摩子宫、使用宫缩剂、宫腔内填塞纱条、结扎血管等进行止血，必要时切除子宫。

2. 胎盘因素所致出血

胎盘已剥离但尚未娩出者，可挤压宫底，牵引脐带协助胎盘娩出；胎盘粘连者，可徒手剥离胎盘后协助娩出；胎盘、胎膜残留者，可行刮宫术；胎盘植入者，应及时做好子宫切除术的准备。

3. 软产道损伤所致出血

应及时缝合裂伤处。有软产道血肿者，应切开血肿，清除积血，再缝合止血。

4. 凝血功能障碍所致出血

尽快输注新鲜全血，补充血小板、纤维蛋白原、凝血因子等。

（三）失血性休克的护理

对产后失血过多者，应及早补充血容量；对失血多甚至发生休克者，应保持环境安静，协助产妇取平卧位，吸氧、保暖，严密观察并详细记录产妇的意识状态、皮肤颜色、血压、脉搏、呼吸及尿量，建立静脉通道并遵医嘱输血输液；观察子宫收缩情况及会阴部切口情况，遵医嘱应用抗生素预防感染。

（四）用药护理

遵医嘱使用抗生素预防感染，特别是晚期产后出血，常用青霉素、头孢菌素类抗生素，待病原菌和药物敏感试验结果明确后，改用敏感抗生素。

（五）心理护理

产后出血导致产妇体质虚弱，活动无耐力，护理人员应主动关心产妇，增加其安全感，并鼓励产妇说出内心的感受。

四、健康指导

（1）指导产妇加强营养，促进产后康复。

（2）讲解产褥期护理知识，告知产后复查的时间、意义等。

（3）告知产妇产褥期内禁止盆浴、性生活，同时强调产后避孕知识。

（4）指导产妇观察恶露情况，警惕晚期产后出血的发生。

五、注意事项

（1）入院时做好全面评估，识别发生产后出血的高危因素，对症处理。

（2）分娩过程中，高度重视发生产后出血的四大原因，鉴别每种原因所致出血的特点，及早对症处理。

（3）分娩后，除观察子宫收缩及阴道流血情况外，应特别重视产妇主诉如口渴等。

第二节　子宫破裂

一、概述

（一）定义

子宫破裂是指在妊娠晚期或分娩期子宫体部或子宫下段发生裂开，为威胁母婴生命安全的严重并发症。按照破裂阶段可分为先兆子宫破裂和子宫破裂。加强孕期保健，分娩过程中密切观察产程，及时进行处理，是预防子宫破裂的关键。

（二）病因

瘢痕子宫、梗阻性难产、宫缩剂使用不当、产科手术损伤等均可导致子宫破裂。

（三）治疗原则

先兆子宫破裂时应立即抑制子宫收缩，尽快行剖宫产术；子宫破裂时，无论胎儿是否存活，均应在积极抢救休克的同时尽快手术治疗。

二、护理评估

（一）健康史

了解产妇有无剖宫产史或其他子宫手术史，了解其骨盆测量情况及胎儿大小，了解分娩过程中宫缩剂的应用情况以及有无粗暴的宫内操作等。

（二）生理状况

1. 症状

（1）先兆子宫破裂：产妇烦躁不安、表情痛苦，主诉下腹剧痛难忍。

（2）子宫破裂：产妇突感下腹部撕裂样剧痛，子宫收缩骤然停止，腹痛缓解，但不久又出现全腹持续性疼痛。

2. 体征

（1）先兆子宫破裂：①产妇呼吸、心率增快；②腹部可见环状凹陷，即病理缩复环，此环逐渐上升，可达平脐或脐上；③子宫下段压痛明显；④膀胱受压充血，可出现排尿困难及血尿；⑤过频、过强的宫缩使胎儿触不清，胎心率发生改变或听不清。

（2）子宫破裂：①有全腹压痛、反跳痛等腹膜刺激征；②有面色苍白、出冷汗、脉搏细速、呼吸急促、血压下降等休克征象；③腹壁下可清楚地扪及胎体，子宫缩小位于胎儿侧方，胎心、胎动消失；④阴道可有鲜血流出，胎先露部升高，扩张的宫口回缩。

3. 辅助检查

（1）腹部检查：早期发现子宫破裂不同阶段的相应症状和体征。

（2）阴道检查：扩张的宫口缩小，可有鲜血流出。

（3）B超检查：可显示胎儿与子宫的关系，协助诊断有无子宫破裂及其部位。

（4）血常规：可见血红蛋白值下降，白细胞增高。

（5）尿常规：可有红细胞或肉眼血尿。

（三）心理—社会因素

评估产妇及家属有无恐惧、焦急等心理问题，有无预感性悲哀和无助感。

（四）高危因素

（1）有子宫手术史者，如剖宫产术、子宫肌瘤剔除术等，若伴有术后感染、切口愈合不良，或术后间隔时间过短而妊娠者，其子宫破裂的风险更大。

（2）高龄孕妇。

（3）骨盆狭窄、软产道阻塞者。

（4）胎儿畸形、胎位异常、头盆不称者。

（5）分娩期宫缩剂使用过量或使用时机不合理者。

（6）宫口未开全即行产钳助产或臀牵引术者。

（7）强行剥离植入性胎盘或严重粘连胎盘者。

（8）行穿颅术、毁胎术者。

三、护理措施

（一）子宫破裂的预防

（1）宣传孕期保健知识，加强产前检查。

（2）对于瘢痕子宫者，应提前入院待产。

（3）密切观察产程进展，及时发现导致难产的因素。

（4）严格掌握子宫收缩剂的使用指征和方法。

（二）先兆子宫破裂的护理

若待产过程中出现宫缩过强及下腹部压痛或腹部出现病理性缩复环，应立即停止缩宫素静脉滴注和一切操作，密切观察生命体征，并遵医嘱给予抑制宫缩的药物、吸氧，做好剖宫产术前准备。

（三）子宫破裂的护理

（1）迅速建立两条以上静脉通道，给予输液、输血，快速补充血容量，纠正酸中毒。

（2）术中、术后按医嘱应用抗生素预防感染。

（3）严密观察并记录产妇生命体征、出入量，评估失血量以指导护理。

（四）心理护理

（1）鼓励产妇及家属表达其焦虑、恐惧、悲伤等情绪。

（2）胎儿死亡者，倾听产妇诉说内心感受，帮助其度过悲伤期。

（3）与产妇及家属一起制订产褥期康复计划，帮助其调整心态、恢复体力。

四、健康指导

(1) 胎儿死亡者，指导并协助其退乳。

(2) 选择适当的时机向产妇及其家属讲解子宫破裂的影响。

(3) 子宫破裂或有剖宫产等子宫手术史者，若有生育要求，应间隔 2 年以上。

五、注意事项

(1) 子宫破裂是产科非常严重的并发症，预防是关键，有高危因素者需严密观察，防止发生子宫破裂。

(2) 先兆子宫破裂者，其临床表现通常不典型，凡有高危因素的孕妇出现异常症状或体征时应警惕先兆子宫破裂。

第三节 羊水栓塞

一、概述

(一) 定义

羊水栓塞是指在分娩过程中羊水突然进入母体血液循环引起的急性肺栓塞、过敏性休克、弥散性血管内凝血（DIC）、肾衰竭等一系列病理改变的严重分娩并发症。可发生在足月分娩、引产和钳刮术中。发生在足月分娩者，产妇死亡率高达 80% 以上。

(二) 病因及病理生理

一般认为羊水栓塞是羊水中的有形成分（胎儿毳毛、角化上皮、胎粪、胎脂）进入母体血液循环，通过阻塞肺小动脉，引起机体的过敏反应和凝血功能异常而引起的一系列病理生理变化。羊膜腔内压力过高、胎膜破裂、血窦开放是发生羊水栓塞的基本条件。因此，高龄初产、经产妇、子宫收缩过强、急产、胎膜早破、前置胎盘、胎盘早剥、子宫破裂、剖宫产等均是羊水栓塞的诱发因素。

（三）治疗原则

抗过敏、纠正呼吸循环功能衰竭和改善低氧血症；抗休克、防治 DIC 及肾衰竭。

二、护理评估

（一）健康史

详细了解产妇年龄及此次妊娠经过；此次妊娠破膜情况；有无前置胎盘、胎盘早剥、先兆子宫破裂；是否为剖宫产；分娩过程中宫缩情况及缩宫素应用情况等。

（二）生理状况

1. 症状

多发生于分娩过程中，尤其是胎儿娩出前后的短时间内。一般经过三个阶段。

（1）心肺功能衰竭和休克：产妇突感寒战，出现恶心、呕吐、气急、烦躁等先兆症状，继而出现呛咳、呼吸困难、抽搐、昏迷；病情严重者，产妇仅惊叫一声、打一哈欠或抽搐一下，呼吸心搏骤停，于数分钟内死亡。

（2）出血：度过第一阶段后，开始出现难以控制的全身广泛性出血，如大量阴道流血、切口渗血、全身皮肤黏膜出血、血尿、消化道大出血等。

（3）急性肾衰竭：由于循环功能衰竭引起的肾缺血及 DIC 前期形成的血栓堵塞肾内小血管，引起肾脏缺血、缺氧，导致肾脏器质性损害，存活患者出现少尿和尿毒症表现。

2. 体征

产妇出现发绀、脉搏细速、血压急骤下降、肺底部湿啰音等，全身皮肤、黏膜出现出血点或瘀斑。

3. 辅助检查

（1）全身检查：可发现全身皮肤黏膜有出血点及瘀斑、针眼及切口渗血、心率增快、肺部湿啰音等。

（2）实验室检查：血涂片及痰液涂片查见羊水有形成分；DIC相关检查示凝血功能障碍。

（3）心电图或心脏彩色多普勒超声检查：提示右心房、右心室扩大，而左心室缩小，ST段下降。

（三）心理—社会因素

羊水栓塞发病急骤，产妇及家属无心理准备，常无法接受，表现为恐惧及愤怒，甚至出现过激行为。

（四）高危因素

（1）高龄初产或多产妇。

（2）胎膜早破、前置胎盘或胎盘早剥者。

（3）于宫缩期行人工破膜者。

（4）子宫收缩过强者。

（5）不恰当使用子宫收缩剂者。

（6）子宫先兆破裂或破裂者。

（7）行剖宫产手术者。

（8）行钳刮术终止妊娠者。

三、护理措施

（一）羊水栓塞的预防

（1）加强产前检查，及时发现羊水栓塞的诱发因素并处理。

（2）掌握缩宫素的使用方法，防止宫缩过强。

（3）人工破膜应在宫缩的间歇期进行，破口要小且要控制羊水的流出速度。

（4）中期妊娠引产者，羊膜穿刺次数不超过3次，钳刮者应先刺破胎膜，使羊水流出后再钳夹胎块。

（二）羊水栓塞的紧急处理与配合

1. 抗过敏，解除肺动脉高压，改善低氧血症

（1）吸氧：产妇取半卧位，正压给氧，必要时行气管插管或气管切开，保证氧气的供给，减轻肺水肿，改善心、脑、肾等重要脏器的缺氧状况。

（2）抗过敏：立即遵医嘱予氢化可的松或地塞米松静脉滴注或推注。

（3）解除肺动脉高压：遵医嘱予盐酸罂粟碱、阿托品、氨茶碱、酚妥拉明等解痉药缓解肺动脉高压。

2. 抗休克

（1）补充血容量：及时补充新鲜血和血浆，也可用低分子右旋糖酐-40 等扩容。

（2）升压：补足血容量后血压仍不回升者，可用多巴胺加于葡萄糖液中静脉滴注。

（3）纠正酸中毒：5％碳酸氢钠 250 mL 静脉滴注纠正酸中毒，并及时纠正电解质紊乱。

（4）纠正心衰：常用毛花苷丙（西地兰）静脉推注，必要时4～6 小时重复用药。

3. 防治 DIC

（1）肝素钠：用于治疗羊水栓塞早期的高凝状态，发病后10 分钟内使用效果更佳。

（2）补充凝血因子：及时输新鲜血或血浆、纤维蛋白原等。

（3）抗纤溶药物：晚期纤溶亢进时，用氨甲环酸、氨甲苯酸等静脉滴注，同时补充纤维蛋白原。

4. 预防肾衰竭

若血容量补足后仍少尿，可选用呋塞米静脉注射或甘露醇快速静脉滴注，无效者提示急性肾衰竭，应尽早行血液透析等急救处理。

（三）产科处理

（1）若羊水栓塞发生于胎儿娩出前，应在产妇呼吸循环功能得到明显改善、凝血功能纠正后处理分娩。第一产程发病者立即行剖宫产结束分娩，第二产程发病者行阴道助产结束分娩。若发生产后出血，经积极处理仍不能止血者，应及时做好子宫切除术前准备。

（2）若发生于中期妊娠钳刮术或羊膜腔穿刺术时，应立即终止手术，及时进行抢救。

（3）若发生羊水栓塞时正在滴注缩宫素，应立即停止，同时监测产妇生命体征变化，记录出入量。

（四）心理护理

（1）对神志清醒的产妇，予以心理支持，增强其战胜疾病的信心。

（2）对家属的恐惧情绪表示理解，争取其对诊疗措施的配合。

（3）对于抢救失败者，理解家属表达其悲伤情绪。

四、注意事项

（1）羊水栓塞是产科严重的并发症，及早识别和处理是抢救成功的关键。

（2）产科需要建设一支强有力的快速反应团队，通过学习和演练，做到抢救时分工明确、忙而不乱。

第十一章 正常产褥期的护理

从胎盘娩出到产妇除乳腺外全身各器官恢复或接近正常未孕状态的一段时期称为产褥期，一般为 6 周，包括妊娠期的解剖和生理变化均得到恢复。妊娠分娩后，不仅需要生理的调适，心理方面也会因为孩子的出世，家中成员的添加，新角色的扮演，与亲子关系建立的需求，而需要作多方面的调整。

这一段时期是产妇身体和心理恢复的一个关键时期，而护理上的照顾是影响产妇身心恢复的一个重要因素。高品质的护理照顾，是在尊重每一位产妇而且将她们视为一个独立的个体的基础上，经过主观和客观资料的收集与分析之后，确认产妇在生理、心理、社会和教育上的需要，然后作出正确的护理计划。

第一节　产褥期的生理变化

产妇产后的机体各生理系统逐渐自然回复到非妊娠时的状态称为生理调适。6 周时间大约是妊娠期的 $1/7 \sim 1/6$，因此说产褥期的生理变化速度大约是妊娠生理变化速度的 $6 \sim 7$ 倍。在产后 $3 \sim 4$ 天之内是整个生理调适过程变化最快的一段时间，一般妇女产褥期的生理变化可分为两种：一是进行性变化，如泌乳的产生；二是退行性变化，如子宫和阴道进行的生理调适过程。下面分别叙述产褥期的生理性变化，分为局部性和全身性变化。

一、局部性变化

(一) 生殖系统的变化

1. 子宫

胎盘娩出后的子宫逐渐恢复至未孕状态的过程，称为子宫复旧。子宫是产褥期变化最大的器官，子宫复旧包括子宫体的复旧、子宫内膜的再生和子宫颈的关闭。

(1) 子宫体复旧：一旦胎盘脱离子宫后，子宫立即产生强力收缩，此时子宫底的位置位于肚脐和耻骨联合连线上的中点。由于子宫体的血管受到压迫，子宫腔呈现苍白的颜色且子宫壁变厚，分娩后子宫的体积约为孕 20 周大小，大约于产后 12 小时子宫底便升到肚脐的水平位置或稍微高于肚脐水平，之后，每天下降 1～2 cm；产后 7 天时，子宫多已缩小至孕 12 周大小，在耻骨联合上可触及；产后 10 天，子宫底进入盆腔，腹部扪不到子宫底。应用超声测定子宫的长度和宽度，发现产后 1 周内，子宫的总面积缩小 31％，重量也降至约 500 g；第 2、3 周内缩小 48％，子宫体重约为 300 g，而后继续缩减 18％。子宫面积的改变，主要表现在其长度。产后 6 周，子宫已近完全复旧，重量可降至 50 g 左右。

妊娠期子宫肌层、血管中结缔组织、弹性硬蛋白和细胞数量的增加，在一定程度上是永久性的，因而妊娠后的子宫变得稍大些。子宫的复旧并不是肌细胞数目减少，而是肌细胞缩小的结果，表现为肌细胞胞质蛋白质分解排出，胞质减少，裂解的蛋白及代谢产物通过肾脏排出体外。随着肌纤维不断缩复，子宫体逐渐缩小。在产褥早期，随着胎儿和胎盘的娩出，子宫的容积缩小，但子宫肌张力和子宫的内压仍高于分娩前，子宫肌收缩压可 ≥50 mmHg，且在哺乳时增加。在产后 12 小时内这些子宫收缩呈协调并有一定的规律，甚强时可导致疼痛，称为"产后宫缩痛"；24 小时后，其强度和频率随着子宫复旧的变化而逐渐减弱。

(2) 子宫内膜的再生：胎盘娩出后，胎盘附着面立即缩小至手掌大，面积仅为原来的一半，导致开放的螺旋动脉和静脉窦压缩变窄和栓塞，达到止血和残留内膜坏死的目的。如附着面血管闭塞不全，产妇可呈现恶露持续不净，甚至有出血的危险，子宫内膜的缓慢修复过程是边缘内膜的延伸，向下生长以及底蜕膜内的腺体和间质形成新的子宫内膜。在分娩后 3 周，除了胎盘附着面外，子宫内膜的再生已基本完成；产后 6 周时，胎盘附着面已为新的子宫内膜覆盖。如复旧不良出现血栓脱落，可引起晚期产后出血。

分娩后的头几天，蜕膜的海绵层便排出体外，这就是所谓的恶露，而产后 2～3 天，蜕膜的基底层分化成为"外层"和"新基底层"两层，外层坏死并随着恶露排出体外。依照恶露的颜色和内容物，可将恶露加以分类：

血性恶露：含大量血液，量多，有时有小血块。出现在产后 2～3 天，主要含有蜕膜样碎片、上皮细胞、红细胞、白细胞，偶有胎便、胎膜、胎脂及胎毛。

浆性恶露：色淡红似浆液，大约在产后 3～10 天出现，内含少量血液、蜕膜碎片、子宫颈黏液以及细菌。

白色恶露：黏稠，色泽较白，产后 10 天出现，随后恶露便逐渐停止，成分包含有大量白细胞、细菌，一些蜕膜碎片、上皮细胞、脂肪、宫颈黏液和胆固醇等。

一般而言，产后 2～3 周子宫颈便完全闭合，届时恶露便将停止。如果产后 3～4 周恶露仍然持续，那么有待进一步检查原因。产后除了检查恶露的性质外，恶露量也是产后出血判断的重要指标，对于恶露量的评估方法主要依据产垫渗湿的状况加以判断（图 11-1）。

（3）子宫颈关闭：胎盘娩出后，子宫颈松弛，陷缩，壁变薄且皱起如袖口，外口呈环状，至产后 2～3 天，宫口仍扩张 2～3 cm，产后一周时，子宫颈外形及子宫颈内口恢复至未孕状态，产后 4 周时子宫颈完全恢复正常形态。但在分娩时，子宫颈外口时常会造成轻度裂伤，且多在宫颈 3 点及 9 点处，当子宫口复旧完全后，子宫颈外口由产前的圆形宫颈外口（未产型）变为产后的

"一"字形横裂外口（已产型）。

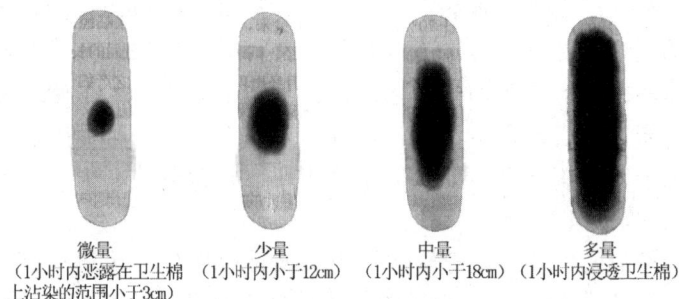

微量　　　　　少量　　　　　中量　　　　　多量
（1小时内恶露在卫生棉　（1小时内小于12cm）　（1小时内小于18cm）（1小时内浸透卫生棉）
上沾染的范围小于3cm）

图 11-1　恶露量的评估

2. 阴道及外阴

分娩过程中，阴道、阴道外口及外阴都受到强力伸展，致使阴道腔扩大，阴道壁松弛及肌张力减低，阴道黏膜皱襞消失。产后均能逐渐恢复其形状和弹性，阴道腔缩小，阴道壁肌张力逐渐恢复，约需 6 周时间，黏膜皱襞于产后 3 周时重现，但阴道于产褥期结束时并不能完全恢复至未孕时的状态。分娩后外阴轻度水肿，自觉不适，产后 2～3 日内多自行消退，会阴部若有轻度撕裂或会阴切口缝合后，均能在 3～5 日内愈合。在分娩过程中胎儿通过产道时，处女膜因而破碎撕裂，愈合后的处女膜呈现不规则的形状，称为处女膜痕。

3. 会阴

会阴位于阴道和肛门之间，对阴道分娩的妇女而言，肛门常被波及，所以会阴和肛门是产妇产褥期的主要不适之处。如果此时又有痔出现，则会加剧其不适。产后初期，会阴和周围组织如有会阴切开的伤口，并且水肿、出现瘀斑，或者发生会阴撕裂伤，甚至延至肛门部位，那么产妇会更加疼痛与不适。大约需要一周的时间，会阴和肛门的不适才会逐渐消失，会阴的水肿和瘀斑也在产后一周后逐渐恢复。痔在数周内慢慢地变小，但某些妇女在怀孕、生产过程中发生的痔可能不复原，而且转变成为日后的慢性疾患。

4. 盆底组织

盆底肌肉及其筋膜在分娩时过度扩张，弹性减弱，且常有肌纤维部分断裂。在产褥期，能逐渐恢复其张力，若能坚持作保健操，可望恢复至接近未孕状态，但极少能恢复原状。若盆底肌肉及筋膜发生严重断裂造成盆底松弛，加之产褥期剧烈运动或过早劳动，可导致阴道壁膨出，甚至子宫脱垂等。

（二）乳房的变化

乳房的主要变化是泌乳。产后乳腺分泌乳汁的神经体液调节复杂。在解剖学上，女性的每一个乳房是由 15～20 个乳叶构成的，每个乳叶又划分成数个小叶，每个小叶是由结缔组织组成并聚集成许多有管腔的乳泡，这是主要的乳腺分泌细胞（图 11-2）。

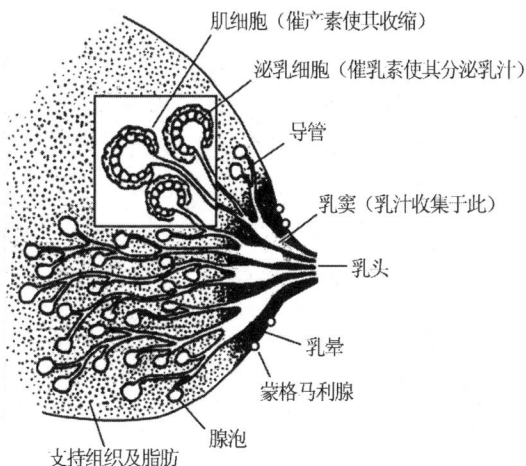

图 11-2　乳房的解剖结构

乳汁分泌后先经由小管腔流至乳头后下方的乳窦（又称为壶腹部），再经乳头开口流出体外。在怀孕期及产后初期，为了准备哺乳，女性乳房便产生一连串的变化，雌激素刺激乳腺腺管发育，孕激素刺激乳腺腺泡发育，PRL、人胎盘催乳素（HPL）、甲状腺素、皮质醇和胰岛素，均参与促进乳腺生长发育及泌乳功能。但孕期并不泌乳，可能与体内高水平的雌激素和孕激素有关。分娩时胎盘一旦娩出，产妇体内的雌激素和孕激素水平急剧下降，解除了对 PRL 功能的抑制，开始分泌乳汁。乳汁经由乳腺管排出，主要是神经内分泌反射的作用，一般称为排乳反射。每次婴儿吸吮乳头时，神经冲动经传入神经纤维抵至下丘脑，通过抑制多巴胺及其他催乳素抑制因子，使 PRL 产生增加，PRL 呈脉冲式释放，促使乳汁分泌。吸吮动作还反射性地引起脑神经垂体释放催产素，催产素作用于环绕乳泡周围的肌上皮细胞，产生收缩作用而将乳汁由乳腺管腔挤压出来。

乳腺发育和乳汁分泌与产妇的营养、睡眠和健康状态以及情绪密切相关，故必须保证产妇充分的休息和睡眠，避免精神刺激。一般于产后 2～3 天，乳房充血胀大形成硬结，胀痛明显。初产妇于产后第 3 日，经产妇于产后第 2 日开始分泌乳汁，此时仅为少量初乳，初乳是指在怀孕末期乳腺泡制造出来的一种淡黄色液体，含有丰富的蛋白质、抗体及矿物质，尤其是免疫球蛋白 G（IgG）和免疫球蛋白 A（IgA），这些抗体可以保护新生儿的肠胃系统，是新生儿早期理想的天然食物，初乳约持续 4～5 天以后，逐渐变为成熟乳汁，成熟乳汁呈白色，糖类占 6.5%～8%，脂肪占 3%～5%，蛋白质占 1%～2%，无机盐占 0.1%～0.2%，还有维生素等。另外，大多数药物可经母血渗入乳汁中，故哺乳期用药时应考虑药物对婴儿的不良影响。

二、全身性变化

（一）心血管系统的变化

1. 血容量的改变

妊娠期血容量增加，产后 2～3 周恢复至未孕状态，由产前的 5～6 L 减缩到非孕期的 4 L 左右，在血容量的减缩中约 1/3 的减缩发生在分娩时，1/3 在产后 7 天内，而哺乳又增加了其变化。分娩后，母体的血管系统功能发生迅速而显著的再调节，特别是产后的最初 72 小时内，由于子宫缩复胎盘循环停止，大量血液从子宫进入体循环，加之妊娠期间过多的组织间液回吸收，使血容量增加 15%～25%，特别是产后 24 小时内，心脏负担加重。心脏病产妇此时极易发生心力衰竭。分娩时低阻力的子宫胎盘循环管腔闭塞，使母体的血管床缩减 10%～15%，胎盘的激素消失又消除了扩张血管的刺激因素。阴道分娩后 3～7 天，往往出现血容量下降和血细胞比容上升，但在剖宫产后，血容量和血细胞比容均下降更快。如分娩出血达到或超过循环血量的 20%，可出现血液稀释。

2. 血流动力学的改变

产褥期调节血流动力学的主要因素是临产和分娩时的处理措施，如产妇的体位、分娩方式、麻醉和镇痛及失血等。怀孕期间所引起的心输出量增加，一旦分娩后便趋于缓解，由于心输出量降低，妇女在产后 6～10 天左右会经历心跳减慢的现象，心跳每分钟 50～70 次也是很寻常的。但这些改变与麻醉方式有关，局部麻醉下，产时心输出量逐渐增加，分娩后即刻达高峰，约为临产前的 180%；子宫收缩时中心静脉压、动脉压和心搏量均增加，脉率出现反射性减慢，当在仰卧位时，收缩的子宫压迫主动脉、髂动脉，这种变化显得更为明显；侧卧位时，因静脉回流未受阻，上述变化仅轻微。在硬膜外麻醉下，通过抑制疼痛感和消除焦虑，可减少产时心输出量的逐渐上升。产褥早期，心输出量增加，心率减慢，中心静脉压升高，在剖宫产时，应用硬膜外麻醉时避免注射肾上腺素，手术中血流动力可保持平稳，分娩后心输出量的增加很少，同时也提示了这种镇痛方式是合并心脏病产妇的首选麻醉方式。值得一提的是，哺乳和非哺乳产妇之间，并无血流动力学的差异。

3. 血凝系统的变化

在孕期和产褥期，前列环素（PGI_2）和血栓素 A_2（thromboxane A_2）的产生均增加，尤其是产褥期，血栓素 A_2 增加更为明显，分娩后，血凝和纤溶系统迅速出现显著的改变。同时血小板值下降，而在以后数天内，出现明显继发性上升和血小板聚集黏附度的增加，产时血纤维蛋白原开始下降，到产后第 1 天达最低水平，第 3～5 天回到产前水平，产后第 3 周时缓慢地恢复到非孕期水平。凝血因子和纤维蛋白溶酶原的变化呈相仿模式。

纤维蛋白溶解系统与促凝因子处于一个动态平衡中。孕妇的纤溶活力在妊娠末期有较大的减退，但分娩后急速上升。分娩后血纤溶活力增加，作用于胎盘着床处大量沉积的纤维蛋白，使之持续地释放纤维蛋白降解产物，致使降解产物的水平继续上升，因而在产褥早期可测到的可溶性纤维蛋白单体复合物增加，纤溶活力产后 3～5 天恢复到非孕时水平。孕期凝血因子的增加，应视为一个代偿性的储备现象，为分娩时止血所需要。然而广泛的凝血因子的激活，加上分娩时卧床，生殖道的损伤或感染，可导致血栓性栓塞并发症。

4. 造血系统的改变

孕期红细胞容积约增加 30%，分娩时平均红细胞的丧失约为 14%，因而产褥期平均红细胞容积超过非孕期约 15%。分娩时如突然失血，可诱发一个快速和短暂的网状细胞增殖反应，于产后第 4 天达高峰，产后 1 周时，红细胞的生成水平仍呈中度升高。孕期和产褥早期，骨髓处于过度活跃状态，向周围循环释放大量的幼稚细胞，催乳素在刺激骨髓方面也起到了一个次要作用，故红细胞计数和血红蛋白值逐渐增多。产时和产褥早期白细胞明显增多，可达 $20 \times 10^9 / L$，中性增多，淋巴减少，可能是对分娩的应激反应。产后 3～5 天时血清铁下降，而血浆铁转换增加，产后 2 周时达正常值，如在孕期已补充铁剂，产时的出血在平均量范围内，大部分产妇在产后第 2 周可出现相对性的红细胞增多现象。在产褥晚期，当红细胞生成的速度恢复正常，红细胞容积亦逐渐下降至非孕水平。

（二）呼吸系统的变化

产褥期腹腔内的器官和胸廓容积都会恢复到怀孕前的正常位置与状态，使肺功能发生急剧的变化，肺活量和吸气容量减退，残气量上升。产褥早期，可持续地出现静止期换气和氧耗增加以及对运动反应效率差的现象。第一产程末开始出现一个显著的低碳酸血症，血乳酸盐上升和 pH 值下降，这些改变可延伸到产褥期。在几天内出现动脉二氧化碳分压的上升，达到正常非孕期水平，约 4.66～5.32 kPa（35～40 mmHg），血 pH 值和碱剩余逐步上升，到产后 3 周时亦达到正常水平。孕期静止时的动脉氧分压和氧饱和度较非孕期妇女为高，产时特别是在仰卧位时，氧饱和度可能受到抑制。产后第 1 天动脉氧饱和度上升到 95%，轻度贫血、哺乳和心理因素可使产褥早期的静止氧耗量增加。

（三）消化系统的变化

由于分娩时能量的消耗以及体液大量的流失，产后妇女常会立刻感觉到饥饿和口渴，假如分娩过程中没有全身性或区域性阻断麻醉，也没有发生恶心、呕吐现象，则可以进食清淡饮食，尤其是流食；另胃液中的盐酸分泌减少，约需 1～2 周恢复，故产后食欲较差。不论产妇采用的是阴道分娩还是剖宫分娩，胃肠道在产后数天内的蠕动都很缓慢，系产后腹压顿时减低，肌肉张力降低，或分娩过程中麻醉药物的使用、缺乏适当饮食、水摄取不足或者是灌肠和腹泻等因素引起的，约需 2 周恢复正常。另外，痔引起疼痛，会阴切开伤口、裂开伤口引起疼痛，都使产妇不敢在会阴处用力，以上诸因素作用，使产妇更易发生便秘和胀气现象。当然，这也与产褥期卧床时间过长、缺少运动、腹直肌及骨盆底肌肉松弛相关。

怀孕时增加的体重，由于分娩过程中羊水、胎儿、胎盘和血液的排出或流失，立即减轻许多；而在产褥早期的 2～4 天，因利尿作用和子宫复旧作用，体重进一步减轻。如果妇女怀孕期间增加体重 11 kg 左右，一般而言，产褥期后便可恢复到怀孕前的重量，当然，如果怀孕时体重增加过多，则产后体重减轻的情形就可有很大的变异性。

（四）泌尿系统的变化

妊娠期体内潴留大量水分，多在产褥早期经肾脏排出，此时肾血流和肾小球滤过率均增加 25%～50%，故产后最初 5 日尿量明显增多。同时妊娠期出现的尿糖于产后消失，肌酐清除率在产后1周已达正常，尿素氮较妊娠末期略有增加。孕期发生的肾盂、输尿管生理性扩张，约需4～6周恢复正常。在分娩过程中，膀胱受压，黏膜充血水肿，肌张力降低以及会阴伤口疼痛，不习惯于卧床姿势排尿等原因，使产妇容易发生尿潴留、膀胱胀痛和尿道感染。反过来，产妇膀胱胀满也很容易造成子宫收缩无力，因为子宫被胀满尿液的膀胱挤压到身体的一侧后，子宫肌肉收缩的能力下降，一旦子宫无法进行强而有力的收缩，则容易造成子宫产后出血。产后1～2天，由于子宫壁产生自体溶解现象，约50％的产妇可有轻度的蛋白尿。

（五）内分泌系统的变化

孕期腺垂体、甲状腺及肾上腺增大并发生一系列内分泌改变，于产褥期逐渐恢复至未孕状态。分娩后，雌激素和孕激素水平急剧下降，至产后一周时降至未孕时水平，胎盘催乳素于产后3～6小时已不能再测出。PRL因人而异，哺乳产妇于产后数日降至60 ng/mL，吸吮乳汁时此值增高。随着哺乳期的延长，每次吮吸后催乳素的释放量减少，如每天哺乳仅1～3次，血催乳素水平在产后6个月内恢复至正常基础水平，如哺乳每天超过6次，催乳素可持续保持在高水平达1年以上，而在不哺乳产妇，催乳素多在2周内呈无规律性的下降达非孕时范围。

不哺乳产妇一般在产后6～8周时月经复潮，但第1次月经往往是无排卵性或伴有黄体功能不全。而哺乳产妇月经复潮延迟，甚至在哺乳期间月经一直不来。第1次排卵出现的时间早晚不一，哺乳可使之延缓，不哺乳产妇平均在产后10周左右恢复排卵，哺乳产妇平均在产后4～6个月恢复排卵。产后较晚恢复月经者，首次月经来潮前多有排卵，故哺乳妇女未见月经来潮也有受孕的可能。

（六）骨骼肌肉系统的变化

伴随胎盘娩出，孕激素对产妇的肌肉张力影响便消失，产后期肌张力的恢复有赖于平衡的饮食、运动和休息，大多数产妇在接受有关运动、饮食和休息的知识指导后，肌肉张力可以在6周内完全恢复，但有的妇女需要更长时间，或者无法恢复。耻骨和尾骨处的肌肉在分娩过程中常受到强力的伸展和创伤（尤其是骨盆底的肌肉），需要运用凯格尔运动（Kegel′s exercise）来协助复原。还有许多产妇因为在分娩和生产过程中，肌肉紧张和用力，常导致产后24小时下肢疼痛和无力。

（七）腹壁的变化

腹壁皮肤受妊娠子宫膨胀的影响，弹力纤维断裂，使产后腹壁明显松弛，约需6~8周才能恢复，但部分产妇由于腹壁过度松弛等原因而不能复原。另外，妊娠出现的下腹正中线色素沉着在产褥期逐渐消退，紫红色的新妊娠纹变为白色，且不再消失。

第二节 产褥期常见问题

（1）生命体征：正常产妇产后生命体征在正常范围内，若产程较长过度疲劳者，体温可在产后最初24小时内略升高，不超过38 ℃。产后3~4天可能会出现泌乳热，由于乳房极度充盈、胀大，影响血液和淋巴回流，乳汁不能排出，体温一般不超过38 ℃，泌乳热一般持续4~16小时下降，不属病态。心率可反映体温和血容量情况，当心率加快时，应注意有无感染和失血。产后呼吸为胸腹式呼吸。血压于产褥初期平稳，若血压下降，需警惕产后出血。对有妊娠期高血压疾病者，产后仍应监测血压，预防产后子痫的发生。

（2）产后宫缩痛：产后子宫收缩引起的疼痛，称为宫缩痛，经产妇较初产妇明显，哺乳者较不哺乳者明显。宫缩痛一般可忍受，常在产后1~2日出现，持续2~3天自然消失，不需特殊用药，也可酌情应用镇痛剂。

（3）产后子宫复旧不全：产后子宫收缩无力，致胎盘滞留，或产后3~4周而恶露不绝者，叫产后子宫复旧不全，亦称子宫复旧不良。

（4）会阴伤口疼痛：对于自然分娩的产妇来说，无论有没有侧切，一般也都会感觉会阴疼痛。这是因为在分娩过程中，盆底肌肉会有一定的拉伤，有部分肌纤维断裂，或者由于胎儿较大、会阴紧张，会发生会阴撕裂。在有些情况下，为避免会阴的严重撕裂，助产士会做会阴切开，这些都会导致产后会阴伤口疼痛。还有一种情况是由于缝合会阴伤口的缝线干燥后产生会阴伤口的牵拉疼痛，那么，在拆线（或线被吸收）后疼痛即会显著减轻。

（5）食欲减退：产后胃液分泌减少，胃肠蠕动减弱，产妇疲劳，食欲不佳，产后 10 天左右恢复。

（6）排泄：①褥汗：产后一周内，孕期潴留的水分通过皮肤排泄，在睡眠时尤甚，产妇醒来时满头出汗，一周后好转。②小便：产后由于膀胱黏膜水肿，加之会阴伤口疼痛，可发生排尿困难。③大便：产后产妇活动少，肠蠕动减弱，容易发生便秘。

（7）乳头皲裂：表现为乳头红、裂开、出血、疼痛。

（8）乳房胀痛：触摸乳房有坚硬感。

（9）体重减轻：产后因利尿作用、子宫复旧作用、产妇食欲减退所致。

（10）下肢静脉血栓形成：是产后血液处于高凝状态所致。

（11）疲乏。

（12）产后压抑：是由于产后体内雌、孕激素水平降低。

第三节　产褥期的心理调适

产后，产妇需要从妊娠期和分娩期的不适、疼痛、焦虑中恢复，需要接纳家庭新成员及新家庭，这一过程我们称之为心理调适。怀孕、分娩和初为人母是女人一生中最为重大的改变和危机时期。即经过漫长的十月怀胎与产房的呻吟挣扎后，接踵而至的是自己身心的复原，以及呵护、哺育新生命的责任。所以，这段时间亦被称为第四妊娠期。

产褥期本身就是一种压力情境。产妇不光面临着身体、心理的改变，并且面临着潜意识的内在冲突以及为人母所需要的情绪调整等等。随之而来的则是家庭关系的改变，经济来源的需求，以及家庭、社会支持系统的寻求。同时，家庭中增添一个新的成员，对每一个家庭成员而言也是一项压力，因此，产褥期心理调适的指导和支持相当重要。

一、母子依附关系的建立

分娩过后，产妇与新生儿便形成了母子（女）关系，这种母子关系的形成是往后持续母子依附过程的一项重要因素。依附是指婴儿对照顾者的一种察觉与反应，而连结则指父母亲对孩子所产生的一种特殊情感，这两种过程是一个相互的关系，亦即母亲的行为会唤起婴儿的反应，而新生儿的行为同样引起母亲的反应。依附过程，实际上远在胚胎和胎儿还在子宫内时已经开始，胎儿和母亲彼此分享着一种非常强烈和特殊的沟通与亲密关系，分娩后母亲与婴儿之间的关系与怀孕期间母亲和胎儿的关系是一样的亲密，这种现象被称为"情绪上的共生"。连结行为和依附过程在产褥期持续着，直至4～5个月，而分离－个体化进程也伴随婴儿和母亲之间所形成的依附行为而产生。因此，依附和分离－个体化进程在母子关系中平行地进行着，直到婴儿两岁左右，母亲与婴儿逐渐地变成两个独立的个体，即是拥有一个健康与亲爱关系的人母与人子。

二、母亲角色之获得

母亲角色获得的过程远在婴儿出生之前就已开始了，而婴儿出生之后是母子关系发展的一个新起点。母亲角色的获得过程由分娩持续至孩子出生后的3～10个月，此间，母亲往往借认同行为，提出所有权行为（claiming）和分极作用（polarization）与小孩建立关系。首先，母亲通过一连串的触摸而认同婴儿，一般母亲会先用手指去触摸婴儿身体的肢端，渐渐地，用整个手掌去摸婴儿的身体，这样可提供新生儿在生理上的触摸需求，而且这种温柔和体贴的感觉正是建立母子关系过程中不可缺少的要素。而在提出所有权行为亦即视觉上的认同过程中，母亲借由婴儿外表和特征与家属或自己相似产生认同，也就是将新生儿的外貌、行为等方面来与母亲本人或家中其他成员产生连结的方式。同时，为新生儿命名也是"提出所有权"过程中很重要的一部分，因为一个名字的赋予，正是母亲和家属确定婴儿存在的一种征象。还有，母亲和新生儿之间的互动方式也会影响到母亲对新生儿的认同，在和谐的母子互动关系中，哺喂关系非常重要，往往母亲能从婴儿对哺喂的反应来印证自己是否为一个好母亲，所以早期的喂奶情境对母亲而言，时常充满着压力，因此，成功的哺喂关系，既有助于新生儿的认同，也能增进母亲的自尊心。而分极作用则是母子关系建立后的最高境界，此时，母亲在认同孩子是属于自己的同时，也尊重孩子是一个独立的个体，有其独特的想法和需求。

三、影响母亲角色获得的因素

许多因素能影响母亲角色的获得，如母亲年龄、母亲对分娩经验的感受、早期的母子分离、社会支持等，往往要求人们对具体情形进行具体分析。

（一）母亲年龄

未成年的产妇由于本身在生理、心理及社会等各方面的发展尚未成熟，所以在母亲角色的学习上会遭遇到许多的危机。然而，成年的产妇，尤其是年龄较长者，虽然拥有丰富的财力、受过较高的教育和更能胜任母亲的职责，但相对地，这群高龄产妇在事业和母亲两种角色上面临更多的冲突。

（二）社会支持

一个人拥有的支持网以及从中获取的支持源是应对周围压力的一大资源，社会支持系统不但提供心理的支持，同时也提供物质之资助。那些和丈夫或亲友有良好互动关系的妇女，更能胜任新生儿的照顾工作，正说明了产妇接受支持源之多寡与母性行为的适应成正比。近年来，家庭结构急速变迁，小家庭（三口之家）

日渐增多，年轻夫妻不再与养育经验丰富的婆婆妈妈们住在一起，产妇不能接受到更多的支持源，故而影响到角色的获得。还有，今日大多数妇女拥有一份职业，职业与养育工作之间的冲突也影响到产后母亲角色的获得。

（三）母亲对分娩经验的感受

"分娩生产"被女性认为是成为母亲这个角色首要的必备能力，产妇对分娩过程的想法与其具有的分娩知识、对分娩的期望、分娩过程中支持源的获得、分娩的方式以及分娩过程中自我控制能力等都相关。假如产妇在产房的期望和实际的表现有很大差异，则会影响其日后的自尊心，进而影响母亲角色的获得。

（四）早期的母子分离

虽然大多数研究显示母子早期的接触有助于母子关系的建立，但仍然有太多的变项。例如：当产妇对怀孕抱持负向态度或在生活压力事件等条件下，早期分离和早期接触对母子关系的影响是不相同的，也必然会影响到母亲角色的获得。

（五）人格特殊品质和自我概念

一个人先天的气质和后天的特性都会影响到母亲角色的获得。如果母亲与婴儿是属于两种截然不同特殊品质时，会造成母亲在养育过程中出现困扰，例如：母亲是内向安静的，而婴儿却是活动过度或躁动的，或者产妇与婴儿的生物钟不一致等。另外，一个具有正向的自我概念的产妇可以与婴儿建立正向的关系，同时，正向的母亲角色的获得亦可增进妇女的自我概念。

（六）养育的态度

就是有关如何处理孩子躁动的行为与孩子的互动和沟通方式。产妇的养育态度和信仰当然会影响她教导孩子社会化的结果，也会影响她执行母亲角色任务的全过程。

（七）产妇和婴儿的健康状况

产妇在怀孕和产褥期生病，都会影响到她对其怀孕与分娩的态度，进而影响其母育行为，并且这些行为左右着母亲角色的获得和母亲角色的执行；而婴儿身体状况不佳会造成亲情连结和母亲角色获得的负向影响。例如：一个患有慢性病的产妇，需要长期药物治疗，而不得不停喂母乳，这就干扰了母子之间的互动关系，影响到母亲角色的执行；同样，一个需要复杂医疗照顾的婴儿，生命受到威胁，母子连结也深受影响，母亲甚至会产生一种无奈和无助的感觉。

（八）婴儿的气质

婴儿先天有多种不同的气质，这对母亲影响深远。如果自己的孩子是一个好养型的孩子，那么母亲在母亲角色的获得和执行上会充满信心。

四、产褥期妇女的行为态度

经过分娩期的母亲，特别是初产妇将要经历不同的感受：高涨的热情、希望、高兴、满足感、幸福感、乐观、压抑及焦虑。理想中的母亲角色与现实中的母亲角色往往会发生冲突。而产褥期孕妇的心理调适过程一般要经历三期：

（一）依赖期

分娩后的前3天，产妇表现出十分依赖的特性，很多需要通过别人来满足，如对孩子的关心、喂奶、沐浴等，同时产妇非常需要睡眠，显得疲倦，喜欢谈论过去的事情，尤其是关于自己的妊娠和分娩的感受。每一对夫妇可能对分娩都有一个理想模式，如想阴道分娩，尽量少用药物等。如果实际的分娩与理想相距甚远，这时，产妇会产生一种失败的感觉。较好的妊娠和分娩的经历、满意的产后休息、营养和较早较多地接触孩子及与孩子间的目视都将帮助产妇较快地进入第二期。在依赖期，丈夫及家属的爱护帮助，医务人员的关心指导都是极其重要的。

（二）依赖—独立期

产后3～14天，产妇显得活跃，表现出较为独立的行为，对目前的事务较为关切，开始注意周围的人际关系，包括家属、婴儿和朋友等，主动地参与活动，做事情也较有条理，注意力集中在学习和练习护理自己的孩子以及自身功能的恢复上。但这一时期也可产生焦虑、压抑，可能是因为分娩后的产妇感情脆弱，太多的母亲责任，由新生儿诞生而产生爱的被剥夺感以及痛苦的妊娠和分娩过程、产妇的糖皮质激素和甲状腺素处于低水平等因素造成。由于这一压抑的感情和参与新生儿的护理，使得产妇极度疲劳，反而加重压抑。压抑的情感往往不通过语言而通过行为表达，我们可以见到产妇哭泣，对周围漠不关心，停止该进行的活动等等。及时护理和指导帮助他纠正这种压抑。加倍地关心产妇并让其家属也参与关心，提供婴儿喂养和护理知识；耐心指导并帮助产妇护理和喂养自己的孩子，鼓励产妇表达自己的亲情并与其他产妇交流等，均能提高产妇的自信心和自尊感，促进其接纳孩子，接纳自己，而平稳地度过压抑，且把护理孩子当作生活内容的一部分，及时解决许多孩子喂养和护理上的问题，从而完全从分娩疲劳中恢复。

（三）独立期

产后2周至1个月，此时，新家庭形成并正常运作。产妇、家属与婴儿已形成一个完整系统和新的生活形态。夫妇两人甚至加上孩子共同分享欢乐和责任，开始恢复分娩前的家庭生活包括夫妻生活。在此期间，产妇及丈夫往往承受更多的压力，如兴趣与需要的背离，事业与家庭的背离，哺育孩子、承担家务及维持夫妻关系中各自角色的扮演等等。

五、产后忧郁症

产后忧郁症是伴随分娩后常见的一种普遍心理障碍。其反应程度由轻度的产后忧郁症至严重程度的产后精神病。其特征包括注意力无法集中、健忘、心情不平静、时常哭泣或掉泪、依赖、焦虑、疲倦、伤心、易怒暴躁，无法忍受挫折、负向思考方式等等。发生期间一般是在产后第1天至第6周之间，产后第1～10天是发生产后忧郁症的危机期。产后精神病则除了具有产后忧郁症的症状外，尚有思考过程障碍、无法照顾孩子，连续数月的饮食与睡眠紊乱，产妇甚至会伤害自己或新生儿。国外文献报道，严重产后精神病的发病率约在1‰～1%之间，而产后忧郁症发病率高达75%，其中约 10％的产妇病情可持续一年。而造成产后忧郁症及产后精神病的因素很多，可以归纳为三类：生理因素、心理因素、社会因素，其中社会心理因素是造成产后忧郁症的主要因素。

（一）生理因素

妇女一生中，初经、怀孕、停经等重大变化都与体内激素明显的起伏有关，因此有学者认为，产后忧郁症的发生可能与雌激素、孕激素浓度的突然下降相关，当然，与产后忧郁症相关的激素尚有泌乳激素、肾上腺类固醇、色氨酸等多种。

（二）心理因素

研究发现患产后忧郁症的妇女，时常表现出焦虑以及强迫的特殊品质，或者出现过度自我控制和顺从。那些对母亲角色缺乏认同的产妇，对自己的母亲角色产生冲突和适应不良，无法克服母育工作的压力而形成产后忧郁症。另外发现，怀孕期情绪不稳和高度焦虑易于发生产后精神异常。

（三）社会因素

就社会因素而言，现代社会的小家庭越来越多，家中可以帮忙的亲属极为有限，而小孩子托人看护的费用又偏高，故产后往往面临经济与孩子照顾的问题，家庭经济的需求常常使母亲去参与劳动就业，多在心理上造成了很大的抑郁。有些妇女虽没有家庭经济的负担，但仍愿意继续工作，从事业中得到充实和满足，但事业成就和母亲职责不可兼得，故往往发展成产后忧郁症。

第四节　产褥期的护理评估和护理措施

一、护理评估

（一）病史

1. 产妇个人的基本资料

产妇个人的背景、家庭对产后的文化价值观等均可能影响到其接受产后护理的方式，因此护理人员在提供产后照护时有必要先收集产妇的相关数据以进行相关的评估，这些数据包括姓名、病历号码、年龄、教育程度、职业、婚姻状况、配偶之相关数据等。

2. 健康史

健康史评估主要收集产妇个人的内、外科病史，包括过去病史及现在病史数据，例如：心脏病、糖尿病、高血压、甲状腺疾病、免疫功能缺失、其他遗传疾病及可能影响妊娠及分娩的重大感染疾病等。

3. 孕产史

（1）妊娠史：包括每次妊娠之过程、孕期不适情形及处理方法，例如：有无妊娠期出血、前置胎盘、异位妊娠、葡萄胎等。

（2）生产史：包括自然流产、堕胎、死产、早产及每次生产状况（每次生产的经过、生产方式、生产时的特殊状况、产后的特殊状况等）。

（3）既往产后史：包括产妇过去所有生产的情形，例如：过去生产婴儿的性别、出生体重、出生周数、有无并发症、先天畸形、喂哺方式等。

（4）月经史：初经年龄、月经周期、经期情况等。

（5）避孕史：过去避孕方式、使用感受及成效等。

4. 此次妊娠状况

此次妊娠状况的资料包括此胎妊娠期间产妇及其家庭成员的经验、产前检查的情形、有无正常或异常的情况，例如：流产，早产迹象，妊娠期间严重的恶心、呕吐及特殊状况的处理等。此外，产妇及其家庭成员或生产事件主要支持者、产前教育参与的情况也应加以收集。

5. 此次生产情况

收集有关分娩过程的资料，包括分娩时间、分娩方式、羊水与胎盘娩出情形、生命征象、新生儿健康状况、产妇身体状况以及分娩过程中的相关照顾资料，需特别注意异常情况及其处理经过，如产时出血多、会阴撕裂、新生儿窒息等。

6.家庭状况

家庭评估的内容应包括产妇的家庭发展阶段、家庭结构、家庭功能及此家庭对生产事件的调适过程等。

（二）机体状况

1.一般情况

（1）体温：大多数在正常范围，偶尔产后1天内体温稍有升高，但一般不会超过38℃，产后3～4日因乳房血管、淋巴极度充盈也可发热，不超过38℃，且多在24小时后降至正常，这可能与产程延长、机体脱水或过度疲劳有关。而当产妇感染时，体温会更高或持续不退。

（2）呼吸：深慢，约14～15次/分左右，是因产妇妊娠期胸式呼吸变为胸腹式呼吸，当产妇有疼痛或焦虑等时，则呼吸频率会加快。

（3）心率：较缓慢，约50～70次/分，与子宫胎盘循环停止及卧床休息等原因有关，约产后1周恢复正常；心率可反映体温和血容量情况，当心率加快时，应注意有无感染和失血。

（4）血压：血压于产褥初期平稳，若血压下降，需警惕产后出血，对有妊娠期高血压疾病者，产后仍应监测血压，预防产后子痫的发生。

（5）褥汗：产褥早期，皮肤排泄功能旺盛，排出大量汗液，尤在睡眠和初醒时更明显，一般于产后1周左右自行好转。

（6）产后宫缩痛：产褥早期因宫缩引起腹部阵发性剧烈疼痛，称为产后痛。疼痛时，子宫呈强直性收缩，于产后2～3日出现，持续2～3日后自然消失，多见于经产妇。哺乳时反射性催产素分泌增多可使疼痛加重。

（7）口渴、饥饿、疲劳：表现为口唇干裂、言语活动无力等。

2.生殖系统恢复的情况

详见本章第一节。

（三）其他系统

评估身体其他多个系统的生理功能改变，及时发现问题，进行护理措施调整。如进行泌尿系统评估时，资料收集应包括产妇平常的排尿方式、尿道感染、膀胱胀满和尿潴留等病史，以及了解目前的排尿能力、尿急现象、灼热感、次数、尿量、颜色、比重、尿液排空后的感觉及尿胀时的感觉等。进行消化系统的评估，应收集产妇孕前和产前的食欲、饮食习惯，以及排便习惯，最近一次大便的性质和时间、液体的摄取、身体活动程度、会阴和腹部不适的情形，以及各种用药对消化系统功能造成的影响等。

（四）心理状态

（1）产妇对分娩经验的感受：是舒适抑或痛苦，这对产妇的产后心理适应关系重大，直接影响到产后母亲角色的获得。

（2）产妇的自我形象：产妇对自己及孩子的感受，包括自己的体形恢复，多种孕期不适的恢复等，将关系到能否接纳孩子。

（3）母亲的行为：评估母亲的行为是属于适应性的还是不适应性的。母亲能满足孩子的需要并表现出喜悦，积极有效地锻炼身体，学习护理孩子的知识和技能为适应性行为。相反，母亲不愿接触、喂养、护理孩子或表现出不悦、不愿交流、食欲差等为不适应性行为。

（4）对孩子行为的看法和气质的了解：母亲能正确理解孩子的行为和气质将有利于建立良好的母子关系。了解到母亲是否一味地认为孩子吃得好、睡得好又少哭，就是好孩子因而自己是一个好母亲；而常哭、哺乳困难、常常需要换尿布的孩子就是坏孩子，因而自己是一个坏母亲。

（5）家庭氛围：一个良好的家庭氛围，有利于家庭各成员角色的获得，有利于建立多种亲情关系。相反，各种冲突将不利于各种亲情关系的发展。

（五）诊断检查

（1）产后常规体检，必要时进行血尿常规、药物敏感试验等检查，但一定得警惕各特殊检查和药物给母体及婴儿带来的毒副作用。

（2）霍曼征（Homan's sign）：产后下肢应无肿胀现象，膝反射良好，且无血栓性静脉炎，有些产妇于分娩时因为双腿抬高固定在产台上过久而可能引起血栓性静脉炎。评估其霍曼征时产妇采取平躺姿势，检查者将脚掌向胫骨方向用力。若产妇主诉小腿腹部有疼痛感，即表示霍曼征（＋），有深部静脉血栓形成发生的可能，若有此现象应告之医生。

二、护理问题

（1）疼痛：与产后宫缩及会阴部切口或裂口有关。

（2）躯体活动受限：与产后虚弱、会阴部切口、裂口或剖宫产切口有关。

（3）潜在的感染：与产道损伤、失血过多、贫血及营养不良等因素有关。

（4）便秘或尿潴留：与产时操作、活动减少及不习惯床上大小便有关。

（5）父母不称职：与现实和期望的分娩不符、缺乏抚育婴儿的知识和技能或缺乏社会支持系统有关。

（6）情境性自我贬低：与缺乏护理孩子的知识和技能有关。

（7）睡眠障碍：与婴儿哭闹、夜间喂奶等有关。

（8）知识缺乏：缺乏产后母子保健和抚育婴儿的医学知识。

（9）晚期产后出血危险：与子宫复旧不全，胎膜、胎盘组织残留，产褥感染等因素有关。

（10）意外妊娠：与缺乏产后避孕知识有关。

三、护理处理

（一）一般管理

认真评估产妇的身心状况，提供一个舒适、安静的环境，室内应有良好通风，使空气清新，但应避免过堂风，防止感冒及中暑。保持床单的清洁、整齐、干燥，因产妇有恶露，出汗多，要及时更换会阴垫及衣服、被单。保证产妇有足够的营养和睡眠，产褥期的饮食应为高蛋白的平衡饮食，比平时增加蛋白质 15～20 g/d，授乳者加 25～30 g/d，不需增加脂肪的摄入量，因产妇活动少，孕期体内储备了一定量的脂肪。但也不能过少，因为高质量的脂肪有利于婴儿大脑的发育，也有助于维生素 A、D、E、K 的吸收。情况正常者，分娩 24 小时后可下地活动，以增强血液循环，促进伤口愈合，亦可增强食欲，增加肠蠕动及腹肌收缩。保持大小便通畅，特别是产后 4～6 小时要鼓励产妇及时排尿，以防子宫收缩欠佳而发生产后出血，若不能自行排尿，可用热敷、暗示、针灸等方法，必要时导尿。同时，还应鼓励产妇多饮水，多吃含纤维素食物。耐心指导并帮助产妇喂哺，多于产后半小时内开始哺乳，此时乳房内乳汁量虽少，但通过新生儿吸吮动作可刺激泌乳。生后 1 周，哺乳次数应增加，约每 1～3 小时哺乳一次，最初哺乳时间只需 3～5 分钟，以后逐渐延长至 15～20 分钟，哺乳时，母亲与新生儿均应选择舒适位置，乳头应放在新生儿舌上方，用一手扶托并挤压乳房，协助乳汁排出，防止乳房堵住新生儿鼻孔。每次哺乳后，应将新生儿抱起轻拍背部 1～2 分钟，排出胃内空气，以防吐奶。

（二）乳房护理

分娩后第 1 次哺乳前用热毛巾清洁乳头，切忌用肥皂和酒精之类清洁，以免引起局部皮肤干燥、皲裂。乳头处如有痂垢，应用油脂浸软后再用温水洗净。有些产妇的乳头凹陷，一旦受到刺激，乳头便呈现扁平或向内回缩的现象，婴儿会很困难含住乳头，此时护理人员应该指导产妇利用改变多种喂奶的姿势和使用假乳套以利婴儿含住乳头，也可以利用负压吸引作用使乳头突出。而产妇通常会以为别人认定她身为产妇，应该理所当然地知道如何哺喂母乳，所以常常不愿意启口请求帮忙。因此，护理人员必须协助她们去除这种想法，而提供一种关怀的气氛，以鼓励产妇表达出她们的思想和需要。对于哺喂母乳的产妇，护理人员每天需要为其评估乳房的状况和哺乳的进展。每天需检视产妇两侧乳房，注意其是否穿着适当的且具支托性的胸罩。而每次评估乳房时护理人员需要将产妇的胸罩移开，以便同时检视两侧乳房，注意乳房的形状、轮廓、对称性、乳头走向、乳头挺立程度，乳头和乳晕的状况，注意有无发红、充血、充盈或乳漏情形，然后再用手触摸乳房，检查两侧乳房的温度，乳罩周围的结节以及胀奶情形，同时应主动询问产妇这时候是否会感受到任何的不适。而且，在整个触诊过程中，对于哺喂母乳的产妇，护理人员除了判断产妇乳房组织的完整性外，还应该用双手去挤压乳汁，以向她证实乳房开始分泌初乳。护理人员在为产妇进行乳房评估的同时，也应该教导产妇进行乳房护理工作。一般约在产后 2～4 天，乳房便逐渐地胀满，许多产妇感觉到肿胀、发热、紧绷和疼痛感。这主要是因为乳房的血流和淋巴增加所致，这是乳汁开始分泌的一种正常现象，所以一旦乳房挺立、变硬、摸起来温热、充血、明显发红，甚至乳汁自然渗出时，便是乳房充盈的时刻，这要求产妇穿着合适且具有支托性的胸罩以减轻乳房充盈时的沉重感。为了有效地处理乳房充盈和不适，就必须时常和定时地排空乳汁，而乳房充盈时最有效的排空乳汁方法就是鼓励产妇尽量且常常让婴儿吸吮两侧乳房。哺乳前柔和地按摩乳房，刺激排乳反射。哺乳中注意婴儿是否将大部分乳晕吸吮住，如婴儿吸吮姿势不正确或母亲感到乳头疼痛应重新吸吮，哺乳结束时，用手指轻轻向下按压下颏，避免在口腔负压情况下提出乳头而引起局部疼痛或皮肤损伤，每次哺乳两侧乳房交替进行，并挤尽剩余乳汁，以促使乳汁分泌，预防乳腺管阻塞及两侧乳房大小不等的情况。

当发生乳头皲裂时，首先应寻找原因，如婴儿吸奶时没有含住整个乳晕，乳头从婴儿口中不适当地拉出，或乳头的坚韧性不足等等。而后针对原因采取办法，如母亲取正确舒适且松弛的喂哺姿势；哺前湿热敷乳房和乳头 3～5 分钟，同时按摩乳房；挤出少量乳汁使乳晕变软较易被婴儿含吮；先在损伤轻的一侧乳房哺乳，以减轻对另一侧乳房的吸吮力；让乳头和大部分乳晕含吮于婴儿口内；增加哺喂次数，确定每次的哺喂时间；哺喂后挤出少许乳汁涂在乳头和乳晕上，短暂暴露乳头干燥，因乳汁具有抑菌作用且含有丰富蛋白质，能起修复皮肤作用。当发生乳腺炎时，产妇乳房出现红、肿、热、痛等症状，或有结节。轻度时，哺乳前，湿热敷乳房3~5分钟并按摩乳房，轻轻拍打和抖动乳房，哺乳时先哺乳患侧，因饥饿时的婴儿吸吮力强，有利于吸通乳腺管，每次喂哺充分地吸空乳汁。同时按摩患侧乳房，增加喂哺的次数，每次至少喂20分钟，哺乳后充分休息，清淡饮食，体温高者多摄入水分，并按医嘱给予止痛剂或抗生素药物。

乳房的护理步骤见表11-1。

表 11-1　乳房的护理步骤

步骤	说明
1. 洗手及准备用物，并将用物携至患者床前	
2. 至患者床前向产妇解释乳房护理的目的及步骤	
3. 围屏风或床帘	
4. 协助产妇采取舒适卧位	
5. 协助产妇露出乳房，在产妇胸前盖上大浴巾	注意保护产妇隐私
6. 开始乳房护理步骤	
（1）清洁	
①用脸盆取一盆清水至产妇床前	水温约40 ℃
②协助产妇露出一侧乳房，以小毛巾蘸清水，由乳晕处以环形方式清洁一侧的乳头及乳房，重复此步骤数次后以干毛巾拭干后用大毛巾覆盖，以相同方式清洁另一侧乳房。	
（2）热敷	
①洗净脸盆及毛巾后更换另一盆清水	水温为50~60 ℃，视产妇个人忍受程度而定
②协助产妇露出双侧乳房	
③将两条毛巾泡在清水中后拧干	不要太干，使毛巾的水分里饱和而不滴水的程度
④分别叠成一字形后环形覆盖在两侧乳房上	注意将乳头露出，以免乳头疼痛皲裂
⑤毛巾温度若下降则随时更换湿毛巾	维持毛巾的温度在 45~50 ℃，热敷效果较好

续表

步骤	说明
⑥重复此步骤，热敷时间至少 10 分钟	
（3）按摩：将双手用水蘸湿，开始按摩乳房	
①环形按摩：露出一侧乳房，将双手拇指和四指分开置于乳房基部，以环形方式于乳房基部按摩 1～2 分钟后换另一侧乳房，以相同方式按摩	可用橄榄油代替，在按摩期间若感觉手部较干燥不够润滑时，可以再蘸湿双手
②螺旋形按摩：以一手固定乳房的一侧，另一手以中指及示指依照乳腺分布的位置，由乳房基部向乳头方向以螺旋形方式，按摩整个乳房 1～2 分钟后换另一侧乳房，以相同方式按摩	
③挤压按摩：双手拇指和四指分开置于乳房基部，以挤压方式由乳房基部向乳头方向按摩 1～2 分钟后换另一侧乳房，以相同方式按摩。按摩时可能有乳汁排出，以毛巾拭净即可	
④牵引乳头：乳房按摩最后一个步骤，以左手扶住乳房，并以右手示指及中指向外牵引乳头数次后换另一侧乳头，重复上述步骤	
7. 以温毛巾拭净双侧乳房	
8. 协助产妇更换舒适清洁的胸罩及上衣	
9. 给予母乳喂养及乳房护理的相关知识指导	
10. 收拾用物	
11. 洗手、记录	

（三）心理护理

一旦婴儿娩出后，产妇会感到精疲力竭，需要休息、睡眠和补充能量。通常产妇应该卧床休息一直到一切情况稳定，故此时护理人员应提供一个安适、温暖的环境以利于产妇身体复原，随后护理人员应依据产妇所面临的各种压力情境，如身体心理的改变，潜意识的内在冲突和为人母所需的情绪重整，还有家庭关系改变，经济需求增加，支持系统的寻求等等，特殊设计护理方案，帮助产妇保持心情愉快、精神放松，指导喂养技能，有效地获得和执行母亲角色。顺利度过产后适应期。

（四）腹部观察

1. 子宫复旧

有关产妇的子宫复旧、子宫按摩等知识，护理人员必须逐一评估，而且产后痛的主观和客观资料也需要加以收集。通常通过子宫底的触诊以了解产妇子宫复旧进行的情况，先嘱产妇自解小便后，平躺在床上，护理人员用一只手支撑在产妇的下腹部，另一只手从产妇肚脐上几厘米处逐渐地往下触诊子宫底后用皮尺测量，一般刚分娩过后，子宫缩复成圆而硬的球形，位于肚脐与耻骨联合连线的中点处，产后 12 小时后子宫底便升至肚脐或稍上的位置（约 14 cm），之后子宫底每天下降 1～2 cm（约 1 指宽）。如发现子宫底升高或不清，子宫体大而松，阴道流血量多，则是子宫收缩不好的表现，应该用手指按摩子宫底，使子宫收缩变硬，排出宫腔内积血。另外，认真评估恶露情况也能了解子宫复旧情形，入休养室时、入休养室后 30 分钟、1 小时、1 个半小时，2 小时各观察一次，每次观察均按压宫底以免血液积压影响子宫收缩，更换会阴垫并记录宫底高及出血量。以后每天均应评估子宫复旧情况及恶露，如发现异常应及时排空膀胱、按摩腹部（子宫部位）、按医嘱给予宫缩剂，如恶露有异味时常提示有感染可能，应报告医生，做进一步检查和治疗。

2. 膀胱

护理人员检查膀胱时，先了解目前产妇尿胀情况，再让产妇平躺下来，视诊其腹部是否膀胱有膨胀。如果膀胱排空，那么腹部将呈现平坦，只要膀胱充满了尿液，腹部就会显得凸出。当充满 500 mL 以上的尿液时，就可以在产妇的下腹部看到一凸出状的团块，而且胀满的膀胱会把子宫挤压至腹部的一侧，子宫呈现柔软的状态。护理人员也可以在产妇耻骨联合上 5 cm 处往下的方向进行叩诊和触诊，胀满的膀胱会叩出实音。一般而言，产妇产后 4～8 小时就能恢复其解尿能力，其后尿量增多，如此可将妊娠晚期体内潴留的大量水分排出体外。

3. 大肠

护理人员可行腹部听诊以了解肠蠕动情况，在肠蠕动功能恢复后鼓励产妇多食蔬菜瓜果、大量饮水以保持大便软化，而且保持每天运动的习惯以促进肠蠕动。如已发生便秘，则应采取缓泻剂口服、开塞露塞肛或肥皂水灌肠处理，以通畅大便。

（五）会阴护理

分娩后生殖器官尚未恢复正常，宫腔内有较大创面，子宫口松弛，阴道黏膜有擦伤，会阴部可能有侧切伤口，因此必须做好会阴护理，以防引起感染。首先仔细评估会阴切口有无渗血、血肿、水肿等，如有异常应及时报告医生。水肿者，可用 95％酒精或 50％硫酸镁湿热敷，每日 2～3 次。血肿小者可用湿热敷或远红外灯照射，大的血肿需配合医师切开处理。有硬结者则用大黄芒硝外敷。会阴部每日 2 次用 1∶5000 高锰酸钾溶液、1∶2000 苯扎溴铵（新洁尔灭）或用 1∶5000 左右的稀释聚维酮碘液冲洗或擦洗，且应勤换会阴垫，大便后用水清洗会阴，保持会阴部清洁，嘱产妇向会阴伤口对侧侧卧休息。侧切伤口拆线一周内避免下蹲姿势，以防伤口裂开。由于妊娠子宫压迫下腔静脉，影响痔静脉血液回流，加之分娩时的用力，常诱发或加重痔的发作，有肿痛症状者，可作湿热敷或 50％硫酸镁热敷，也可涂以 20％鞣酸软膏，或戴橡皮手套将痔核轻轻推入肛门内，分娩 7～10 天后亦可每日作热水坐浴，保持大便通畅，防止便秘。

（六）下肢血液循环观察和护理

应重视患者主诉，经常观察下肢温度及脉搏，并作比较，鼓励产妇卧床时经常作下肢的伸屈和翻转动作，如体力和病情允许，应尽早离床活动。

第五节 产褥期的健康指导

一般来说，产妇的产褥期过程大部分时间是出院在家度过的，医务人员必须为其提供健康咨询服务，既保证产妇自身健康及母亲角色的正常获得和执行，又保证产妇家庭的和美和婴儿的正常生长发育。针对产褥期不同的生理、心理需要，提供相应的健康指导。

一、自我护理指导

（一）个人卫生

包括沐浴、会阴清洁、乳房清洁等。

1. 沐浴护理指导

若自然分娩且无侧切伤口，产妇体质许可，产后即可淋浴；若自然分娩有侧切伤口，可于 3 天后进行淋浴；若为剖宫产，则应待腹部伤口愈合后进行淋浴，此前可进行擦浴。每次洗浴时间以 10～20 分钟为宜，以免时间过久，发生虚脱等意外。不宜空腹时洗浴。水温控制适当，不可超过 50 ℃。注意室温控制，洗后不宜马上开空调降低室温和开窗通风，以预防产妇感冒。洗浴期间避免产妇滑倒摔伤等意外的发生。整个产褥期采用淋浴方式，以减少经阴道和尿道逆行感染的机会。由于雌、孕激素在产后骤降，产妇在洗头时可能脱发较多，是正常现象，叮嘱产妇不必担心，此现象会随着自身激素水平的调节而改变。

2. 产后会阴的清洁

由于恶露的产生，阴道分泌物的增多，以及会阴伤口的存在等多种原因，产褥期极易并发泌尿、生殖系统感染，保证会阴清洁尤为重要，会阴应每日 2 次冲洗或擦洗，多用 1∶5000 高锰酸钾液、1∶2000 苯扎溴铵液（新洁尔灭）或 1∶5000 稀释聚维酮碘溶液，勤换会阴垫及内衣裤。每次大便后用水冲洗，同时注意伤口护理，3～5 天可拆线。

3. 产后乳房的清洁

第 1 次哺乳前，应将乳房、乳头用热肥皂水及清水洗干净，以后每次哺乳前均用温开水擦洗乳房及乳头，哺乳后亦应擦洗乳房及乳头。保持乳房、乳头清洁，预防乳腺炎及婴儿感染的发生。

（二）休息和睡眠

产褥期产妇充分的休息和睡眠可以消除疲劳，促进组织修复，增强体力。妊娠和分娩给产妇带来的身体变化和消耗，需要 6 周左右的时间方能完全复原。对患有某些并发症的产妇，足够的休息和睡眠，对治疗和控制病情发展，更为重要。产妇在产褥期需要哺喂、照顾婴儿，加上自己的生活料理，容易造成睡眠不足和休息不够，影响精神和体力的恢复。如过早地负重和疲劳过度，会引起腰背和关节酸痛，甚至因盆底肌肉托力恢复欠佳而致子宫脱垂，直肠、膀胱、阴道壁膨出等终身疾患。产妇过度疲劳会影响食欲，从而影响乳汁分泌，产妇的精神忧虑和负担，亦可使泌乳量减少。因此产褥期生活应规律，注意劳逸结合，每天应有 8 小时睡眠，白天亦应多卧床休息，才有助于病情好转，使体力尽快恢复，为今后生活和工作打下好的基础。

（三）安全

具体安全措施与妊娠期基本一致。产妇应杜绝吸烟、喝酒，同时亦应保证生活环境、空气的安全性和免受噪音的危害。不要接触传染病患者，以防交叉感染。

（四）产褥期用药

应注意两方面的问题，一是避免乱用药物，大部分药物均可通过乳汁作用于婴儿，造成药物对婴儿的毒副作用。二是积极配合药物治疗，目前，大多数产妇倾向于不用任何药物，甚至有并发症者，也拒绝必要的药物治疗，以致病情加重，严重影响母儿健康。护理人员必须纠正产妇的错误观念，共同了解药物的治疗作用和不良影响，权衡利弊，正确对待治疗用药。积极配合，在医生的指导下合理用药，必要时可以停止哺乳，以免贻误治疗，给母子带来不良后果。而在新生儿，其体内药理和药代动力学均与成人有异，用药时一定要综合考虑，再予治疗性用药。

（五）产褥期并发症的征兆

恶露增多或恶露颜色变淡后又变红，往往提示有产后出血或感染。产妇一旦怀疑产后出血、产褥感染及泌尿系感染时，应尽快与医务人员取得联系。

二、产褥期运动、锻炼

促进腹壁、盆底肌肉张力的恢复及加强，防止尿失禁、膀胱直肠膨出及子宫脱垂，促使产妇机体复原，保持健康体型。促进血液循环，预防血栓性静脉炎，促进肠胃蠕动，增进食欲和预防便秘，应该根据产妇的情况，由弱到强循序渐进地进行产后锻炼，一般在产后第 2 天开始，每 1～2 天增加 1 节，每节做 8～16 次（图 11-3）。

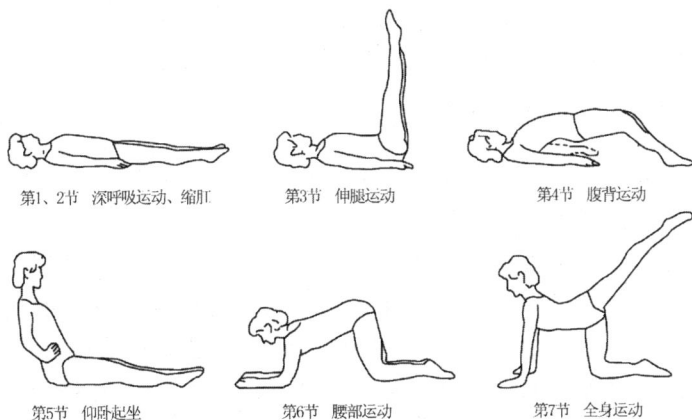

第1、2节 深呼吸运动、缩肛　　第3节 伸腿运动　　第4节 腹背运动

第5节 仰卧起坐　　第6节 腰部运动　　第7节 全身运动

图 11-3　产褥期运动、锻炼

第 1 节——仰卧，深吸气，收腹部，然后呼气。

第 2 节——仰卧，两臂直放于身旁，进行缩肛与放松动作。

第 3 节——仰卧，两臂直放于身旁，双腿轮流上举与并举，与身体成直角。

第 4 节——仰卧，髋与腿放松，分开稍屈，脚底放在床上，尽力抬高臀部与背部。

第 5 节——仰卧起坐。

第 6 节——跪姿，双膝分开，肩肘垂直，双手平放床上，腰部进行左、右旋转动作。

第 7 节——全身运动，跪姿，双臂支撑在床上，左、右腿交替向背后高举。

当然，还有其他多种产褥保健操，产妇可遵照由弱到强的原则，以及自身条件，进行自由选择。

产妇在执行产后运动时应注意：①由简单的项目开始，依个人忍受程度再逐渐增加，避免过于劳累；②必须持之以恒，肌肉张力的恢复需 2～3 个月；③运动时有出血或不适感时，应立即停止；④剖宫产妇女可先执行促进血液循环的项目，如深呼吸运动，其他项目待伤口愈合后再逐渐执行。

运动前准备包括：开窗保持室内空气通畅及新鲜，穿着宽松衣服，排空膀胱，移去枕头，以及在硬板床上运动。

三、产褥期产妇的营养

分娩后，为补充分娩过程中的体力消耗及促进乳汁分泌，同时为满足泌乳活动所消耗的能量及婴儿生长发育的需要，产妇应吃高能量、高蛋白质、高维生素和富含矿物质的食物，同时亦要兼顾考虑产妇的平时饮食习惯，产妇对自己体重和身材的期望。产后前3天，适宜摄取清淡、易消化的食物，为日后的哺乳做好准备。产后饮食有如下注意事项：补充水分，大多数产妇刚分娩前几天乳腺管还未完全通畅，不要太急着喝催奶的汤，可以喝一点蛋汤、鱼汤等较为清淡的汤，汤不要过咸。产后忌喝浓汤，易影响食欲、体形，高脂肪也会增加乳汁的脂肪含量，让新生儿因不能耐受和吸收引起腹泻。因此，产妇宜搭配着喝些有营养的荤汤和素汤，如鱼汤、蔬菜汤、面汤等，喝汤时把上面过多的油脂层去掉。同时，注意补充水分。顺产产妇一般会有侧切伤口，剖宫产产妇则有大约 8～10 cm 长的刀口，这样，排便都不可过于用力，以免伤口开裂。因此预防便秘是关键。多补充膳食纤维，如麦片、芹菜、山药、芋头等，可保持大便通畅。注意补充铁质，特别是剖宫产或孕期有贫血现象的产妇。多注意吃一些含血红素铁的食物，如动物血或肝、瘦肉、鱼类、油菜、菠菜及豆类等。产褥期产妇所需能量及物质，均较分娩前增加。一般而言，每日约需能量 11.7～13.4 MJ（2800～3000 kcal），其中碳水化合物占总能量的 62.7%～68.3%，脂肪占 20.25%，其余为蛋白质，而且要富含维生素及矿物质和膳食纤维，水分也是必需营养素之一。碳水化合物主要来源是各类主食，蔬菜（每日 400～500 g）、水果（每日 100～200 g）可提供大量维生素及水分。蛋白质、矿物质及脂溶性维生素的主要来源为畜禽类食物（每日 50～100 g）、鱼虾类食物（每日 50 g）、蛋（每日 25～50 g），其次是奶制品、豆类及豆制品（每日 50 g），它们可补充蛋白质及矿物质，主要是钙。脂肪主要来源于植物油，一天 25 g，最好用橄榄油，因必需脂肪酸可促进乳汁分泌，增进母乳的品质，而不哺喂母乳的产妇其摄取食物的量应该与不孕前的情形一样，除非自己的体重是属于过轻或过重者，才需要增加或减少食物的摄取量。

四、产褥期性知识指导

产褥期间，尤其是恶露尚未干净时，绝对不能性交，因此时子宫创面、阴道黏膜和会阴的损伤尚未完全愈合，容易导致感染。应在产后检查显示生殖器官已复原后，才恢复性生活。此时，就必须采取避孕措施，因为不少产妇于产后 42 天门诊检查时却发现自己意外地怀孕了。为了达到避孕效果，护理人员应告知产妇及其丈夫产后排卵与月经复潮的关系，尤其是产后第一次排卵可在月经来临之前，而且产后的第一次排卵有可能就在产后一个月发生。避孕措施的选择须视各人具体情况而定，不哺喂母乳者，可采用工具法或口服避孕药法；哺喂母乳者不宜服药，以选择工具法为宜，可用阴茎套或子宫帽。正常阴道分娩者，产后 3 个月可放节育环，剖宫产者术后半年方可放置。

五、产褥期随访

由于妊娠及分娩所引起的生殖系统及全身各系统的生理或病理改变，以及助娩操作、手术等创伤，经过产褥期调养，应逐渐恢复至正常状态。因此，产褥期必须对产妇进行产后随访和健康检查，以了解母体全身及局部性变化恢复的情况，及时诊断及进行健康指导。

产褥期随访包括产后随访和产后健康检查。

（一）产后随访

产妇出院后 3 天、产后 14 天及 28 天由社区医疗保健人员进行家庭访视，医务人员要做到：①了解产妇的饮食起居、睡眠等情况，同时了解产妇的心理状态，对有并发症的产妇要了解原发病及治疗情况。②检查两侧乳房并了解哺乳情况，指导哺乳。③检查子宫复旧及观察恶露情况。④观察会阴伤口或腹部伤口情况。⑤了解新生儿生长、喂养、预防接种情况。

（二）产后健康检查

（1）测量血压，如有异常，需进一步检查，给予治疗，服药或注意休息，并定期随诊。

（2）妇科检查：通过盆腔检查，了解子宫复旧情况，如子宫复旧不佳、恶露淋漓不断，需进一步检查原因并治疗，如怀疑有宫腔内残留物，可行 B 超检查或查尿妊娠试验或取血查 hCG，并治疗炎症；了解盆底肌肉的托力，如有轻度阴道前后壁膨出和（或）张力性尿失禁时，嘱产妇加强肛提肌收缩运动。

（3）检查腹部及会阴部伤口愈合情况，如伤口有硬结或表皮愈合欠佳，可行理疗治疗；如有脓肿等，必须切开排脓手术治疗。对曾有并发症的产妇，作必要的化验检查，如妊娠期高血压综合征及慢性肾炎患者，需作尿常规及蛋白化验；若患贫血或产后失血过多的产妇，需作血常规检查；曾患泌尿系感染者，需作尿常规及尿培养等；对合并内、外科疾患者，需内、外科医师会诊，继续治疗。

（4）检查乳房有无炎症、乳头皲裂，并了解泌乳及喂奶情况。

（5）了解计划生育措施，进行避孕知识指导，产褥期内不宜性生活，产后 42 天可以有排卵，哺乳者应以器具避孕为首选，不哺乳者，可以选用药物避孕。

第六节　母婴同室新生儿护理

一、概述

母婴同室是指新生儿自出生起 24 小时在母亲身边，因治疗、护理需要，与母亲分离时间不超过 1 小时，母婴同室让母亲尽可能多地接触新生儿并按自己的愿望照顾新生儿，使母亲顺利完成角色转换，促进母乳喂养。新生儿是指出生后至满 28 天内的婴儿。母婴同室新生儿护理，包括新生儿护理评估、临床观察、日常护理及健康指导等内容。

二、护理评估

（一）健康史

1. 既往史

胚胎及胎儿期情况，包括自然受孕还是人工辅助生殖技术受孕；有无保胎治疗；其母有无妊娠期及分娩期合并症与并发症；其母有无妊娠高危因素，包括年龄、职业、疾病等。

2. 家族史及遗传史

有无家族性及遗传相关性疾病。

3. 现病史

（1）胎龄：是否早产、过期产。

（2）分娩方式：阴道分娩（正常产、胎头吸引器助产、产钳助产、臀位牵引、肩难产等）、剖宫产。

（3）胎儿数：单胎、双胎及多胎。

（4）宫内情况：有无胎儿宫内窘迫（即胎儿在宫内因急性或慢性缺氧危及其健康和生命的综合症状）。

（5）出生情况：有无新生儿窒息（即胎儿娩出后 1 分钟，仅有心跳而无呼吸或未建立规律呼吸的缺氧状态）、羊水情况、出生体重、出生时抢救处理方法及结果。

（6）早期皮肤接触及早吸吮情况。

（二）生理状况

1. 症状

（1）生理性黄疸：新生儿由于胆红素代谢特点，50％～60％的足月儿和80％以上的早产儿于生后2～3天出现黄疸，4～5天达高峰，足月儿在两周内消退，早产儿可延到3～4周。

（2）体温波动：体温中枢发育尚不完善，皮下脂肪薄，体表面积相对较大，易散热，早产儿尤甚。新生儿正常的体表温度为36.0～36.5 ℃，正常核心（直肠）体温为 36.5～37.5 ℃，腋窝温度可能低0.5～1.0 ℃。体温低于35 ℃为体温过低或不升，核心温度超过37.5 ℃为体温过高。

（3）胎便：新生儿出生后 10 小时内首次排出胎粪，呈墨绿色、无臭味，2～3 天内逐渐过渡为正常粪便。

（4）吐奶与溢奶：食管下部括约肌松弛，胃呈水平位，幽门括约肌较发达，易溢乳甚至呕吐。

（5）哭闹：生理性哭闹哭声有力、时间短，间歇期面色如常，消除原因后哭闹停止；病理性哭闹哭声剧烈，呈持续性、反复性，不能用抱或进食及玩具等方法让其停止哭闹，有伴随症状。

2. 体征

了解正常新生儿的外观特点。

（1）皮肤：较薄嫩，血管丰富，呈红色，出生 2～3 天进入黄疸期会变黄。皮肤表层有灰白色胎脂，对皮肤有保护作用，不用强行洗去，但皱褶处宜用温水或植物油拭去。头面部、躯干、四肢、臀部可见"新生儿红斑"或"胎生青记"。

（2）头面部：新生儿头相对较大（头围生长速度为

1.1厘米/月,至生后40周逐渐减缓),前囟未闭。面部可见皮脂栓,口腔黏膜可见"上皮珠",在齿龈上者俗称"马牙",是上皮细胞堆积和黏液腺分泌物潴留而成。

(3)胸腹部:胸部两侧对称,呼吸时胸腹起伏协调,无吸气三凹征。由于呼吸中枢发育尚不成熟,呼吸节律常不规则,频率较快,安静时约40次/分左右。心率波动范围较大,在100～180次/分,平均120～140次/分。血压平均为70/50 mmHg(9.3/6.7 kPa)。乳晕明显,有结节,>4 cm。新生儿腹部相对较大,脐带出生后结扎,残端一般于出生后3～7天脱落。

(4)脊柱、四肢:四肢对称,相对短小呈屈曲状,指(趾)甲长到超过指端。足底有较深的足纹。脊柱正常,无脊柱裂、尾椎膨隆、骨折或关节脱位。

(5)肛门、外生殖器:肛门外观正常,无闭锁;外生殖器无异常,男孩睾丸已降至阴囊,女婴大阴唇完全遮住小阴唇。

(6)反射、肌张力:新生儿大脑对下层控制较弱,常出现不自主和不协调动作,出生时已具备多种暂时性原始反射,如觅食反射、吸吮反射、握持反射、拥抱反射等,于数月后自行消失。新生儿肌张力正常,如中枢神经系统受损可表现为肌张力异常。

(7)活动与排泄:足月儿大脑皮层兴奋性低,睡眠时间长,觉醒时间一昼夜为2～3小时,反应灵敏,哭声洪亮。出生时肾结构发育已完成,一般在生后24小时内开始排尿,一周内每天可达20次;出生后4小时内排胎便,2～3天排完。

3. 辅助检查

(1)Apgar评分:以出生后1分钟内的心率、呼吸、肌张力、喉反射及皮肤颜色5项体征为依据,每项为0～2分,满分为10分。8～10分属正常婴儿;4～7分为轻度窒息,又称青紫窒息;0～3分为重度窒息,又称苍白窒息。对缺氧较严重的新生儿,应在出生后5分钟、10分钟时再次评分,直至连续两次评分均≥8分。1分钟评分是出生当时的情况,反映在宫内的状况;5分钟及以后的评分,反映复苏效果,与预后关系密切。

（2）脐血 pH 值测定：正常情况下，脐动脉碱剩余小于 12 mmol/L，pH 值＜7，碱缺失≥12 mmol/L，提示代谢性酸中毒。

（3）新生儿胆红素测定：在生后 24 小时、24～48 小时、＞48 小时，足月儿血清胆红素分别低于 102.6 μmol/L、153.9 μmol/L、206.7 μmol/L；早产儿分别低于 136.8 μmol/L、205.2 μmol/L、256.5 μmol/L，其中结合胆红素不超过 34.2 μmol/L。

（4）其他检查：血糖、血氧饱和度及感染性指标监测，必要时行 B 超、心电图。

（三）高危因素

1. 母亲因素

妊娠合并症与并发症、异常分娩、精神疾病、镇静催眠类药物应用、吸烟、酗酒、吸毒等。

2. 遗传及环境因素

宫内感染、胎儿生长受限、先天畸形与发育不全。

3. 分娩因素

新生儿产伤，包括颅内出血、臂丛神经损伤、骨折等。

4. 喂养因素

（四）心理—社会因素

（1）分娩观念：择时分娩和社会因素剖宫产分娩。

（2）喂养观念：各种喂养误区，放弃母乳喂养。

（3）母婴协调性差，家庭支持系统不力。

三、护理措施

（一）入室护理

（1）接诊：接诊前调整室温至 26～28 ℃，将新生儿置于温暖的操作台或辐射台上，解开新生儿襁袍，取仰卧位，初步查看新生儿外观，判断有无外伤及明显外观畸形。

（2）交接核对：产房助产士、母婴同室责任护士、家属共同核对新生儿身份，查看新生儿腕带，核对母亲姓名、床号、住院号、婴儿性别及出生时间。

（3）全身体格检查：①观察新生儿精神状态、面色、体温（首次测量肛温）、呼吸。②检查有无产伤、畸形，重点观察头颅有无产瘤、血肿、锁骨骨折，有无生殖道畸形、肛门闭锁、指（趾）畸形等。③检查皮肤完整性：观察皮肤颜色，用消毒纱布擦净新生儿皮肤上的羊水和血迹，查看有无胎记、瘀斑、产伤或感染灶。④检查脐带结扎情况：查看脐带残端有无渗血，如有应立即压迫止血，并及时通知产房处理。⑤测量体重：正常新生儿体重为 2500～4000 g，出生 7～10 天内，会出现生理性体重下降，但下降幅度一般不超过出生体重的 10%。

（4）垫尿布，穿衣，填写好胸牌并佩戴。记录新生儿查体结果，完善婴儿病历。

（5）指导母乳喂养：提倡母婴皮肤接触、完成早吸吮，促进早开奶。

（6）保暖：调整室温，预热婴儿褓袍，在母婴情况许可时可放在母亲怀中，采取"袋鼠式"护理。

（7）按规定进行预防接种：遵医嘱 24 小时内进行乙肝疫苗 10 μg 右侧上臂三角肌下缘肌内注射，卡介苗 0.1 mL 左侧上臂三角肌下缘皮内注射，并填写新生儿接种信息卡。

（二）日常护理

（1）密切监测生命体征：包括精神、神志状况，每天测量体温 2 次，体温超过 37.5 ℃者，每天测量 4 次，直至体温正常后 3 天。

（2）保持呼吸通畅：新生儿宜取侧卧位，密切观察新生儿面色、呼吸情况（至少每 4 小时 1 次），出现发绀时应立即报告儿科医师，查找原因，积极处理。

（3）体格检查：每天于沐浴前后进行，包括测量体重、监测黄疸指数、关注波动情况。

（4）皮肤护理：出生 24 小时后可使用消毒植物油清除新生儿身体各部位的胎脂，再用温水沐浴。温水沐浴每天 1 次，每次均应观察皮肤颜色、完整性、清洁度及有无皮疹。

（5）眼、耳、鼻、喉、口腔五官护理，保持清洁。

（6）脐部护理：每次沐浴后，用75％乙醇消毒，并以消毒棉签沾干，以保持脐部清洁干燥。注意观察脐窝渗出和脐轮周围皮肤，注意与局部感染相鉴别。

（7）臀部护理：新生儿大小便后，应及时更换尿片，保持臀部皮肤清洁干燥。观察排泄情况，记录排泄次数、量、颜色。

（8）母乳喂养：指导并协助按需喂养，观察新生儿吸吮力及含接姿势的正确性，吸吮和吞咽动作是否协调，每次喂奶后新生儿取侧卧位，观察有无溢奶。

（9）顺产48小时、剖宫产72小时后，遵医嘱配合完成新生儿疾病筛查，观察采血部位情况。

（10）保证新生儿20小时的充足睡眠。

（三）症状护理

1. 黄疸

生理性黄疸的新生儿除皮肤黄染外，一般情况良好，无临床症状，指导加强母乳喂养，促进黄疸消退，不需特殊处理。有下列情况之一时应考虑病理性黄疸：①黄疸出现过早，于生后24小时内出现。②黄疸进展快，每天胆红素上升85 $\mu mol/L$。③黄疸程度重，足月儿血清胆红素在生后24小时、24～48小时、>48小时，分别为>102.6 $\mu mol/L$、>153.9 $\mu mol/L$、>206.7 $\mu mol/L$；早产儿分别为> 136.8 $\mu mol/L$、> 205.2 $\mu mol/L$、> 256.5 $\mu mol/L$，结合胆红素>34.2 $\mu mol/L$。④黄疸持续时间长，足月儿超过2周，早产儿超过4周，或黄疸退而复现，或进行性加重。若诊断为病理性黄疸，则应转送新生儿科进行治疗。

2. 体温波动

（1）预防体温过低。分娩后立即将新生儿放在母亲胸腹部，皮肤直接接触，并用事先在辐射台上预热的毛巾被保暖；将新生儿皮肤表面的水分彻底吸干，防止蒸发散热；给新生儿戴上帽子；将新生儿包好，放入婴儿床或将健康足月新生儿用暖毯包好，直接放在母亲怀中。

（2）体温过高者先确定体温增高的原因，减少新生儿身上的包裹，行温水擦浴。

3. 吐奶与溢奶

适量喂食，少量多餐，以减少胃部承受的压力，无需特殊处理。

4. 红臀

（1）保持皮肤干爽清洁是预防和治疗红臀的关键。

（2）若臀部皮肤出现红疹和水疱，可用涂以 3％～5％鞣酸软膏；如皮疹已经溃破可涂以氧化锌软膏。

5. 红斑粟粒疹

（1）新生儿红斑：生后 48 小时明显，可持续 7～10 天，自行吸收。

（2）粟粒疹：多在生后数周消失。

6. 哭闹

（1）生理性哭闹：哭声有力、时间短、间歇期面色如常，多因饥饿、口渴、不舒适等引起，消除原因后哭闹停止。

（2）病理性哭闹：哭声剧烈，呈持续性、反复性、不能用抱或进食及玩具等方法让其停止，多有伴随症状，需请儿科医师诊查。

（四）危急重症护理

1. 窒息

如新生儿突发青紫、呛咳，应立即取侧卧位，头偏向一侧，清理呼吸道，保持呼吸道通畅，必要时给氧，观察呼吸、皮肤颜色和反应，同时立即通知儿科医师。

2. 低血糖

如患糖尿病母亲分娩的新生儿、巨大儿、早产儿、小于胎龄儿等高危新生儿，应根据医嘱定期监测血糖波动，密切观察新生儿，发现有嗜睡、反应和吸吮力差等低血糖表现时，即刻测血糖，若血糖值≤2.6 mmol/L，在加强喂养的基础上严密监测血糖波动；

血糖值≤2.2 mmol/L，应报告医师同时立即转运至新生儿科，进行后续的治疗和监测，直至血糖稳定。

（五）出院护理

（1）出院前准备：责任护士与产妇、家属共同核对新生儿身份；评估新生儿生长发育和母乳喂养情况，完成出院评估并做好记录。

（2）做好出院指导，新生儿居家护理的内容及注意事项，包括新生儿沐浴、脐部及臀部护理、黄疸的观察、母乳喂养。

（3）随诊：出院前转给社区支持组织，由社区医疗保健人员分别在产后 7、14、28 天进行上门访视；产后 42 天进行母婴健康体检。

四、健康指导

（1）告知产妇及家属新生儿体格特征及生理发育特点，发现异常及时就诊。

（2）告知吐奶是新生儿常见的现象，注意判断是生理性（新生儿胃肠道的解剖生理特点所致）还是病理性（全身性或胃肠道疾病时的症状）。注意喂奶不要过急、过快，吐奶时应暂停片刻，以便新生儿的呼吸更顺畅。人工喂养儿所使用的奶瓶开孔要适中，开孔太小则需要大力吸吮，空气容易由嘴角处吸入口腔再进入胃中；开孔太大则容易被奶水淹住咽喉，阻碍气管呼吸的通路。每次喂奶中及喂奶后，让新生儿竖直趴在大人肩上，轻拍新生儿背部，帮助新生儿呃气；躺下时，也应将新生儿上半身垫高一些；喂食之后不要让新生儿有激动的情绪，也不要摇动或晃动。

（3）新生儿新陈代谢旺盛，要注意保持皮肤清洁，根据家庭条件，每周沐浴 2～3 次，每次大小便后，应清洗臀部，更换尿片。选择宽大、质软的棉质衣物，保证婴儿安全舒适。

（4）新生儿脐带残端不主张包裹，保持脐部干燥，等待自行脱落。发现脐部渗血、脐窝部有脓性分泌物或分泌物有异味时，应及时送医院诊治。

（5）母乳喂养的指导。

五、注意事项

（1）新生儿生后一周内发病率和死亡率极高，护理重点是预防缺氧、窒息、低体温、寒冷综合征和感染的发生。

（2）新生儿应在 24 小时内完成体检及全身评价，发现异常应及时告知产妇及家属，并报告医师。

（3）交叉感染是新生儿的重要风险，医护人员应严格落实手卫生制度。

（4）胎脂对出生新生儿皮肤有保护作用，出生时只需要擦净表面羊水和血渍，24 小时后再沐浴。

（5）新生儿沐浴时间应选在喂奶前或喂奶后 1 小时，操作中要尽量减少婴儿暴露，注意保暖，动作要迅速、轻柔，操作者中途不得离开新生儿。

第七节　母乳喂养

一、概述

母乳是符合婴儿生长需要最完美天然的食物。母乳喂养是为婴儿提供健康成长和发育所需营养的理想方式。系统、专业的母乳喂养指导对促进母乳喂养成功至关重要。本节包括母乳喂养评估和护理措施、常见问题、特殊情况下母乳喂养的指导和针对性护理、母乳喂养知识和技能，为护理人员开展母乳喂养指导和咨询提供参考。

二、护理评估

（一）健康史

（1）产妇：年龄、文化、营养、饮食、睡眠、本次妊娠情况、分娩方式及经过、妊娠合并症和并发症、用药情况。

（2）婴儿：胎龄、Apgar 评分、羊水性状、出生体重、娩出方式及经过、皮肤早接触早吸吮落实情况。

（二）生理状况

（1）母亲情况：①健康状况，包括有无身心疾病；②乳房情况，包括乳房发育、乳头大小与形状、有无肿块等。

（2）婴儿情况：包括健康状况及吸吮能力。

（3）辅助检查：产妇的血糖监测；肝功能检查；艾滋病、梅毒、乙肝筛查；婴儿胆红素测定、疾病筛查。

（三）高危因素

（1）晚期早产儿和早期足月儿。

（2）足月小样儿和巨大儿。

（3）胎膜早破＞12 小时。

（4）有宫内窘迫史（胎心异常或羊水粪染）。

（5）新生儿有产伤。

（6）婴儿头面部解剖及结构异常，如唇腭裂、舌系带过短。

（7）母亲妊娠合并症，如产前或产时发热、羊膜炎等感染史。

（8）母亲合并产后抑郁症等精神疾病。

（9）母亲孕产史不良、子女中有新生儿期严重疾患或死亡者。

（10）母乳喂养禁忌证：新生儿苯丙酮尿症、枫糖尿病、半乳糖血症。

（四）心理—社会因素

母乳喂养意愿、信心和家人的支持；医务人员的态度及服务支持；社会环境及获得帮助的途径与可及性。

三、护理措施

（一）母乳喂养准备

1. 观念教育

从产前开始，通过父母学校，进行母乳喂养知识教育，让产妇及家属了解母乳喂养对婴儿、母亲和家庭的意义，建立母乳喂养的信心及正确的婴儿喂养观念。

2. 乳房保健

从乳房发育、结构、形态、乳头大小、是否凹陷等进行全面评估，告知可能出现的问题和解决办法，消除错误的认知。

3. 营养指导

制订合理的饮食计划，孕期以满足胎儿生长发育和孕妇新陈代谢的需要为目标；哺乳期应以满足新生儿生长发育、孕妇泌乳、身体修复和新陈代谢的需要为目标，提供全面、优质、均衡的营养素。

4. 方法和技巧训练

从产妇喂哺姿势、婴儿含接姿势和母婴协调配合方面进行训练，直至掌握。

（二）母婴早期皮肤接触、早吸吮和早开奶

出生后 1 小时内进行，时间应不少于 30 分钟。

1. 早期皮肤接触

阴道分娩的正常新生儿，出生即开始，擦干新生儿身上的羊水和血水，裸放在产妇怀中，可延迟结扎脐带，新生儿需急救者除外；剖宫产分娩的新生儿，也应想办法让产妇与新生儿有肌肤接触。在皮肤接触时，母婴应有目光交流，并注意新生儿保暖。

2. 早吸吮

在早期皮肤接触的同时，让新生儿含接乳头，开始吸吮；剖宫产可于手术结束后，产妇有应答反应时开始早吸吮。

3. 早开奶

指产妇和新生儿回到休息区后开始的真正意义上的喂哺。此时产妇多已产奶，新生儿能够正常吸吮。

（三）母婴同室新生儿的喂哺指导

（1）实行 24 小时母婴同室（除有医学指征的母婴分离外，产妇和新生儿应 24 小时在一起，每天分离的时间不超过 1 小时），为产妇和新生儿提供一个安静舒适的休养环境，保证母婴充分休息。

（2）推行床旁护理，尽量减少母婴分离，保证因治疗和护理导致母婴分离的时间不超过 1 小时。

（3）指导并帮助产妇采用正确的哺乳体位和姿势进行哺乳，直至掌握。

（4）观察一次完整的哺乳过程，了解产妇喂哺方法、新生儿含接姿势，评估新生儿吸吮、吞咽、呼吸是否协调，进行纠正并做好记录。

（5）喂哺过程中加强新生儿监护，每 4 小时观察一次并做好记录，如有特殊情况，及时处理并汇报医师。

（6）鼓励按需哺乳（新生儿哺乳间隔时间和持续时间没有限制，每天有效吸吮次数应不少于 8 次，包括夜间哺乳），每班评价母乳喂养效果并记录，对存在的问题及时纠正，提供个性化的指导和帮助，促进母乳喂养成功。

（7）除母乳外，禁止给新生儿吃任何食物或饮料，除非有医学指征。需要加配方奶的情况：①婴儿问题：苯丙酮尿症、半乳糖血症、枫糖尿病；出生体重低于 1500 g 的极低体重儿；早于 32 周出生的极早产儿；存在低血糖高危因素的婴儿。②母亲问题：HIV 感染；严重疾病导致产妇无法照顾婴儿；单纯疱疹病毒感染；产妇用药（镇静类精神治疗药物、放射性碘-131、化疗药物等）。

（四）母婴分离状态下的母乳喂养指导

（1）讲解母婴分离状态下，保持泌乳对母乳喂养的重要意义。

（2）于产后 6 小时内开始，进行手法挤奶的指导（每 3 小时挤一次奶，每次挤奶持续 20～30 分钟，每天不少于 8 次，注意夜间挤奶），直至掌握。

（3）指导产妇收集、保存母乳，并提供支持将挤出的乳汁送到新生儿科，让生病的婴儿吃母乳，促进康复。

（五）几种特殊情况下的母乳喂养指导

1. 妊娠期糖尿病母亲母乳喂养

（1）无症状性低血糖（出生至生后 4 小时）：生后 1 小时内开奶，第一次哺乳后 30 分钟监测血糖，如血糖＜1.4 mmol/L，再次哺乳，1 小时后复查。如血糖仍＜1.4 mmol/L，静脉推注葡萄糖；如血糖为 1. 4～2. 24 mmol/L，再次哺乳，必要时静脉推注葡萄糖。

（2）无症状性低血糖（生后 4～24 小时）：哺乳每 2～3 小时一次，每次哺乳前监测血糖。如血糖＜1. 96 mmol/L，哺乳，1 小时后复查；如血糖仍＜1. 96 mmol/L，静脉推注葡萄糖；如血糖 1. 96～2. 24 mmol/L，再次哺乳，必要时静脉推注葡萄糖。生后第一天血糖目标值≥2. 52 mmol/L。

（3）症状性低血糖和血糖＜2. 24 mmol/L：转新生儿科，遵医嘱应用 10% 葡萄糖 2 mL/kg，静脉推注或葡萄糖 5～8 mg/（kg·min），静脉输注。

2. 甲状腺功能亢进母亲母乳喂养

（1）关心体贴母亲，心理护理，指导母亲的喂奶姿势和新生儿含接姿势。

（2）饮食应以高热量、高蛋白、高维生素，适量脂肪和钠盐摄入为原则。富含营养，不要多食高碘食物。

（3）监测母亲及婴儿的甲状腺功能。

（4）如出现怕热多汗、激动、消瘦、静息时心率过速、特殊眼征、甲状腺肿大等应警惕，并报告医师。

3. 人类免疫缺陷病毒感染母亲母乳喂养

（1）HIV 感染的母亲所生婴儿应提倡人工喂养，避免母乳喂养，杜绝混合喂养。

（2）当人工喂养是可接受的、可行的、支付得起的、可持续性的和安全的，HIV 的母亲应避免所有形式的母乳喂养，而应进行人工喂养。

（3）当无法满足上述条件时，婴儿生后建议纯母乳喂养，并且尽快转为人工喂养。

4. 乙型肝炎母亲母乳喂养

（1）单纯乙肝病毒携带者，新生儿出生后接种了乙肝疫苗，可以喂母乳。

（2）单阳：孕妇妊娠检测 HBV DNA 的病毒复制量，如病毒量很低，或没有病毒复制，出生注射乙肝疫苗后，可进行母乳喂养。

（3）HBV DNA 阳性或双阳的母亲，可于妊娠 7～9 个月分别注射 1 支乙肝免疫球蛋白，以减少宫内垂直感染的机会，新生儿出生后 0、1、6 个月注射乙肝免疫球蛋白和乙肝疫苗实行联合免疫，可以母乳喂养。

5. 早产儿及低体重儿母乳喂养

（1）母亲尽可能地与婴儿接触，早产儿应采用少量多餐的喂养方法。

（2）后奶的脂肪含量和热量均较前奶高，如果最初早产儿吃不完母亲提供的奶量，建议用后奶喂养有利于早产儿的体重增长。

（3）34～36 周或大于 34～36 周时出生的婴儿，一般能够直接从乳房得到所需要的全部母乳，但偶尔需要用杯子辅助喂养。

（4）低出生体重儿最好的哺乳姿势是交叉势或环抱势。

6. 唇裂、腭裂、唇腭裂婴儿的母乳喂养

（1）哺乳唇腭裂的婴儿时，可采用橄榄球式哺乳姿势，或让婴儿垂直坐在母亲大腿上，让婴儿头部略高于乳头。

（2）唇裂的婴儿，母乳喂养时可用手压住唇裂处。

（3）腭裂的婴儿，母乳喂养时可以佩戴腭托覆盖开裂处。

（4）重症者可用特需喂奶器等特殊奶瓶喂养。

7. 新生儿黄疸期的母乳喂养

（1）保证母乳摄入量，增加哺乳频率，坚持夜间哺乳。

（2）母乳性黄疸如果血中胆红素水平低于正常的 20% 时，不必停止母乳喂养；如果血中胆红素水平超过正常的 20% 时，可暂停母乳喂养 24～48 小时，胆红素水平会明显降低。

（六）常见问题的处理

1. 乳汁分泌量不足

坚持母婴同室、按需哺乳、夜间哺乳；采用正确的哺乳姿势，增加哺乳次数；增加营养和液体摄入。

2. 乳腺肿胀

指导产妇判断乳房充盈度的方法，针对原因进行指导：如开奶晚或吸吮不够，指导勤喂哺；含接不良，调整喂奶体位和含接姿势；必要时挤出多余的乳汁，教会产妇乳汁保存的方法；乳腺肿胀疼痛可采用局部冷敷。

3. 乳头皲裂和疼痛

变更哺乳体位，调整婴儿含接姿势；哺乳后挤出少许乳汁，涂抹于乳头上，自然晾干；建议使用水凝胶或羊脂膏，促进局部修复，减轻疼痛。

4. 乳头扁平与凹陷

指导产妇喂哺前用手牵拉乳头，也可用空针或吸乳器将乳头吸出，使乳头凸起，便于婴儿含接。

5. 乳头过长及过大

尝试不同的体位进行母乳喂养，对于早期不能亲喂的妈妈，可将乳汁挤出用喂杯喂养。

6. 乳腺管阻塞、乳腺炎和乳腺脓肿

喂哺或挤奶前热敷乳房；哺乳时变换体位，先喂健侧后喂患侧，喂哺后采用冷敷，减轻水肿和疼痛；必要时遵医嘱使用抗生素。

（七）心理护理

（1）关心与体贴产妇，协助照顾新生儿，帮助产妇克服母乳喂养中的困难。

（2）强化家属母乳喂养意识，使产妇感受到家属对母乳喂养的支持。

（3）鼓励产妇交流和倾诉，指导产妇保持愉悦的心态，促进泌乳通畅。

（八）出院护理

（1）出院前评价产妇母乳喂养知识、技能的掌握情况及婴儿吸吮、生长发育情况，针对不足给予个性化指导。

（2）鼓励产妇出院后纯母乳喂养 6 个月，继续坚持母乳喂养至 2 岁或者更长时间。

（3）告知产妇遇到母乳喂养问题时的解决途径，将产妇转介到本地母乳喂养支持组织。

四、健康指导

（一）产前母乳喂养指导

1. 母乳喂养的好处

（1）母乳喂养对婴儿的好处：母乳是婴儿的最佳食物，能够满足 6 个月内婴儿的全部营养需要；可提供生命最早期的免疫物质，减少婴儿疾病的发生；可促进胃肠道的发育和正常微生态系统的建立；促进神经系统的发育。

（2）母乳喂养对母亲的好处：促进子宫收缩，减少产后出血和贫血；帮助妈妈恢复体形，降低肥胖发生率；减少乳腺癌和卵巢癌发病的几率；减少骨质疏松的风险；生育调节作用。

（3）母乳喂养对家庭的好处：方便、经济，增进母子感情和家庭和睦。

（4）母乳喂养对社会的好处：有利于提高全民族身体素质；有助于小儿智力、社交能力的发育；有利于女性情绪稳定，提高工作效率。

2. 讲解《促进母乳喂养成功的十条标准》（WHO）

（1）有书面的母乳喂养政策，并常规地传达到所有保健人员。

（2）对所有保健人员进行必要的技术培训，使其能实施这一政策。

（3）要把有关母乳喂养的好处及处理方法告诉所有的孕妇。

（4）帮助母亲在产后 30 分钟内开始母乳喂养。

（5）指导母亲如何喂奶以及在需与其婴儿分开的情况下如何保持泌乳。

（6）除母乳外，禁止给新生婴儿吃任何食物或饮料，除非有医学指征。

（7）实行母婴同室，让母亲与其婴儿一天 24 小时在一起。

（8）鼓励按需哺乳。

（9）不要给母乳喂养的婴儿吸人工奶头或使用奶头作安慰物。

（10）促进母乳喂养支持组织的建立，并将出院的母亲转给这些组织。

（二）分娩时母乳喂养指导

告知母婴皮肤早接触、早吸吮的重要性。

（1）母婴早期皮肤接触和新生儿早吸吮，可促进催乳素的分泌，刺激母亲早下奶，同时促进母亲子宫收缩，减少产后出血。

（2）新生儿与生俱来的觅食和吸吮反射，在刚出生 1 小时内最强烈，是新生儿吃奶本能得以强化的最佳时期。

（3）刚出生 1～2 小时内，也是母婴之间情感联系最强烈的时期，母亲的体温、心跳、气味和目光是新生儿安全感的重要来源，对新生儿心理的健康成长至关重要。

（4）母亲乳房的微生物和初乳，共同促进新生儿肠道微生态系统的形成，对新生儿提供了非常重要的保护。

（三）母婴同室母乳喂养指导

1. 按需哺乳的重要意义

按需哺乳即当婴儿饿了或母亲乳房胀了就应喂哺，哺乳的时间、次数和间隔不受限制。按需哺乳的重要性表现在：①可刺激泌乳素分泌，促进泌乳；②频繁有效地吸吮乳房，可促使乳汁增多，保证产妇有充足的乳汁；③预防奶胀；④提升母乳喂养信心。

2. 母婴同室的重要意义

母婴同室是指除有医学指征的母婴分离外，产妇和新生儿应24 小时在一起，每天分离的时间不超过 1 小时。24 小时母婴同室的重要性表现在：①可以充分保证按需哺乳，促进乳汁分泌；②可加强亲子依附关系，提升母亲母乳喂养的信心；③母亲可以学到母乳喂养及新生儿护理知识；④减少新生儿交叉感染的机会。

3. 母乳喂养的正确姿势

（1）产妇正确的哺乳姿势：体位舒适，包括卧位（侧卧或仰卧位）、坐位、坐位“环抱式”；母婴必须紧密相贴（无论婴儿抱在哪一边，婴儿的身体与母亲身体应相贴，头与双肩朝向乳房，嘴处于乳头相同水平位置）；拇指和四指分别放在乳房上、下方，托起整个乳房喂哺，避免"剪刀式"夹托乳房。

（2）婴儿正确的含接姿势：婴儿的头与身体成一条直线；婴儿的脸贴近乳房，鼻子对着乳头；婴儿的身体贴近母亲；婴儿头与颈得到支撑，如果是新生儿还应托着她的臀部。含接正确的表现：婴儿嘴张大，下唇外翻；舌呈勺状环绕乳房；面颊鼓起呈圆形；可见到上方的乳晕比下方多；慢而深的吸吮，有吞咽动作和声音。

4. 指导产妇判断婴儿饥饿的征象

有觅食反射，寻找乳头，吸吮手指；睡觉不稳，眼球有快速运动；哭闹。

5. 指导产妇判断婴儿吃饱的征象

（1）婴儿哺乳结束后自动吐出乳头，并安静入睡。

（2）婴儿每天更换 6 块或更多尿布，并有少量多次或大量一次质软大便。

（3）婴儿出生后 7～10 天，体重应恢复至出生的体重；此后体重持续增加，每周增长 150 g 左右，满月增长 600 g 及以上。

（4）婴儿精神好，表情满足，皮肤有弹性。

（5）母亲喂哺后乳房有排空的感觉，或者乳房有喷乳反射的感觉。

（三）出院指导

（1）判断母乳是否充足：①哺乳次数：24 小时内哺乳次数至少有 8 次。哺乳时尚可听见吞咽声。②排泄情况，婴儿每天更换 6 块或更多湿尿布，并有少量多次或大量一次质软大便。③睡眠：两次哺乳之间婴儿很满足、安静。④体重每周平均增重 150 g 左右（25～210 g）；2～3 个月内婴儿每周增加 200 g 左右。⑤神情：可见婴儿眼睛亮，反应灵敏。此外，哺乳前母亲有乳房充满感，哺乳时有下乳感，哺乳后乳房较柔软。

（2）判断新生儿饥饿的征象：①新生儿有觅食反射，寻找乳头，吸吮手指；②睡觉不安稳，眼球有快速运动；③哭闹。

（3）鼓励产妇出院后纯母乳喂养 6 个月，继续坚持母乳喂养至 2 岁或者更长时间。告知遇到母乳喂养问题时可通过母乳喂养咨询电话、母乳喂养咨询门诊等途径寻求帮助。

五、注意事项

（1）遵守 WHO 的"双十条"及医院母乳喂养的政策和规范。

（2）正确掌握新生儿添加配方奶的医学指征：①在充分吸吮的情况下，新生儿有摄入不足的表现：体重下降过多，下降辐度＞出生体重 10%；尿量少，＜6 次/天；尿色深，砖红色；黄疸加重、母乳喂养不足性黄疸；脱水热，多见于夏季。②有低血糖高危因素的新生儿：晚期早产儿（34～36^{+6} 周）；足月小样儿（＞37 周，体重＜2500 g）；糖尿病母亲的新生儿；小于胎龄儿（≥34 周）。③母婴分离的情况下，不能实现或不能完全母乳喂养的新生儿。④特殊需要的新生儿：患有代谢性疾病，如半乳糖症、苯丙酮尿症、枫糖尿病等；低出生体重早产儿，母乳不能完全满足生长需求（需要母乳强化或早产配方奶）。

（3）识别新生儿异常征象：①反应：精神、睡眠、哭声、对刺激的反应。②肤色：红润、苍白、青紫、黄疸。③体温：＜36 ℃低体温，＞37.5 ℃发热。④呼吸：频率和节律、三凹征、呻吟。⑤消化：吃奶情况、吸吮与吞咽是否协调，有无呕吐、腹胀、腹泻。⑥循环：肤色、肢端温度、毛细血管充盈时间、尿量、脉搏氧饱和度。

（4）掌握不同情况、不同疾病、不同问题下的母乳喂养知识和方法，为孕产妇提供个性化的母乳喂养指导。

第十二章　产褥期并发症的护理

第一节　产褥感染

一、概述

（一）定义

产褥感染是指分娩及产褥期生殖道受病原体侵袭，引起局部或全身感染。发病率约为 6％，是导致产妇死亡的四大原因之一。产褥病率是指分娩 24 小时以后的 10 天内，每天用口表测量体温 4 次，间隔时间 4 小时，有 2 次体温≥38 ℃。产褥病率的主要原因是产褥感染，其次还包括急性乳腺炎、上呼吸道感染、泌尿系统感染、血栓性静脉炎等生殖道以外的感染。

（二）主要病因

1. 诱因

任何导致机体免疫力、细菌毒力、细菌数量三者之间平衡失调的因素，均可成为产褥感染的诱因。如产妇体质虚弱、营养不良、孕期贫血、孕期卫生不良、胎膜早破、羊膜腔感染、产程延长、产前产后出血、多次宫颈检查等。

2. 病原体

引起产褥感染的细菌种类较多，其中以大肠埃希菌、厌氧性链球菌最为常见，而溶血性链球菌和金黄色葡萄球菌感染较为严重。产褥感染常为多种病原体的混合感染。

（三）治疗原则

合理使用抗生素，积极控制感染；加强产妇营养，改善全身状况。

二、护理评估

(一) 健康史

详细了解妊娠及分娩经过，评估产妇个人卫生习惯，询问产妇有无贫血、营养不良等慢性疾病，有无生殖道、泌尿道感染病史，了解此次分娩是否有胎膜早破、产程延长、手术助产、产前产后出血等。

(二) 生理状况

1. 症状

发热、疼痛、异常恶露为产褥感染的三大主要症状。由于感染部位、程度、扩散范围不同，其临床表现也不同。依感染发生部位，分为外阴伤口、阴道、宫颈、子宫切口局部感染，急性子宫内膜炎，急性盆腔结缔组织炎，急性输卵管炎，急性盆腔腹膜炎，血栓性静脉炎，脓毒血症及败血症等。

2. 体征

多有体温升高。依感染部位不同，可有局部红肿、疼痛，恶露增加，下腹部压痛、反跳痛、肌紧张、肠鸣音减弱或消失，下肢水肿、皮肤发白、疼痛，甚至寒战、高热、脉搏细速、血压下降等感染性休克征象。

3. 辅助检查

(1) 实验室检查：血常规示白细胞计数增高，尤其是中性粒细胞计数明显升高。

(2) 影像学检查：B型超声、彩色多普勒超声、CT、磁共振等能够对感染形成的炎性包块、脓肿及静脉血栓作出定位及定性诊断。

(3) 细菌培养和药物敏感试验：通过宫腔分泌物、脓肿穿刺物、后穹隆穿刺物做细菌培养和药物敏感试验，确定病原体及敏感的抗生素。

（三）心理—社会因素

产妇有无焦虑、抑郁、烦躁、依赖等心理问题及对产褥感染的认识程度和家庭支持度。

（四）高危因素

（1）产妇免疫力低下者，如合并贫血、营养不良等慢性疾病者。

（2）伴有产前或产后出血者。

（3）羊膜腔感染或行宫内胎儿监测者。

（4）产程延长或胎膜早破者。

（5）分娩过程中频繁行阴道检查者。

（6）剖宫产、急诊手术、阴道助产以及人工剥离胎盘者。

（7）有会阴切口或软产道撕裂伤者。

（8）产前、产后卫生不良者。

三、护理措施

（一）一般护理

除产科一般护理外，还应鼓励产妇多饮水，每天不应低于2000 mL；严格无菌操作，注意手卫生，减少不必要的阴道操作，以免感染播散。

（二）症状护理

（1）密切观察产妇生命体征的变化，尤其是体温，每4小时测量体温1次，并观察有无寒战、全身乏力等症状，如发现异常，及时记录并通知医师。高热者应及时采取有效的物理降温措施，必要时遵医嘱予药物降温，并注意保持水、电解质平衡。

（2）注意观察产妇腹部或会阴部切口是否出现红、肿、热、痛等感染征象，出现上述征象者给予局部热敷、冲洗或遵医嘱使用抗感染药物。

（3）了解宫底的高度、硬度及有无压痛，观察恶露的量、颜色、性状、气味有无改变，如有异常，及时通知医师。

（三）用药护理

（1）未确定病原体时，根据临床表现及临床经验选用高效广谱抗生素；细菌培养和药物敏感试验结果明确后，遵医嘱调整抗生素种类及剂量。

（2）应用抗生素要足量、及时，规范给药时间和给药途径，以保持有效血药浓度。

（3）中毒症状严重者，短期加用肾上腺皮质激素，提高机体应激能力。

（4）使用抗生素后，定期查血常规，了解治疗效果。

（5）若使用甲硝唑等可经乳汁分泌的药物，应告知产妇暂停母乳喂养。

（四）治疗配合

（1）如需要行脓肿引流术、清宫术或后穹隆穿刺术，配合医师做好术前准备和护理。

（2）如病情严重，伴有感染性休克或肾衰竭，应积极配合抢救。

（五）心理护理

（1）了解产妇和家属的心理状态，并给予心理支持，缓解其不良情绪。

（2）鼓励产妇与新生儿的情感交流，增强产妇的自信心。

（3）母婴分离者，及时提供新生儿的信息，减轻产妇因母婴分离而导致的焦虑情绪。

四、健康指导

（1）指导产妇保持会阴清洁，如勤换会阴垫、便后清洁会阴等。

（2）指导患者采取半坐卧位，以利于恶露的引流，防止感染扩散。

（3）教会患者识别产褥感染复发征象，如恶露异常、发热、腹痛等，如有异常，及时就诊。

五、注意事项

（1）产妇出院时指导产褥期卫生十分重要，特别是农村产妇，应教会她们做好个人卫生的方法。

（2）指导产妇因地制宜进食营养丰富的均衡膳食，提高机体抵抗力。

（3）产褥感染的产妇，应注意观察病情，防止发生感染性休克。

第二节 产褥期抑郁症

一、概述

（一）定义

产褥期抑郁症是指产妇在产褥期内出现抑郁症状，是产褥期精神综合征最常见的一种类型。其发病率约为 3.5%～30%，多在产后 2 周内出现症状。

（二）主要病因

产褥期抑郁症的发生受生理、心理、社会、遗传等多种因素影响。

（1）生理因素：产后随着胎盘的娩出，胎盘所分泌的激素水平急剧下降对产褥期抑郁症的发生起着重要作用。

（2）分娩因素：产时并发症、产后并发症、难产、滞产、手术产等。

（3）心理因素：焦虑、敏感、强迫、内向、保守固执等性格特点。

（4）社会因素：孕产期不良生活事件、社会支持缺乏、家庭经济困难、新生儿性别与期望不符等。

（5）遗传因素：家族有精神病史，特别是有抑郁症病史。

（三）治疗原则

行心理治疗或药物治疗，改善抑郁症状。

二、护理评估

（一）健康史

详细了解妊娠和分娩经过，有无妊娠期合并症或并发症，有无滞产、手术产等不良因素；评估孕妇性格特点；了解产妇有无重大精神创伤史、有无产前抑郁史、精神病家族史等。

（二）生理状况

（1）症状：主要表现为情绪低落、焦虑、易怒、自罪感、主动性降低、悲观厌世、睡眠障碍、性欲减退等；严重者有自杀或杀婴倾向。

（2）体征：无明显异常。

（3）辅助检查：①美国精神病学会（1994）《精神疾病的诊断与统计手册》中关于产褥期抑郁症的诊断标准是目前使用的金标准。②评定量表：目前常用的评定量表有爱丁堡产后抑郁量表、抑郁自评量表、Beck抑郁问卷、汉密尔顿抑郁量表等，对产褥期抑郁症的早期发现和诊断有重要意义。

（三）心理－社会因素

产妇有无绝望、自罪感等心理问题，有无伤害自己或他人的倾向；家属对产褥期抑郁症的认识程度以及家庭支持度。

（四）高危因素

（1）性格内向、敏感、强迫、固执者。

（2）有滞产、手术产、产后出血等产时、产后并发症者。

（3）妊娠期有产前抑郁病史者或既往有产后抑郁病史者。

（4）家族有精神病史，特别是抑郁症病史者。

（5）孕期有不良生活事件者，如亲人丧生、婚姻破裂等。

（6）家庭与社会支持不足者。

三、护理措施

（一）一般护理

除产科一般护理外，还应指导产妇养成良好的睡眠习惯，保证足够的休息；指导产褥期护理及新生儿护理相关知识，协助其适应角色改变，减轻其压力。

（二）症状护理

（1）密切观察产妇的心理状态，及时进行心理疏导。

（2）行自杀风险评估，并采取相应的防护措施。

（三）用药护理

（1）中重度抑郁症以及心理治疗无效者，应在专科医师的指导下采取药物治疗，如 5-羟色胺再吸收抑制剂（帕罗西汀、舍曲林）、三环类抗抑郁药（阿米替林）等。若为母乳喂养，应尽量选用不进入乳汁的药物，首选 5-羟色胺再吸收抑制剂。

（2）指导产妇严格按时间、剂量服药，不得随意停药或减量。

（3）服药期间定期复查肝肾功能情况。

（四）心理护理

（1）为产妇提供心理支持，指导其对情绪和生活进行自我调节。

（2）帮助协调夫妻之间或产妇与其他家庭成员之间的矛盾，保持良好家庭关系。

（3）采取心理咨询、认知治疗等，解除其致病的心理因素。

四、健康指导

（1）为产妇及家属讲解产褥期抑郁症相关知识，使家属正确认识疾病，理解产妇的情绪，并给予充分的家庭支持。

（2）指导产妇在遇到问题时学会寻求家人及朋友的帮助，主动向他人倾诉，保持良好心态。

五、注意事项

（1）孕期教育内容应包括产前、产后心理问题的预防和应对，让孕产妇及其家属知晓相关知识。

（2）出院时，评估产妇有无发生产褥期抑郁症的高危因素，有则指导产妇和家属正确应对。

第三节　乳腺炎

乳腺炎是乳腺的化脓性感染，初产妇常见，多为凝固酶阳性的金黄色葡萄球菌感染，通常在产后 2~3 周时发生。

一、病因

（1）急性乳腺炎常发生在初产妇产后哺乳期，由于婴儿吸吮乳头时致使乳头裂伤，乳汁淤滞，如不注意哺乳前后乳头卫生，细菌可以沿乳腺管致乳腺感染，引起乳腺急性炎症。

（2）来自婴儿鼻咽部的细菌，婴儿吸吮时，通过乳头皮肤裂口，经乳腺导管侵入乳腺小叶或经淋巴浸润到间隙而发生急性乳腺炎。

二、诊断

（1）询问健康史、孕产史，了解产妇的日常生活方式，以及其个人卫生习惯，找出感染的途径及来源。

（2）乳房有硬结，皮肤红肿，局部有胀痛压痛，出现高热、头痛、脉搏增快、全身不适等临床症状。

（3）乳房检查：视诊有乳房静脉充盈、皮肤红肿，触诊有触痛、硬结等。

（4）实验室检查：常规血象检查，乳汁细菌培养、药敏试验。

三、临床表现

（1）起病急，产后乳房肿胀、触痛、质硬、皮肤局部发热。

（2）体温可有轻度升高，腋窝淋巴结肿大伴周身乏力、头痛、食欲差、畏寒、脉搏和呼吸增快等中毒症状。

（3）3～4 天后感染病灶液化坏死而形成脓肿，较浅部脓肿则可触及局部有波动感，深部脓肿触诊局部呈凹陷水肿，但波动感不明显，穿刺可抽到脓液。

（4）严重感染时，患侧腋窝淋巴结肿大，有压痛。

四、处理原则

（1）初期未形成脓肿，停止哺乳，吸奶器吸尽乳汁，清洁乳头，局部涂搽消炎软膏。

（2）局部冷敷，如已有脓肿迹象应改热敷。

（3）全身应尽早使用广谱有效抗生素治疗，以防止化脓。

（4）已形成乳腺脓肿则切开引流，浅表脓肿排脓后用等渗盐水冲洗脓腔，再用凡士林纱布或碘仿纱布或橡皮膜引流，深部脓肿、脓腔用等渗盐水反复冲洗后用 3%过氧化氢冲洗脓腔，最后还须用 4%庆大霉素液冲洗脓腔，再用凡士林纱布或碘仿纱布或橡皮膜引流。

（5）脓液常规送细菌培养和快速药物敏感试验。

五、护理问题

（1）疼痛：与乳腺管阻塞、乳房乳汁淤积形成硬结有关。

（2）母乳喂养中断：与乳腺炎体温升高、用药、暂停喂养有关。

（3）体温过高：与乳房有炎症有关。

六、护理处理

（1）安排时间与患者及家属交谈，听取他们诉说所忧虑的事情。

（2）纠正乳头裂伤、乳腺管阻塞情形，护理人员协助产妇做到正确的喂养姿势，体位舒适，婴儿含接姿势正确，有效母乳喂养，让母亲心情愉快，体位舒适和全身肌肉松弛，有益于乳汁排出。

（3）产妇要认真做好乳房的保健和护理，喂奶前清洁双手、热敷乳房，柔和地按摩乳房再让婴儿吸吮，喂完奶后挤出少量乳汁涂搽在乳头上，防止乳头裂伤，待其干燥后再穿上棉制胸罩，以托起乳房和改善乳房的血液循环，哺乳结束时，不要强行用力拉出乳头，因在口腔负压情况下拉出乳头，易引起局部疼痛或皮损，应让婴儿自己张口，乳头自然地从口中脱出。

（4）炎症早期，乳房胀痛时，可给予冰敷减轻疼痛，直至症状改善，但不可按摩，以免炎症扩散。

（5）炎症严重的乳房应停止母乳喂养，将母乳用人工或吸奶器抽空，并用柔软的棉垫支托患侧。

（6）如已有脓肿形成，则用湿热敷，以抑制脓肿扩大，减轻水肿，可切开引流排脓。

（7）使用止痛剂、镇静剂，以缓解疼痛，促进其休息和睡眠。

（8）症状出现，应及时、足量地给予有效的广谱抗生素，以保证炎症及时控制。

（9）炎症反应引起的发热，可用温水擦浴，以缓解体温升高，严密地观察体温、脉搏、呼吸、血压。

（10）患侧乳房用合适的胸罩托起，鼓励产妇进食，以保证良好的营养，有利于健康的恢复。

（11）产妇暂停喂养，无法满足新生儿的需要，而降低了产妇的自信心，影响母亲角色的自我概念，可向产妇提供有关乳腺炎及乳腺脓肿的相关知识，尽快帮助产妇恢复喂奶。

（12）向产妇解释，乳腺炎治疗好后，不会影响哺喂母乳的能力。

（13）增进自我照顾的能力，预防乳腺炎的复发，告知乳腺炎的预防方法与症状出现的处理。

（14）预防乳头破裂，新生儿吸吮时间不要过长，吸吮姿势要正确，喂养时尽量使乳房与新生儿紧贴，以免拉扯乳头。

（15）每次哺乳，应两侧乳房交替进行，排空乳房，防止乳腺管被阻塞，保持乳头柔软干燥，注意乳房的护理。

（16）如有复发应及时随诊。